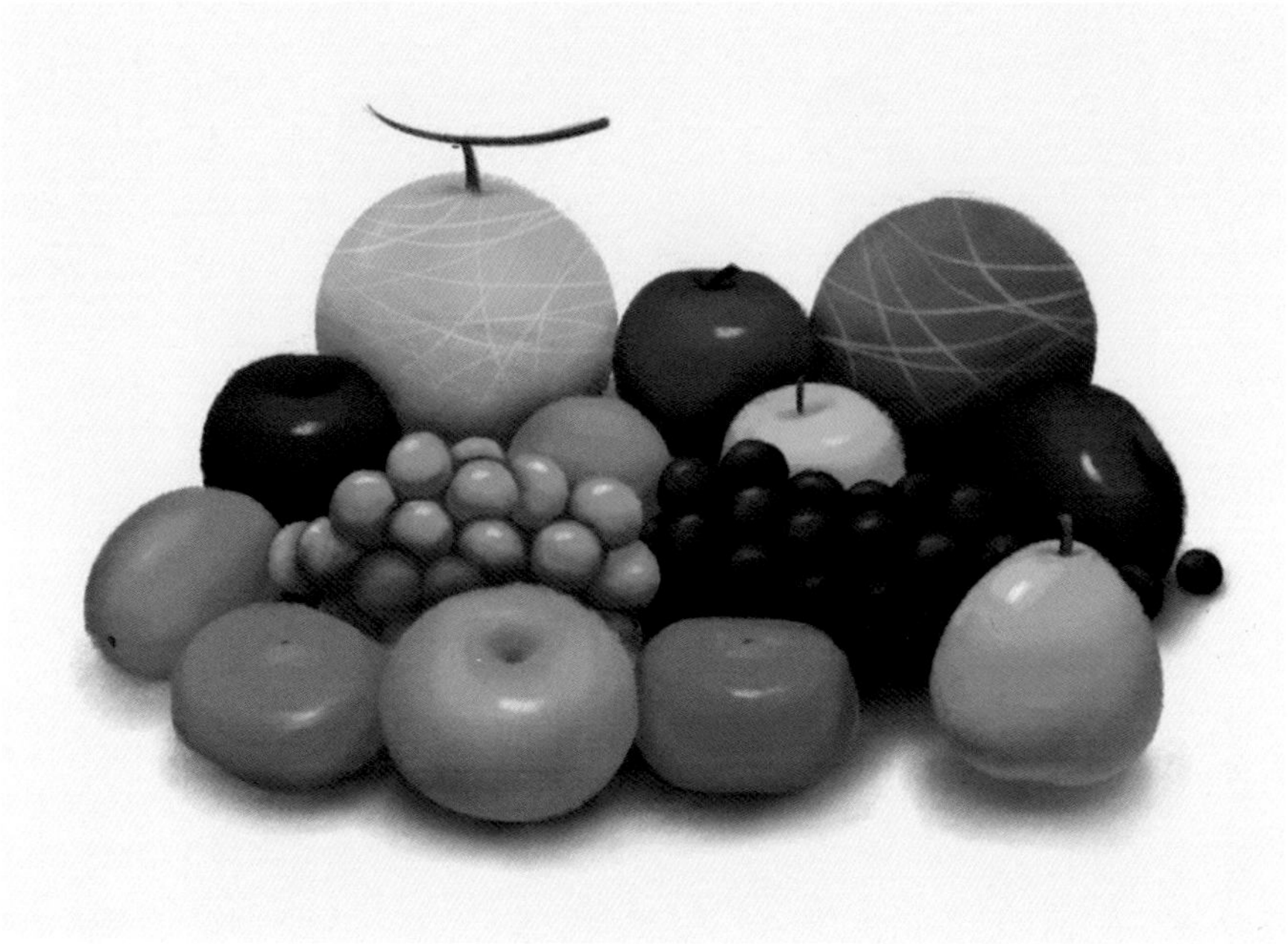

もくじ

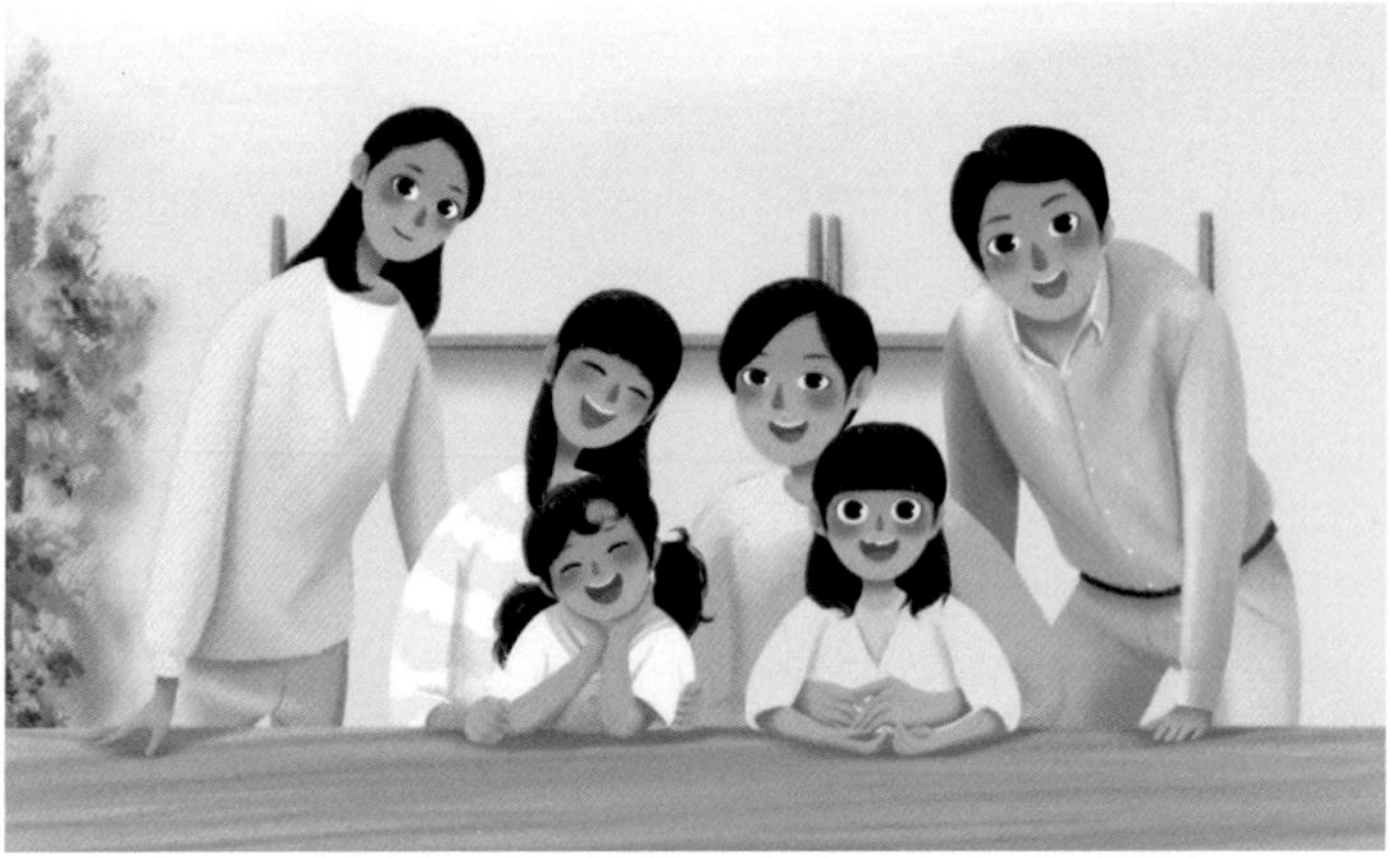

はじめに

もしも、自分あるいは最愛の人が癌になったら…？

戦前は結核が国民病と言われ、現在では癌が国民病と言われています。癌は死因一位の座を他の病気に譲ることなく、もう何十年も居座り続けています。いったい、私達人類はこの強敵の前にひれ伏すことしかできないのでしょうか…。

いえいえ、ペストや結核、最近ではコロナウィルスが流行すれば、我々はこれに対する特効薬を開発し世に送り出してきたじゃないですか。おそらく癌に対する特効薬もいつの日か開発されるに違いありません。ここはひとつ化学の力を信じましょう。

しかしこの本では、癌の発見から治癒までを通して、化学の力を賛美することに重点を置くのではありません。癌を患って見事に克服できたからこそ、今までの人生においてあまり深く視野にいれてこなかった、ある二つの分野の存在に気づかせてくれた癌への感謝の気持ちにスポットライトを当てたいのです。

そして目を向けたそれら二つの分野こそが、人生を今まで以上に豊かにさせるものであると私は信じています。その日から「生きる」から「活きる」に変わるのです。

私はある癌患者さんを追跡取材させていただいた経験があります。その方は全身麻酔の感想、抗癌剤の苦しい生活、定期診察での複雑な心情、悪化する検査結果への思いなどを包み隠さず話してくださいました。

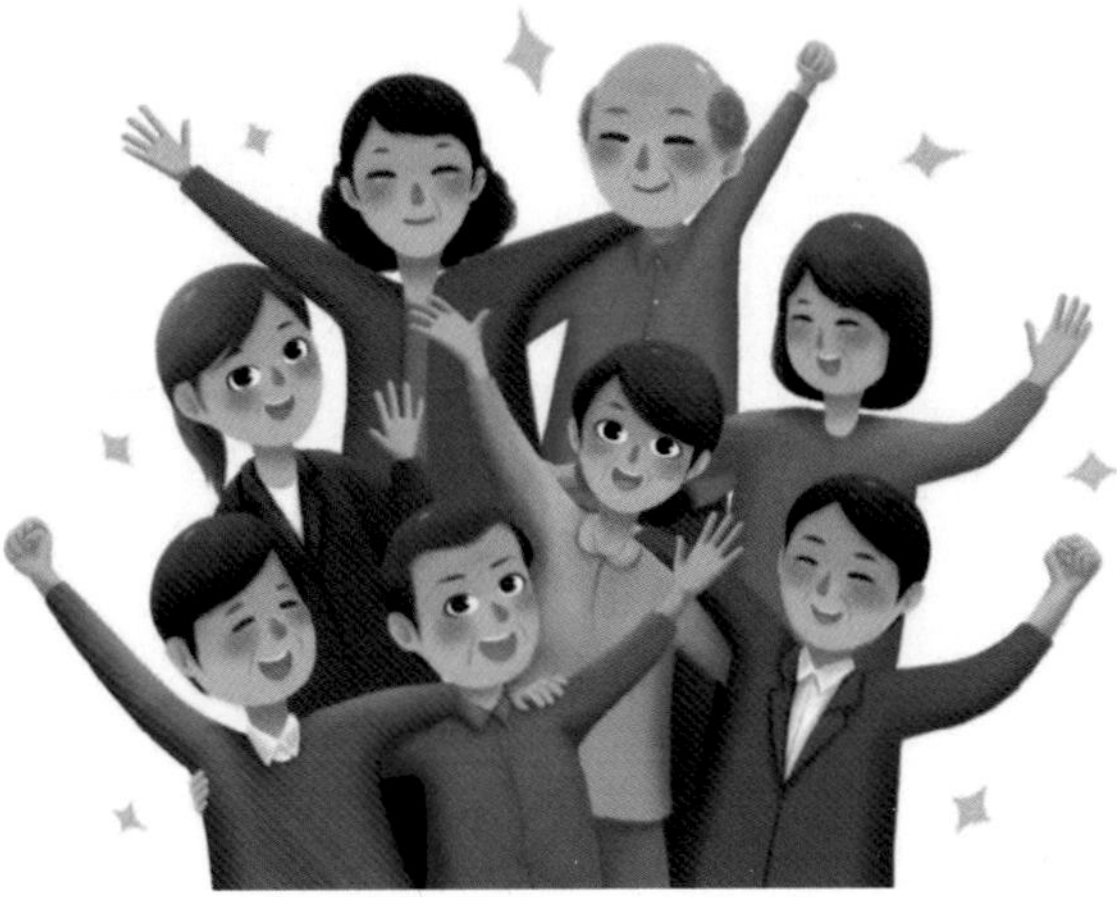

特に某大学病院検査後の診察で、「手術、抗癌剤、放射線療法を行ない、それでもなかなか回復しないですか…。厳しい言葉ですが、ここらが西洋医学の限界なんです」と言われた時の落胆した表情は今でも忘れることができません。

残念ながらこの方は他界されましたが、生きるということはサバイバルであると、私に教えて下さったように思います。

ここで申し上げるサバイバルとは、他人よりお金を稼ぎ、地位や名誉を得て、安定した生活基盤を構築することを指すのではなく、もっと大きな意味を含んだことを指しています。つまり、オギャーと生まれた時から背負っている運命という全く正体不明なるものとの闘いを含んでいるのです。

なぜ生まれてきたのか？　生きるとは？　なぜ死ぬのか？　そして死ぬとは？　こういった疑問に対する明確な答えがありそうで実はないように思いますが、皆様いかがでしょうか。

また、こういう疑問に真っ向から立ち向かう人は、いつの日か自分なりの悟りにたどり着くのですが、その悟りを他人に聞いてもらうと、この疑問について深く考えていない人達と底の浅い議論に陥る可能性があります。そこで回答を真剣に考えたと思われる方に聞いてみると、「人間は、生かされているのです」という、何ともわかったような、わからないような言葉をいただき、なんとなくこれで終止符が打たれてしまったという経験も一度はおありではないでしょうか。

いったいこれらの疑問に対して多くの方が共感する回答はあるのでしょうか。

私は父を胃癌で亡くしています。二〇一一年五月十一日、十三時四分でし

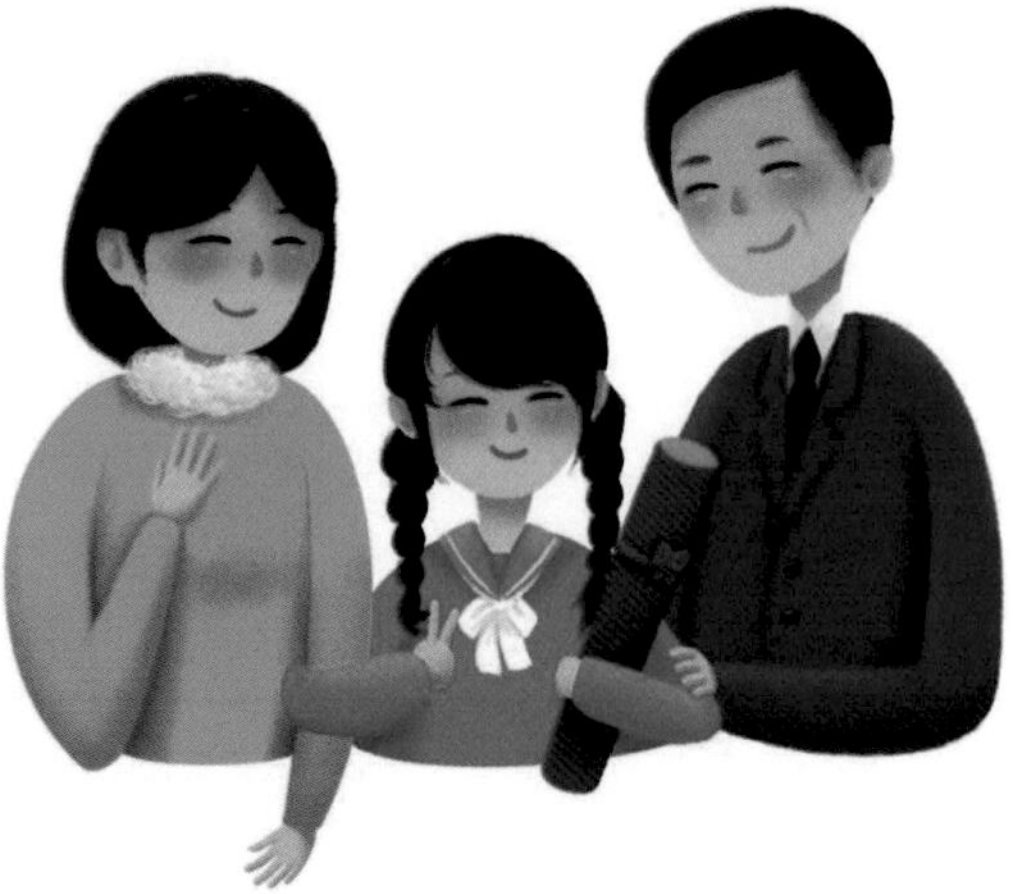

た。十二時五十五分頃に病院から電話を頂きました。

「息子さんの携帯電話でしょうか？　今すぐに病院に来られますか？　お父様が心肺停止状態なんです！」

「えっ…。昨日まで元気にしてましたよね…」

「それが急変しまして！　息子さんを呼んで欲しいとおっしゃっています！」

いきなりの電話に、「そうですか！　今すぐ向かいます！」と返答できない状況でしたが、なんとか時間を調整して病院に駆け付けたのが十四時丁度でした。父の顔面は白い布で覆われており、まさに正気のない顔をしていたのを今でも忘れることはできません。

その三か月前の、二〇一一年二月十三日は父の姉の四十九日法要でした。いつもと同じく参列者の中で一番元気な父が、冗談で周囲を笑わせていたと、あとで聞かされました。行きは電車で、帰りは私が迎えに行くかどうかという流れでしたが、忙しそうにしている息子の邪魔をしたくないということで、父は帰りも電車で帰ってきました。いつもと一緒、全く元気な父でした。

翌日の二月十四日、早朝から「しんどい」と父が言いました。「昨日、はしゃぎ過ぎたんじゃないの」と、私はあまり気にもとめませんでした。しかし、翌週になっても体調が戻らないということで、タクシーで大津市民病院に行き、検査入院となり数日間入院することになりました。

二月二十八日、検査結果をお知らせしたいので来てくださいと担当医から言われ、面談室に入ったのが十九時と記憶しています。

「お伝えしにくいのですが、お父様は癌の末期です。もう手の施しようがありません」

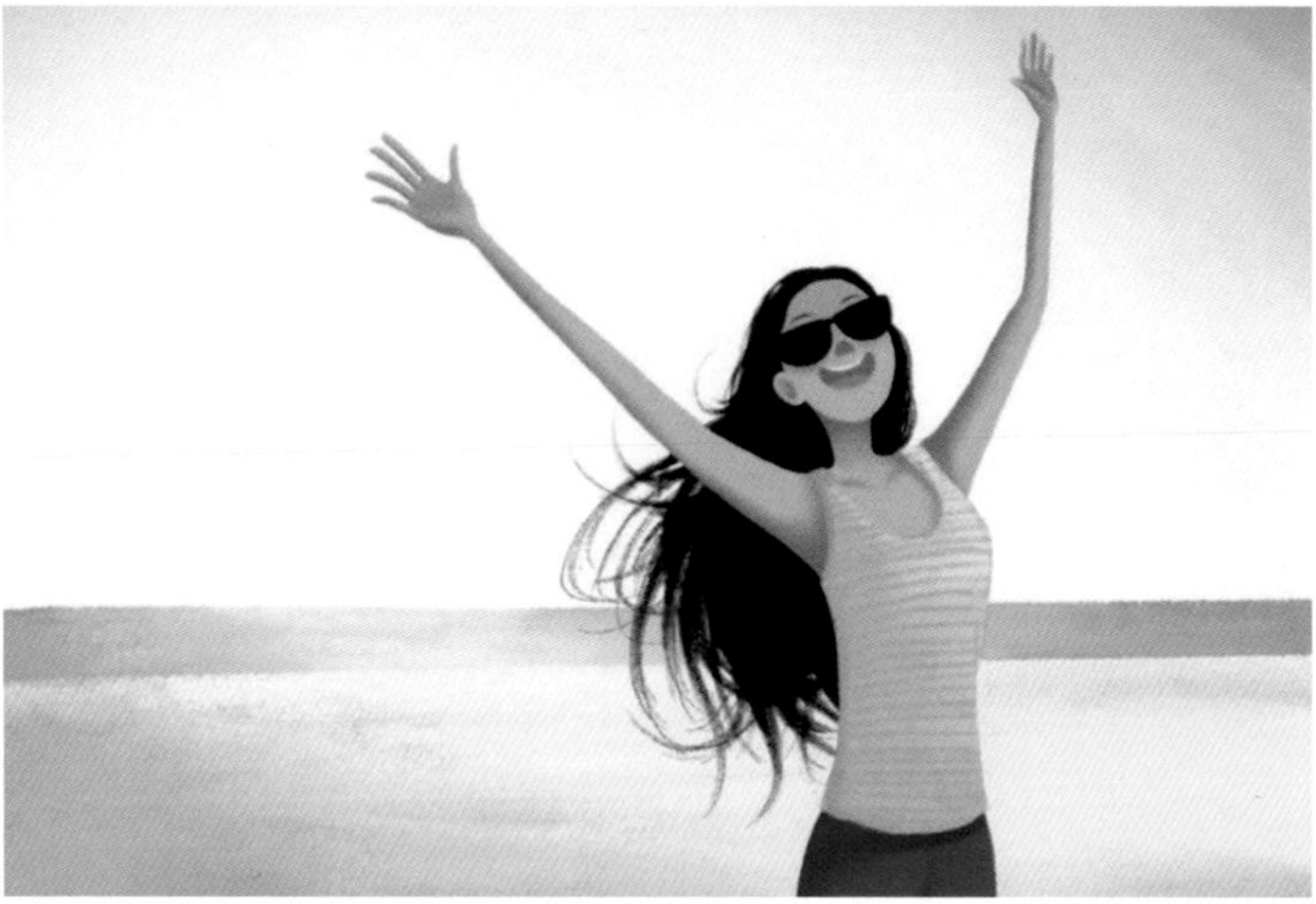

「…。あの〜、いわゆる余命っていうやつはどのぐらいでしょうか。年内は…どうでしょうか?」

「いやいや、年内どころか、二か月もつかどうかっていうところです」

ついに来たと思いました。ほとんどの子供が経験する親との別れ。覚悟していたとはいえ、やはりこのXデーは来て欲しくはありません。医師からの説明が終わったあと、父が待つ病室に向かいました。

「どうだった?」

「うん、癌が見つかったらしい」

「そうか…。」

「でも、癌っていっても、初期だから。早期発見ということだから、早く病院に来てよかったんじゃないかな」

「お医者さんは治るって言っているのか?」

「当然!　現代医学はこれくらいの病気には負けないと先生がおっしゃっていたよ」

もっと上手な嘘のつき方を学んでおくべきでした。

病院からの帰り道、私は死について考えました。そして死を考えると同時進行で生も考えました。人生百年。現代はたとえ病気になったとしても、傷跡をほとんど残さず手術ができるようになってきました。また再生医療によって病んだ臓器を再生してもらえれば、ずっと生き続けることができるのではないかという可能性が出てきました。

たとえこのような治療が安価でしかも容易にできる時代が到来したとしても、本当にそれで心が満足し、生まれてきたことの意義を感じ、生きる喜びを感じることができるのでしょうか。

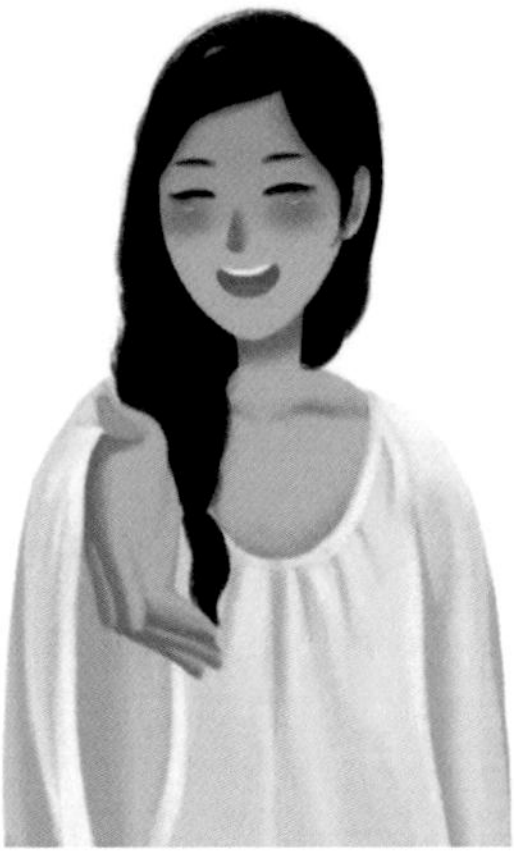

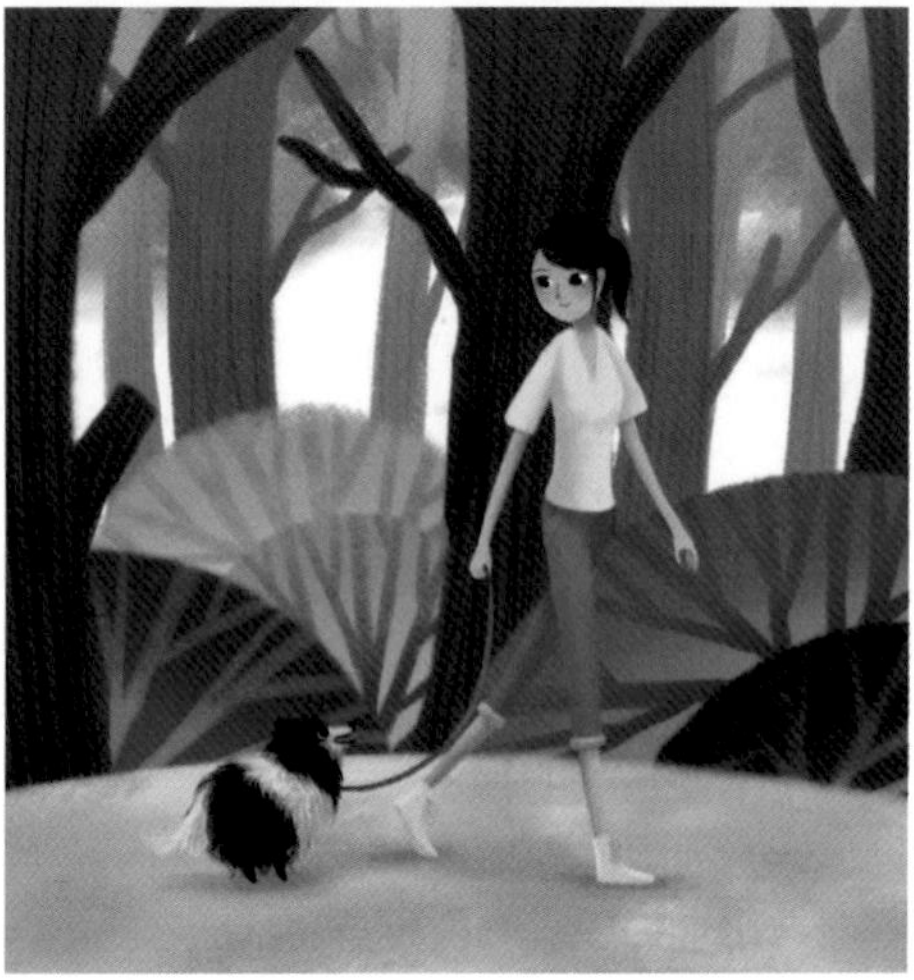

「何かを忘れちゃいませんか?」って話なんです。

本書では皆様をこの「何か」へ導いていきたいのです。そしてその「何か」は二つあると主張させていただきます。特に癌で悩んでいらっしゃる方と、そのご家族様に是非一読していただきたく思います。

生きるということがどんな意味を含んでいるのか、そして死とはいったい何か? を考えるきっかけにしていただきたい。

そんな思いで本書を出版するに至りました。そして癌を克服し、経過観察ながら完治の状態ですと医師から告げられた方々が、本書によってさらに生きることに前向きになっていただいたら、こんな嬉しいことはありません。

もちろん、私は最先端再生医療を否定するつもりはありません。もっと高度な研究によって多くの人命が助かることを心より希望する一人です。最先端医療と人生の満足感は別問題で考え、とにかく命を救うことが最先端医療の目的で、人生の満足感はまた別の所で味わいますという意見も尊重しています。

ただ、癌を患った方が癌を克服したとしても、私達が想像する以上の傷を心に負うものだと感じましたので、私なりに何かのメッセージを僭越ながら伝えさせていただきたいと思って今回の出版になりました。

出版するまでの間、私なりに色々と考え悩みました。たとえ癌になったとしても、克服した暁にはなんとかして癌という闘う相手を、人生を謳歌する友にできないだろうか。それを実現するにはどうすればよいのかということを模索してきました。そして辿り着いた〝境地〟を本書のタイトルにさせていただきました。重いテーマですので、出版までの時間を多く費やしたつもりです。どうか最後までお読みいただければ幸いです。

第一章　癌の基礎知識

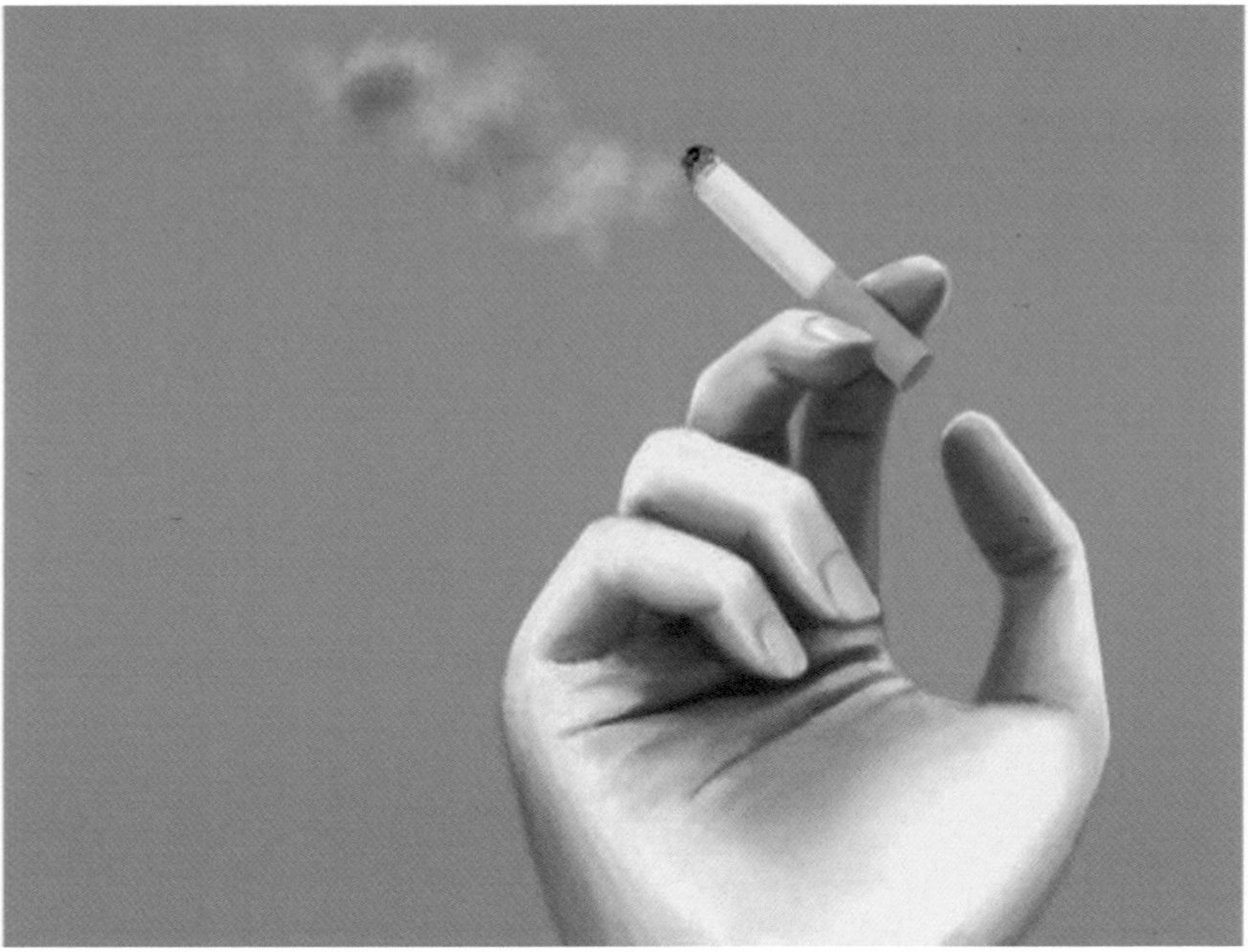

～癌の特徴～

「喫煙すると肺癌の発症率が高まる」

しかしどうでしょう。最近はどこへ行っても禁煙が常識ではないでしょうか（私が高校生の頃、ＪＲ（当時は国鉄）車内での喫煙は禁止されていませんでしたし、ご丁寧にシートの傍には灰皿まで設置されていたのを思い出します。にもかかわらず肺癌の発症率が年々減少するどころか、逆に増加傾向にあります）。

日本たばこ産業のデータによると、昭和四十一年時の成人男性の平均喫煙率は八十三・七パーセントでしたが、平成三十年時には二十七・八パーセントにまで減少しています。肺癌だけでなく、最近では二人に一人がなんらかの癌を発症すると言われており、癌の脅威は今後益々増加するのではないでしょうか。

そこでまずこの章では癌という敵の正体を知り、どのように対抗していけば良いのかを考察していこうと思います。

ご存知のように私達の体を構成する正常細胞は、新陳代謝を繰り返しています。古い細胞が死に、新しい細胞が生まれ、一定の形や大きさに変化すると、その成長はストップします。骨を例にとってみると、破骨細胞が既存の骨を破壊し、造骨細胞が新しい骨を産生することによって、骨の存在と機能が維持されています。

しかし癌細胞はいったん発生すると、その成長はストップす

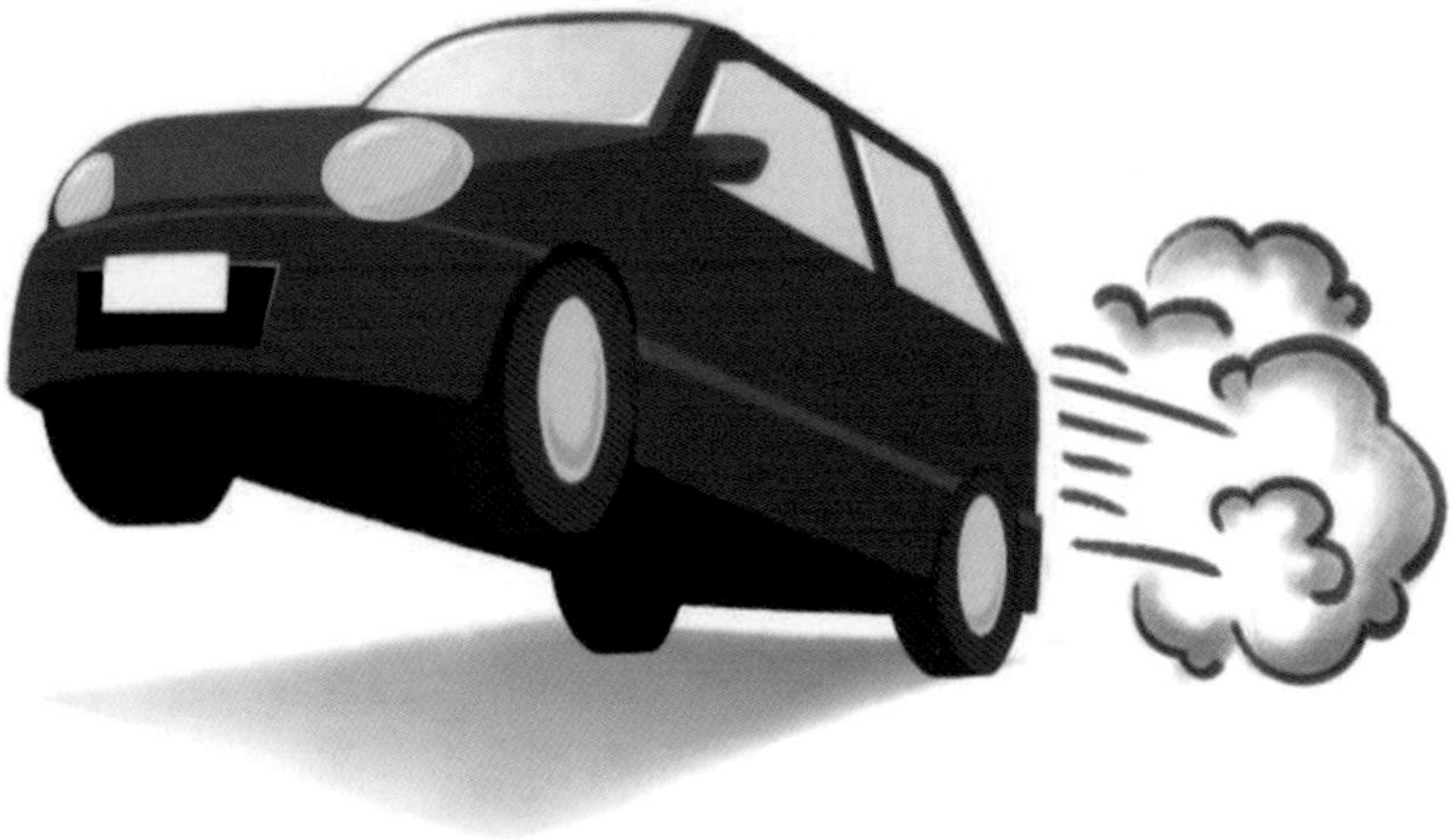

ることはありません。どんどん増え続ける過程で、癌細胞の被害にあう器官は、次々にその働きに支障を来たし、ついには働くことができなくなります。これこそが癌が死亡率一位となる所以なのです。

癌細胞は、正常細胞にストレス等によって生じた傷から生まれるということがわかっています。いったんできたこれらの傷が、長期間の継続的な刺激によって、正常細胞を癌細胞へ変えることもわかっています。つまり単発的なストレスによってできた正常細胞の傷は、そのストレスがなくなれば、癌細胞に変わることなく、修復されて元の正常細胞に戻るのですが、原因となるストレスが取り除かれずに蓄積されると、やがては癌細胞へと変化するのです。

この段階のイメージとしては、アクセルとブレーキに例えるとわかりやすいように思います。ある細胞に傷がつくと、増殖細胞の働きにアクセルが踏まれたままの状態となり、異常に細胞が増殖します。これが結果的に癌細胞へとつながることになります。この反対に細胞が増殖しないように働くのがブレーキの役割をするものです。ブレーキが作用すると、異常な細胞増殖にストップがかかります。このアクセルとブレーキが正常に作用することによって、我々は癌の発症を抑えていると言われているのです。

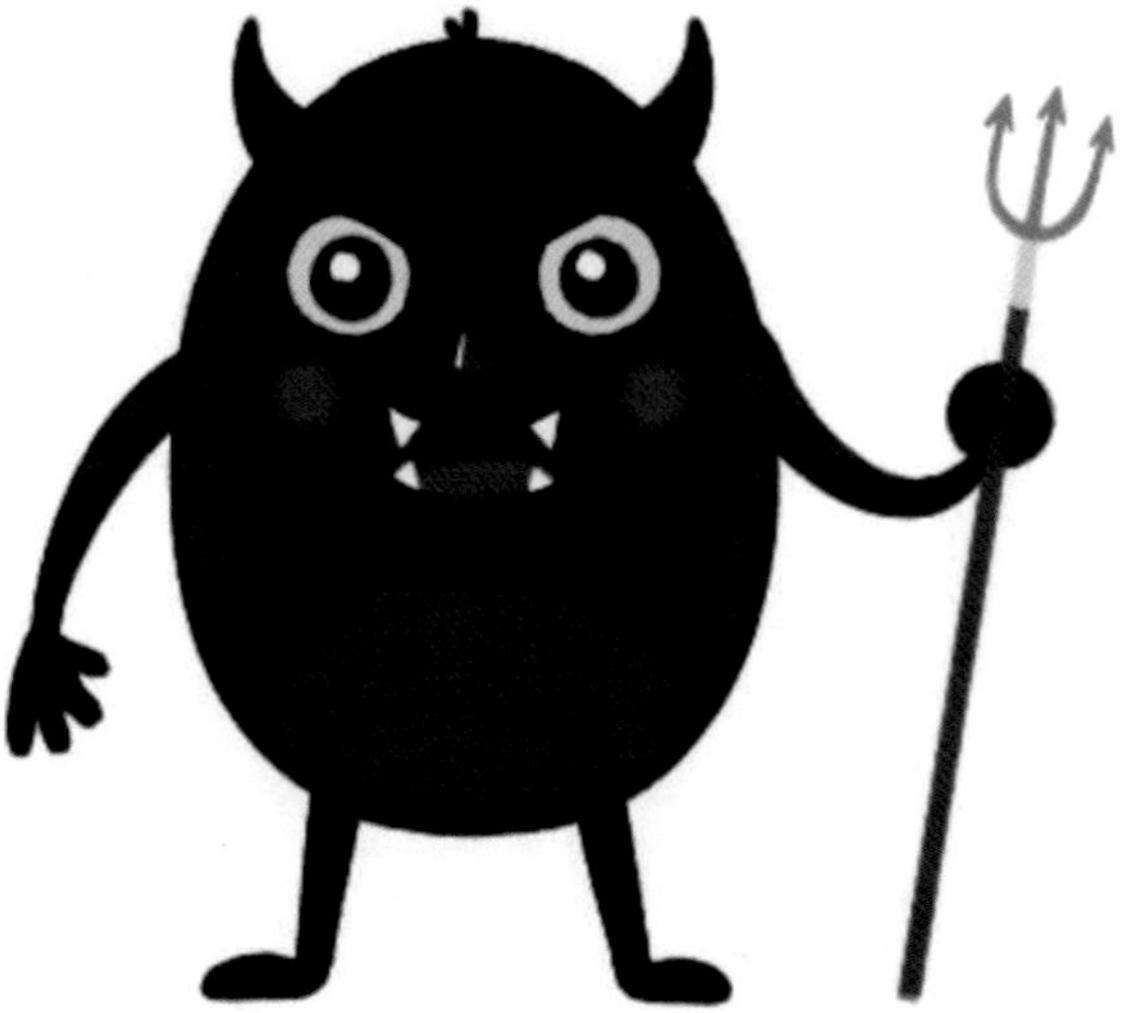

～癌の原因～

癌の原因を特定することは、現時点では難しいように思われます。これまでストレスなどの負荷がかかると、突然変異によって正常細胞に傷がつくと考えられてきましたが、ウィルス説も否定できませんし、遺伝説も根強いのです。発癌性物質を含む食品を摂取することによる説も報告されています。あるいは正常細胞が細胞分裂する際に、遺伝子が間違った情報を伝達することによって、癌細胞に変化してしまう現象があるということもわかってきました。原因がまだ明らかにされていませんので、今後の研究に期待したいと思います。

～癌の分類～

癌とは悪性腫瘍のことで、良性腫瘍とは全く別のものです。正常細胞に傷がつくことによって起こると言われていますので、癌は人から人へ感染することはありません。私達が癌を恐れる理由として、次のことが挙げられます。

①癌細胞はいったん増殖すると、止まることがない。

②他の器官への浸潤、あるいは血液やリンパを介して転移する。

③正常細胞が摂取する栄養を癌細胞が奪うことによって、体力が衰弱していく。

良性腫瘍も、①のように増殖しますが、そのスピードは遅く、しかも②のように他の器官に転移することはありません。また、③のように正常細胞の栄養を横取りすることもありません。したがって

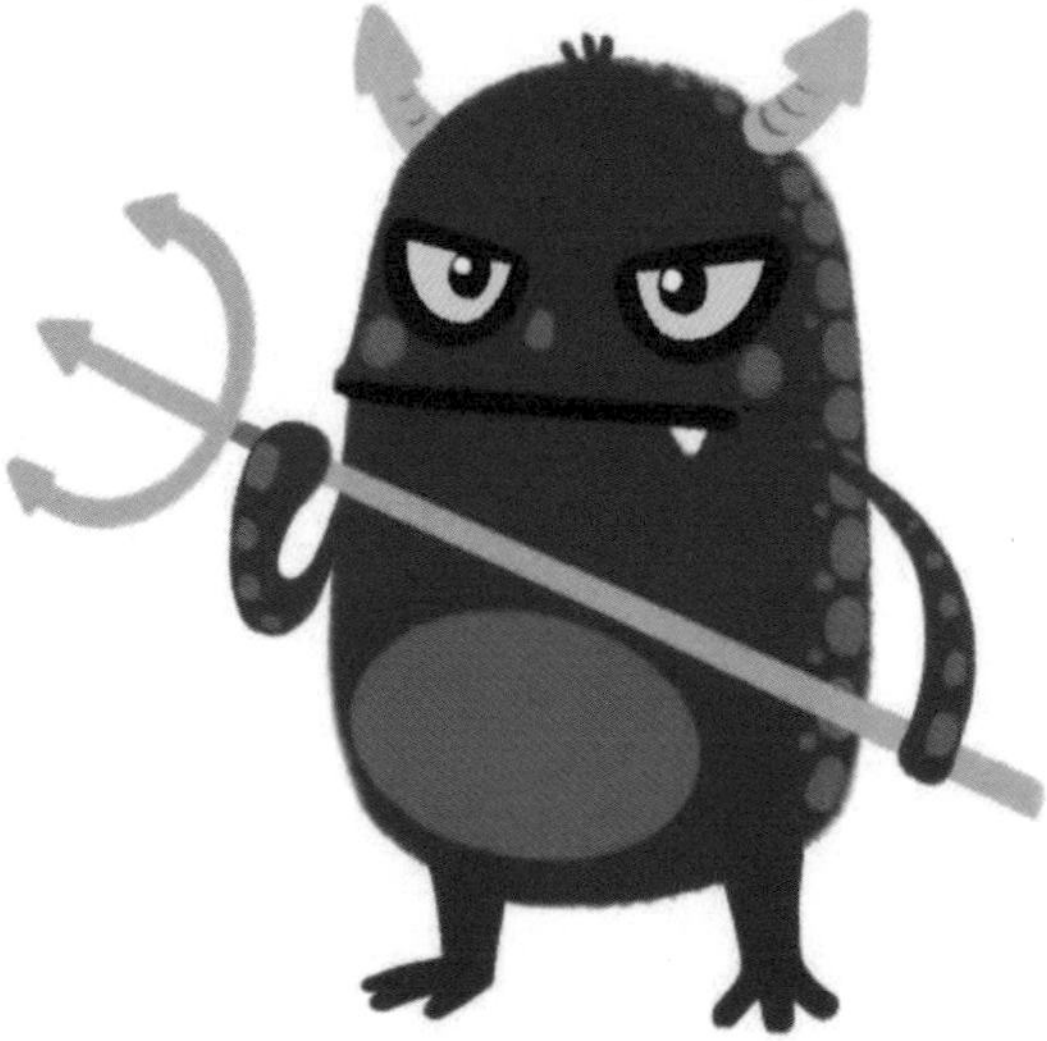

良性腫瘍は手術によって切除すれば、再発する確率はかなり低く、転移することもありませんので、完治の判断が下されるのに長い時間はかかりません。
一方、悪性の腫瘍について私たちは一言で「癌」と呼んでいますが、できた部位によって以下の三つに分類されます。
①血液を作る部位にできる癌で、白血病や悪性リンパ腫などがこれに分類される。
②皮にできる癌で、胃癌や子宮癌などがこれに分類される。
③皮以外の部位にできる癌で、骨肉腫などがこれに分類される。
圧倒的に②の癌が多く、私達が癌の話をする場合、通常はこのタイプの癌が対象となっていると思われます。


～癌の傾向～

癌死亡率といえば、日本人男性では一九九三年まで、女性では二〇〇三年まで胃癌が長年トップを占めていました。衛生状態があまり良くなかった時代に多く発症していましたので、食物と一緒に胃癌の原因となる菌が胃に入ったためという説、塩分を摂り過ぎた結果、胃壁が炎症を起こして、正常細胞が癌細胞に変化したためという説、日本の周りが海に囲まれているので、魚類に偏った食生活のためという説などが挙げられていますが、これらは全て納得できるものばかりです。

男女共に癌の罹患数は年々増えてきていて、驚くことに平成の時代を振り返ってみると、その数は二倍を超えています。この現象の

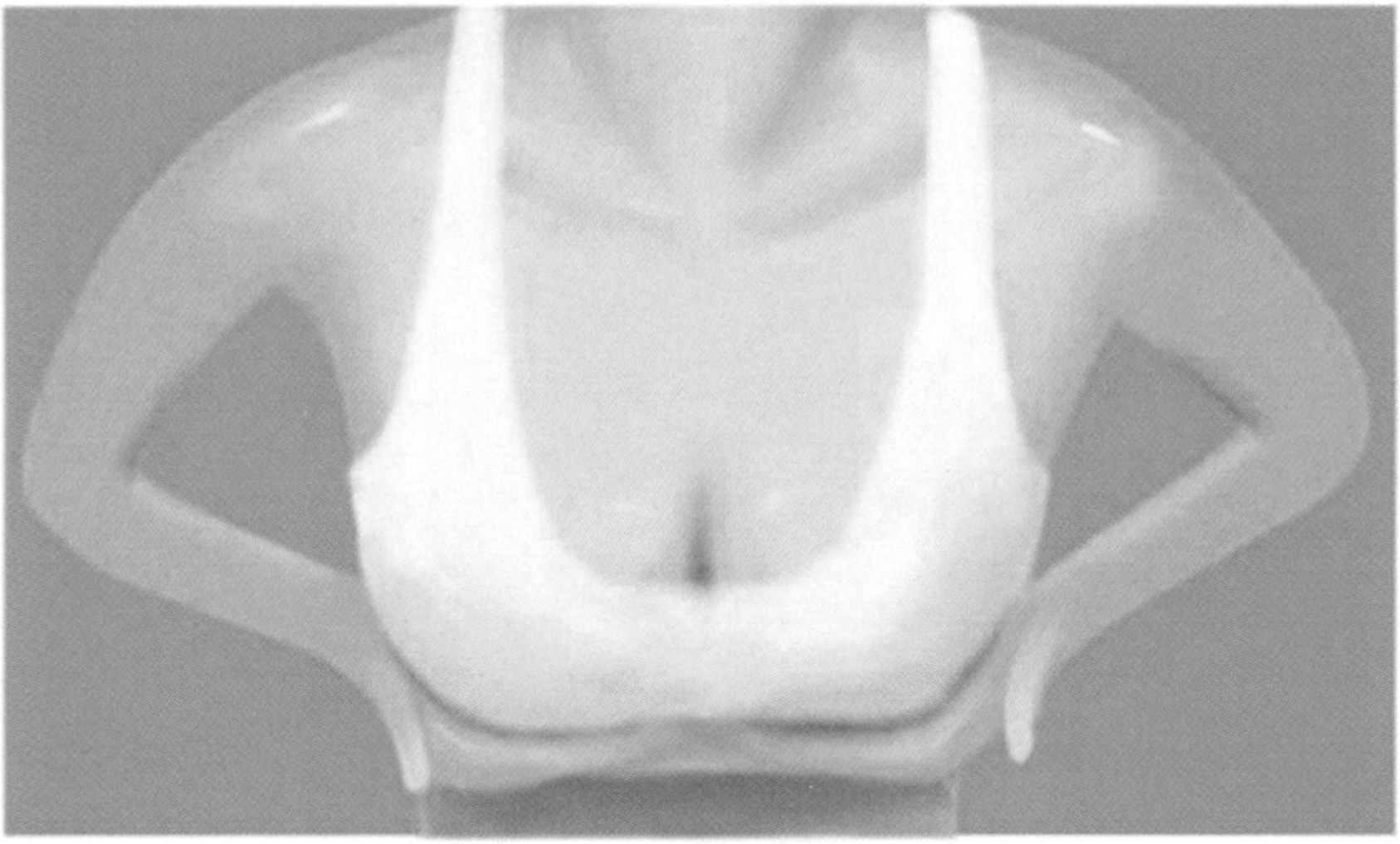

原因としては、人口の高齢化は否定できませんが、我々の周りにも決して高齢者ではない人が、若くして癌に罹患してしまっている点を見逃してはいけません。

最近のデータからわかることといえば、肺癌、大腸癌、前立腺癌、乳癌、子宮癌に罹患される方の割合が増加傾向にあり、特に肺癌の増加は、今後おそらく胃癌を抜いてトップになると予想されています。

死亡率を見てみますと、男女合わせてのトップはすでに肺癌と統計に出ています。肺癌は自覚症状が現れた時点では、すでにその治療が困難な状況にあるというのが、その理由らしいのです。逆に大腸癌、乳癌、前立腺癌などは、その治療法が確立しているために、もし罹患したとしても、亡くなる割合は比較的低いようです。とは言うものの、大腸癌、乳癌、前立腺癌は膵臓癌とともに、亡くなる方の比率が右肩上がりに増えていることが最近の傾向です。

この四つの癌、つまり大腸癌、乳癌、前立腺癌、膵臓癌から連想するものとして、肉食、脂肪食、糖質食を挙げる人がいます。この食の傾向は、つまり食の欧米化と言えるのではないでしょうか。

肉食過多の食生活を長年送ると、大腸と前立腺に負担がかかると言われておりますし、高脂肪食は乳癌の発症を促進してしまいます。糖質食過多であれば、血糖値を調節する膵臓に負担がかかるというのがその理由とされています。

国立がん研究センターによる調査で、都道府県別の七十五歳未満の死亡率を見てみますと、全国平均より高いのは、青森県、秋田県、

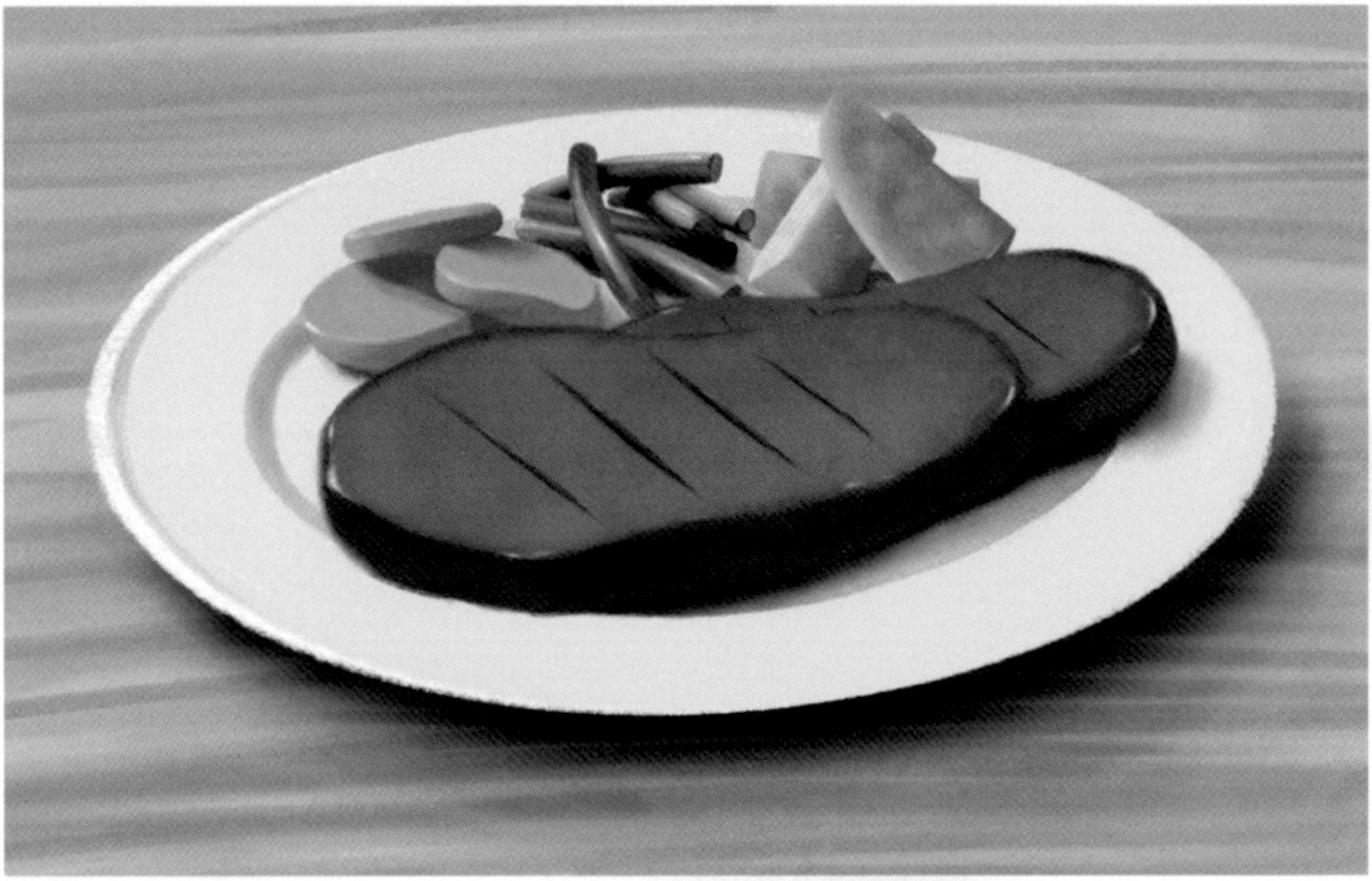

大阪府、鳥取県となっています。反対に低いのは、長野県、福井県、滋賀県となっています。一方、死亡率を県別としてではなく、日本列島を三分の一ずつに分けて見てみましょう。

新潟県・茨城県ラインより北方を北側、新潟県・茨城県ラインから兵庫県・和歌山県ラインまでを中央、兵庫県・和歌山県ラインより南方を南側としてみた場合、北側は最も高く、中央と南側はそう大した変りはありません。注目すべきは、長野県周辺と山陽地方は男女ともに低い傾向だということです。

～癌の生存率～

前述しましたが、癌になると、担当医から「生存率」という言葉を聞くことになります。最近では「十年生存率」という言葉が台頭してきましたが、今まではよく「五年生存率」を基準として、現在発症している癌の対策が検討されていました。

五年で生存率が高い方に分類されるものとして、皮膚癌、甲状腺癌、前立腺癌、大腸癌、喉頭癌、膀胱癌、胃癌、乳癌、子宮癌などを挙げることができます。十年生存率においてもだいたい五年生存率と同じような結果が出ています。

逆に生存率が低い方に分類される癌は、五年と十年の生存率はだいたい同じような結果で、膵臓癌、胆嚢癌、肺癌、脳腫瘍、肝臓癌などが挙げられています。

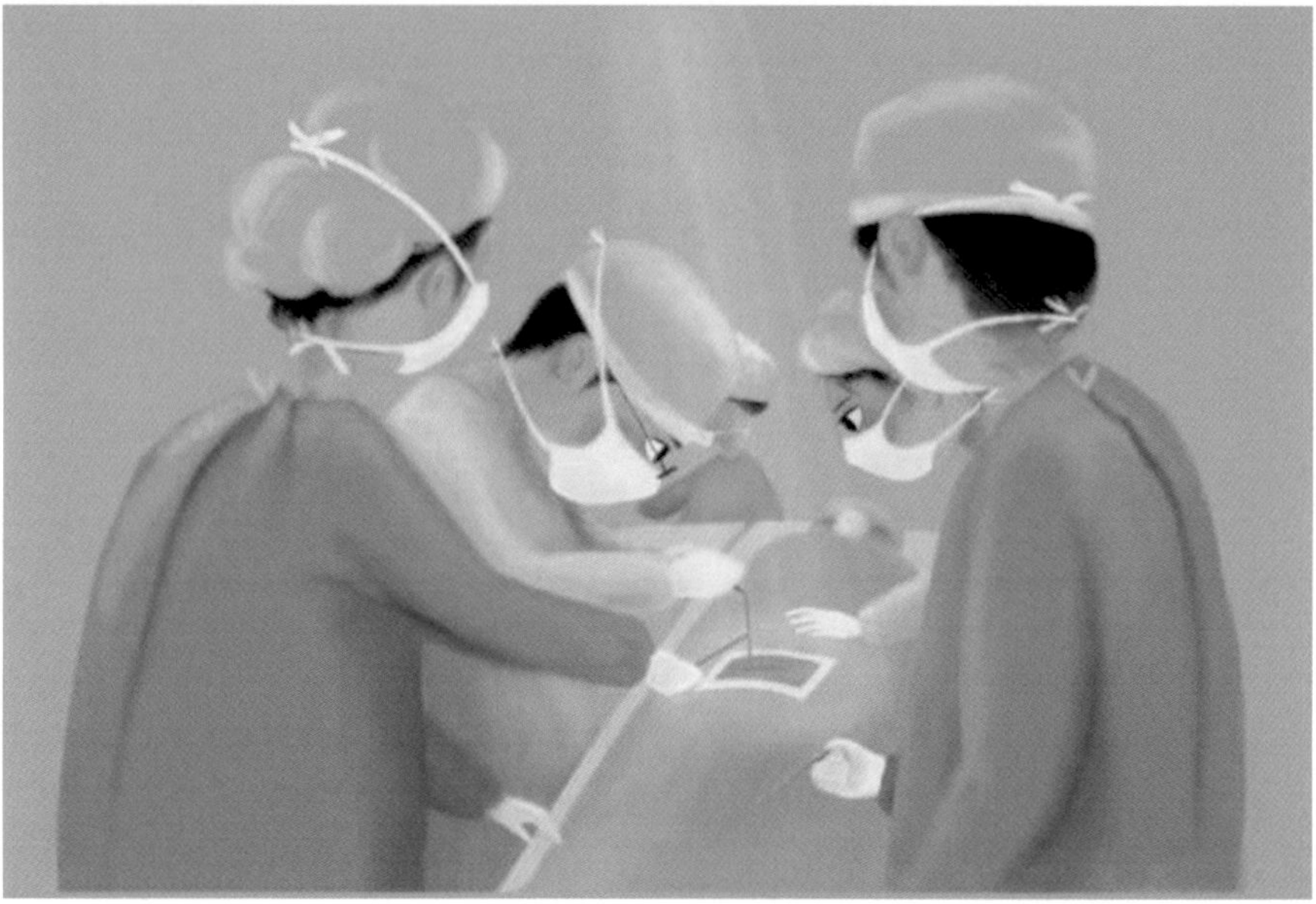

～癌の治療～

癌の治療には「標準治療」と「先進治療」の二種類があります。前者は手術、薬物療法、放射線治療を指し、後者は前者以外の治療法で、健康保険が適応しないものも含んだものを指します。

この二種類以外にも「代替療法」と呼ばれるものがありますが、有効性において確立していないものも含まれるために、従来の考え方に則って治療が行われる場合、否定的に扱われることが少なくありません。

標準治療を受ける場合、三つ全てを行なわねばならないということはなく、単独または複数の組み合わせによって行うことが多いように見受けられます。以下、「標準治療」の三つについて見てみましょう。

～手術療法～

手術は癌細胞が発見された器官を中心に行われますが、その器官を全て除去するケースと、全てを除去せずに一部は温存するケースがあります。また癌細胞はリンパを介して他器官に転移するので、癌細胞が発見された器官につながるリンパ節も同時に摘出するケースもあります。

手術をする上で、最も敬遠される理由として、傷跡が残ることが挙げられるのではないでしょうか。最近では、形成外科とのタイアップにより、例えば乳癌による乳房全摘出を行なっても、人工乳房手術を行なうことによって、外見上は元の形をある程度維持することができるようになっています。

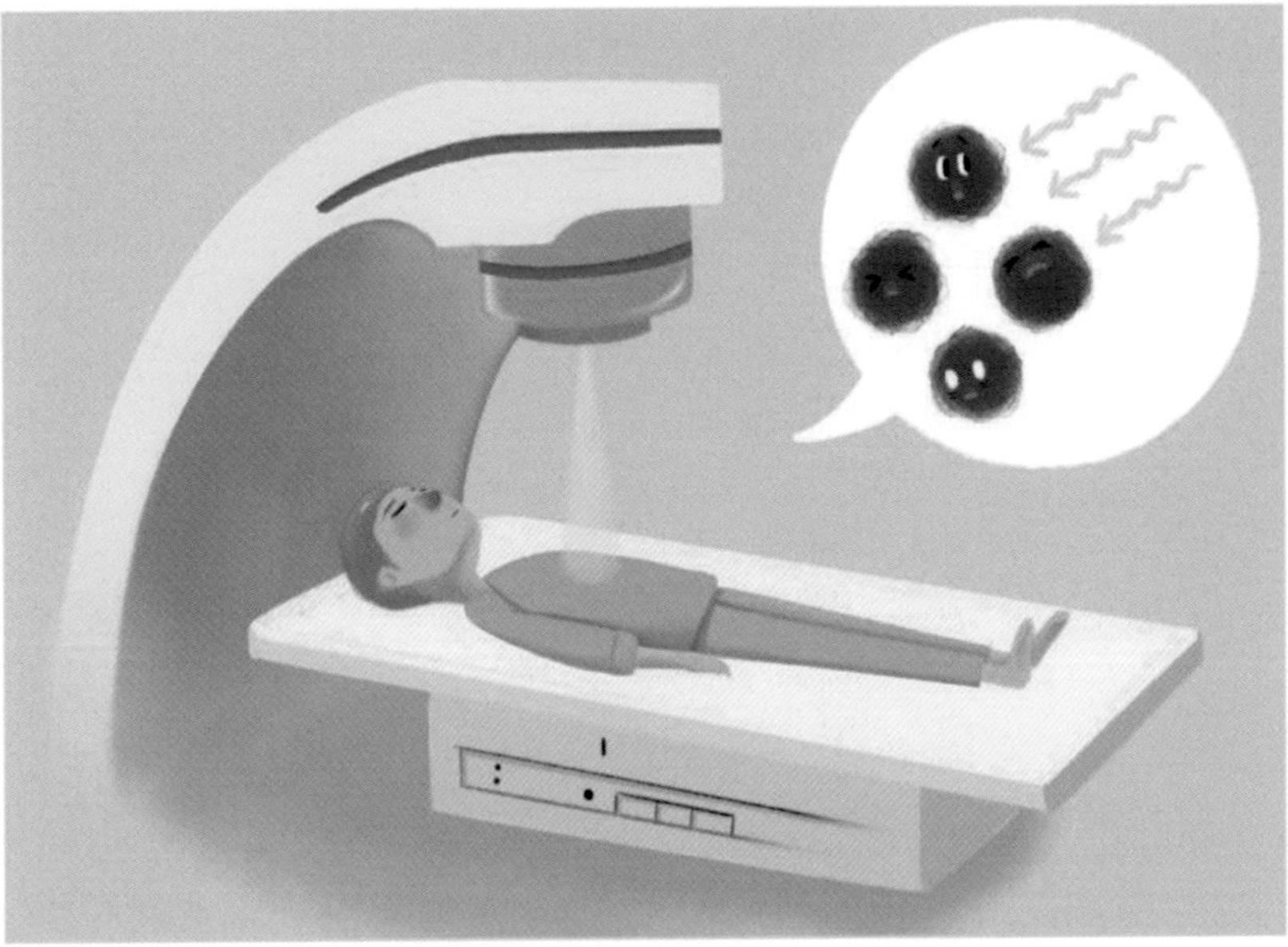

～薬物療法～

薬物療法は薬物によって癌の増殖を抑えることが目的で、これは抗癌剤だけを指していうのではなく、ホルモン療法もこれに含まれます。また薬物療法は飲み薬による方法と、点滴によって直接静脈に注入する方法があります。病院で点滴によって注入する方式を採用している病院もあれば、ポートと呼ばれる小さな袋状のものを胸部あたりに埋め込み、首からぶら下げた抗癌剤を自宅で注入する方式を取る病院もあります。

薬物療法はおそらく三つの中で、最も敬遠される治療法ではないでしょうか。薬物療法の代表格は抗癌剤ですが、これの副作用として、味覚異常、免疫力の低下、脱毛、浮腫、食欲減退、手足のしびれ、激しい倦怠感、厭世感などが挙げられます。その程度は個人差があるとは言われますが、やはり大変辛い日常生活を余儀なくされることは否定できません。

～放射線療法～

放射線治療は体の外から放射線を当てる方法が最も一般的で、痛みもほとんどなく、薬物療法や手術に比べると、比較的に副作用は少ないと言われています。しかし、疲労感、悪心、皮膚の炎症などの副作用は報告されていて、それらの後遺症はすぐには消えないこともあります。

放射線治療は手術前に行なう場合と、手術後に行なう場合があり、前者は手術中に散らばる恐れのある癌細胞をあらかじめ死滅させて

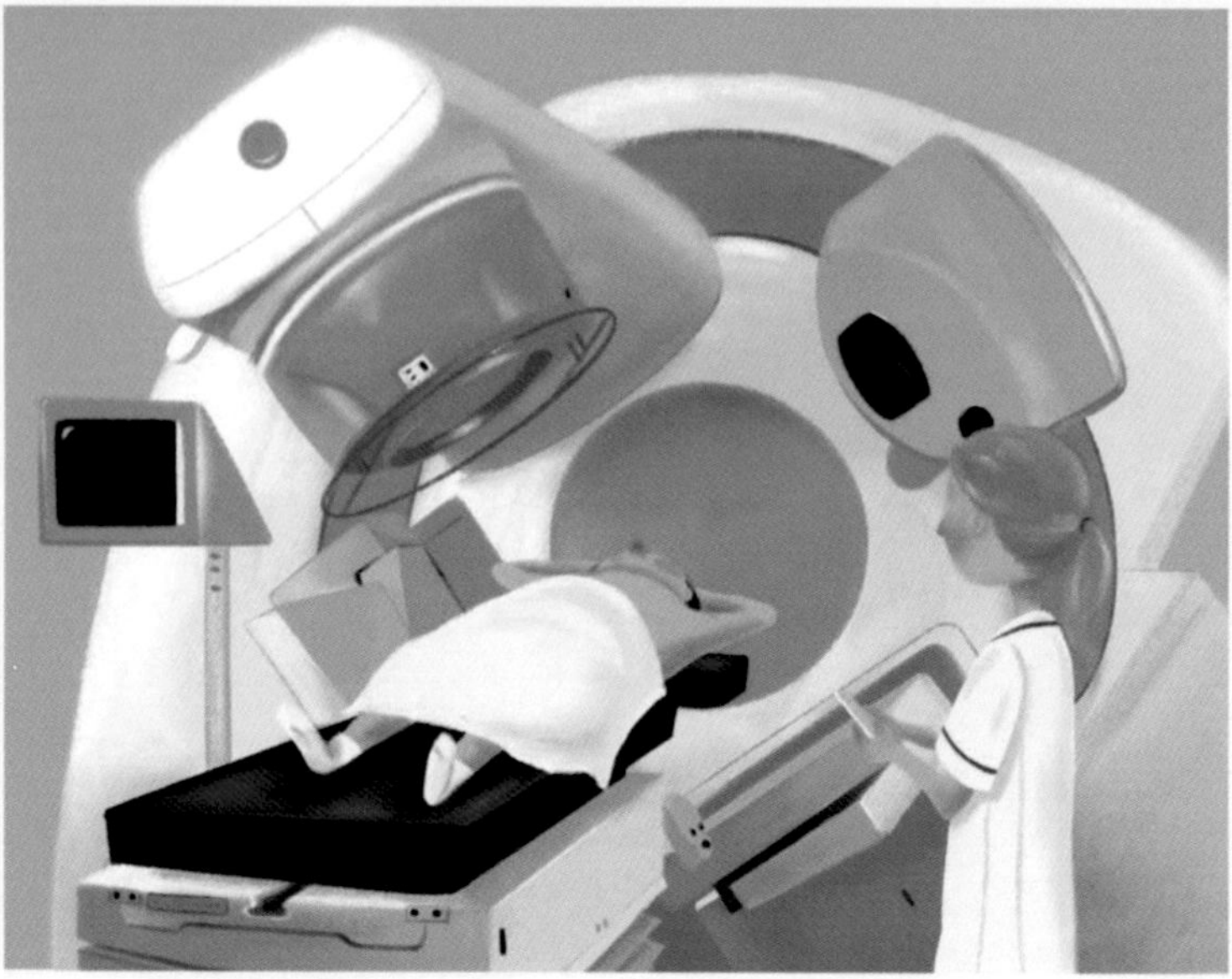

おくことと、癌細胞をできる限り小さくしておいて、手術のリスクを最小限に抑えることを目的としています。後者は手術によって切除しきれなかった癌細胞を死滅させて、再発しないために行なうものです。

放射線療法の中で、よく耳にするものとして、「ガンマナイフ」と「粒子線治療」があります。「ガンマナイフ」とは病巣に対して、多方面から放射線を当てる方法です。一つ一つの放射線量は弱いですが、多方向から当てるので、正常細胞を傷つけないという利点があります。一方の「粒子線治療」は、体内に入っても、体表においては持っているエネルギーを放出しないで、粒子線が停止する直前にエネルギーを放出するという性質を利用しています。

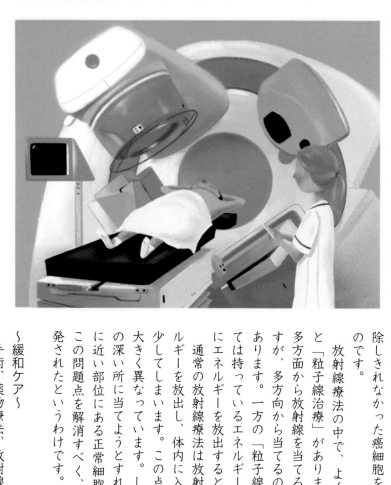

通常の放射線療法は放射線を体の外から当て、体表においてエネルギーを放出し、体内に入ってからは、そのエネルギーは段々と減少してしまいます。この点において、ガンマナイフと粒子線治療は大きく異なっています。したがって、通常の放射線療法では、体内の深い所に当てようとすれば、癌細胞が存在する部位よりも、体表に近い部位にある正常細胞に大きなダメージを与えてしまいます。この問題点を解消すべく、「ガンマナイフ」や「粒子線治療」が開発されたというわけです。

〜緩和ケア〜

手術、薬物療法、放射線治療の他に「緩和ケア」と呼ばれる手段があります。「緩和ケア」とは癌患者さんの体はもちろんのこと、

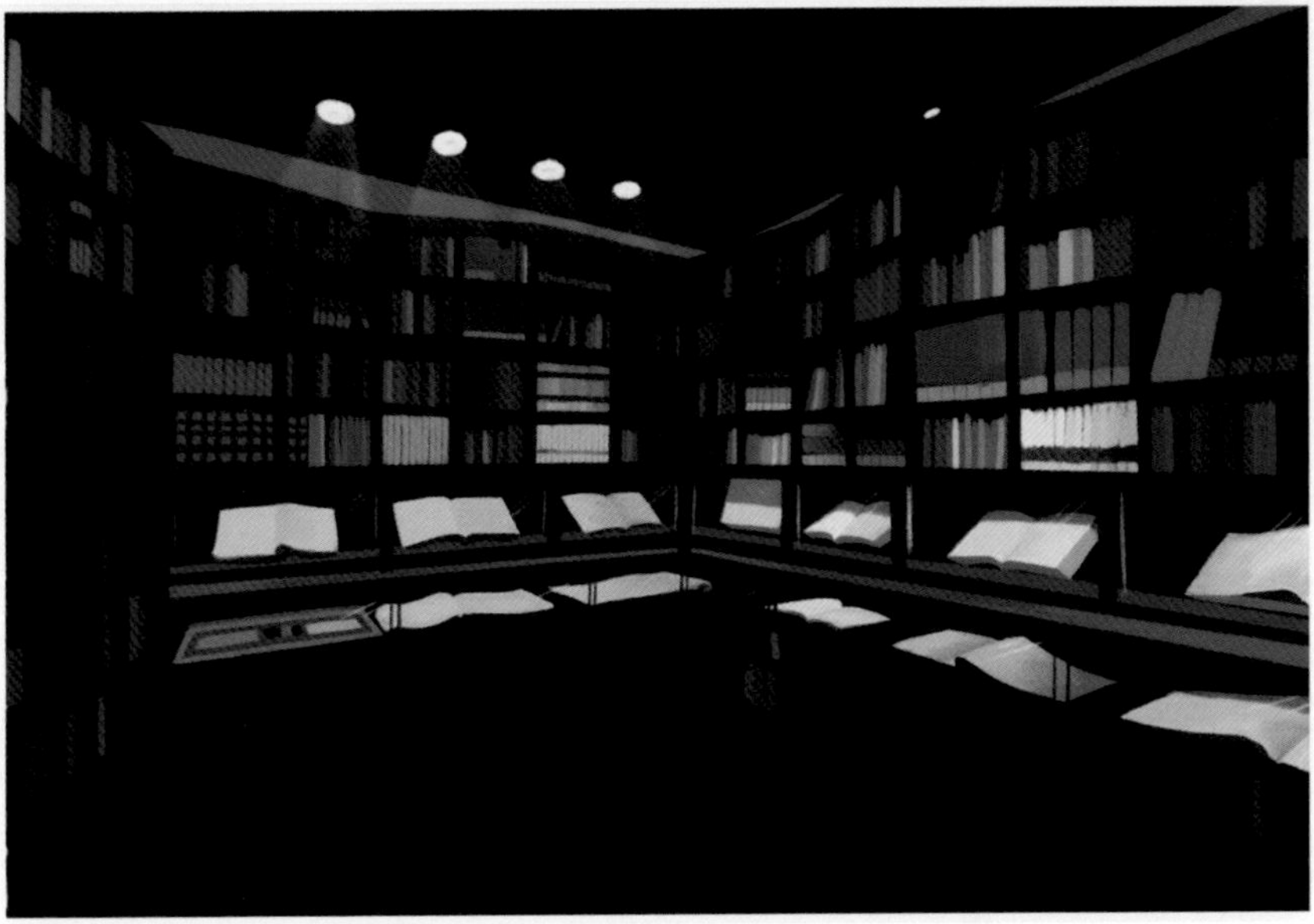

精神的な辛さを和らげ、日常生活の大切さを尊重する考え方から生まれたものです。

生存率が高くなった今日でも癌と診断されると、やはり死を意識するのではないでしょうか。緩和ケアとはそのような方々に対して、生命を重んじ、死を尊重することによって、無駄な延命治療などをしないで、人生の終末を自分らしく送ることができるように、サポートする行為を指します。

~病気を違う角度から見てみよう~

そもそもいったい癌とは何なのでしょうか。癌に関する書物は巷間に溢れています。易しい入門編のような、わかりやすい図解で説明されている書籍から、難しい専門書まで、現代は癌について調べる気持ちがあれば幅広く用意されている便利なご時世と言えるでしょう。本書では癌については深く立ち入らずここまでとし、医学のことはほとんど知らない方も、この程度の知識を持っていれば、何かの時に十分に役立つという程度にとどめさせていただきました。本書で癌に対する認識を高めて、是非さらに深く知識の獲得に進んでくださることを期待致します。

癌に限らず、病気とは自由を奪い、希望を持って生きている人間を大地に叩きつけるほど、本当に嫌なものですよね。

しかし、病気というものを違う角度から見てみますと、少しは鬱屈した気持ちから解放されるのではないかと思いました。これが本書を記した動機です。

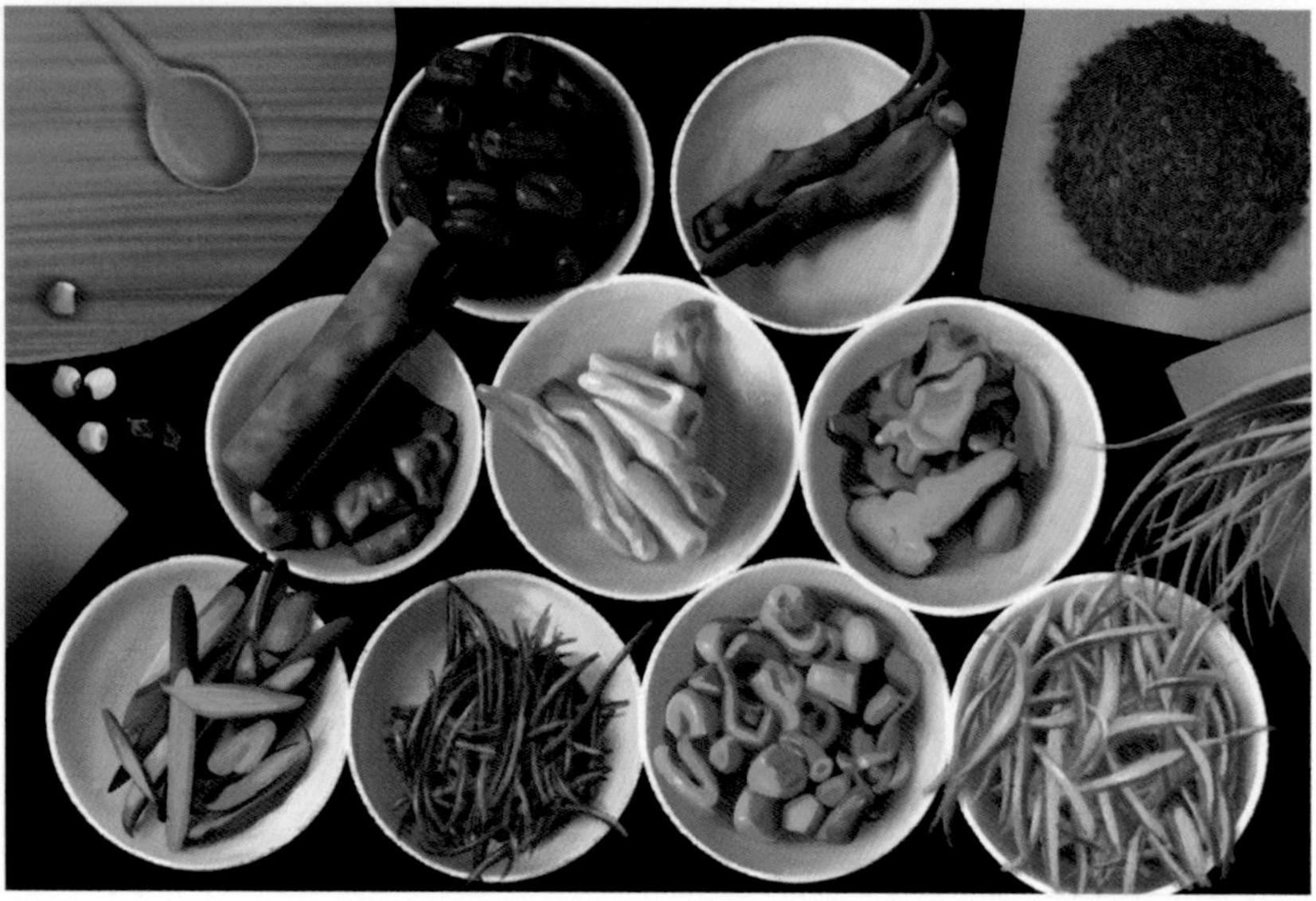

私の本職は中医学なので、本書で中医学を前面に出させていただきましたが、その手段は医学に限定することはないと思います。例えば、住居や衣類などの工夫によって癌に対する気持ちの変化や、治療に対する取り組みの変化があるかもしれません。思いもよらない分野からのアプローチも大いに結構だと思います。

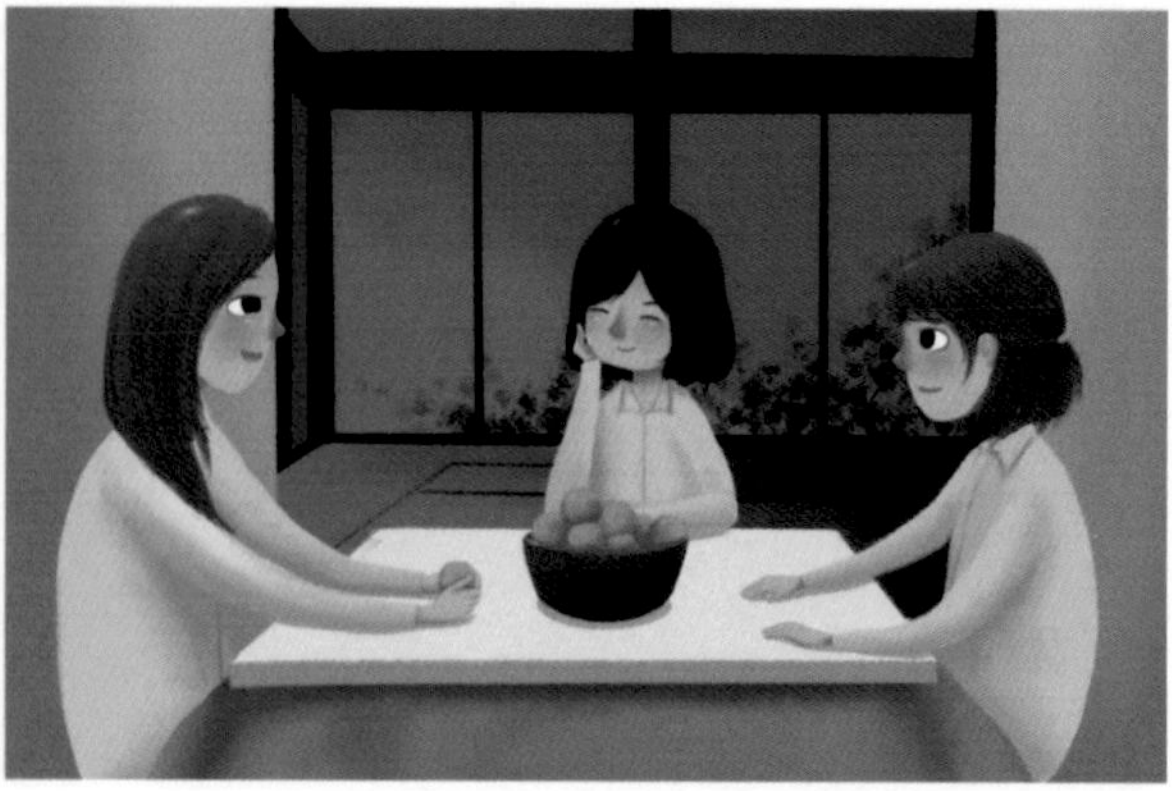

第二章　癌になったら

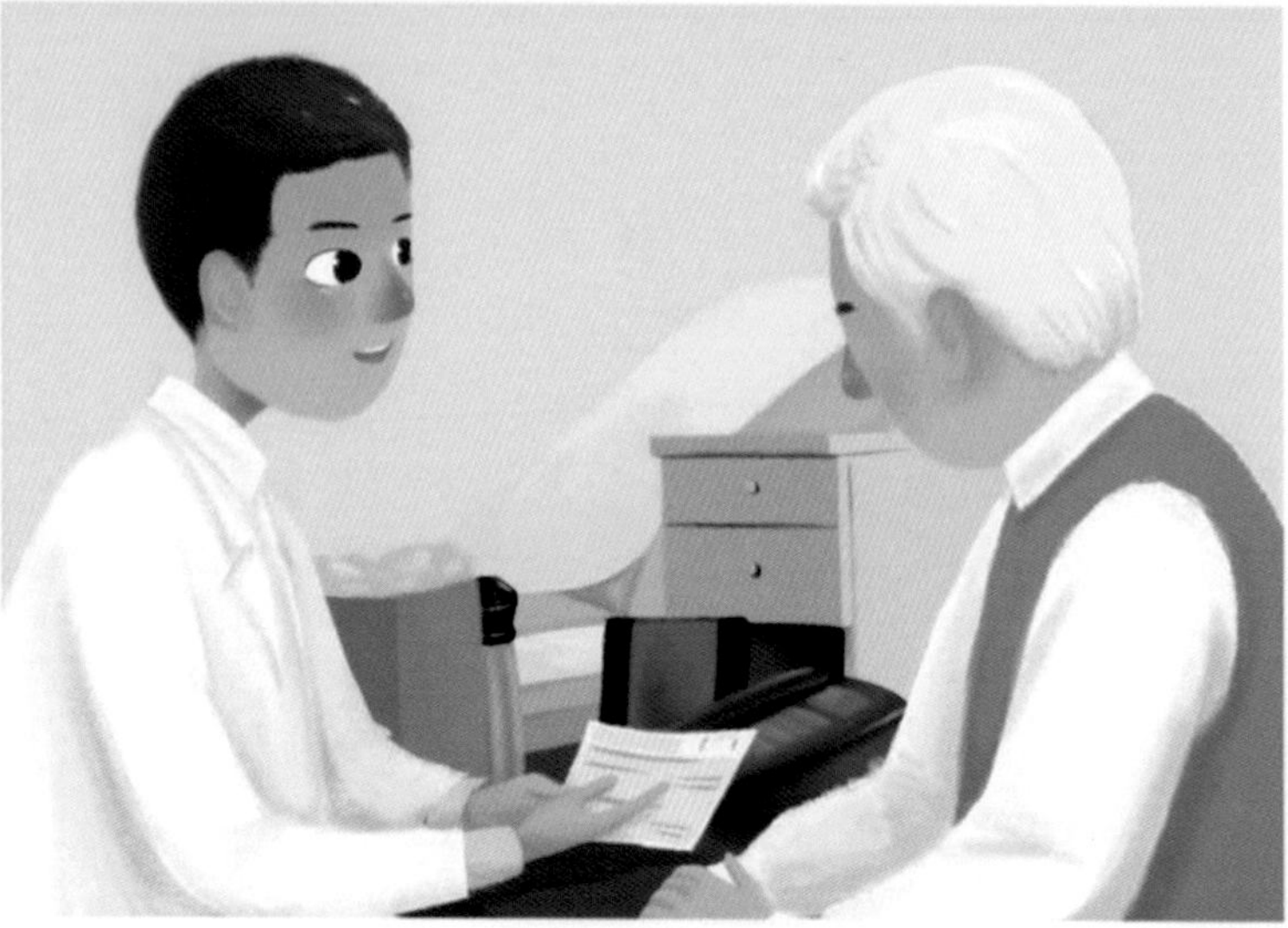

〜生検〜

体調が優れず病院に行き、検査の結果によって癌の疑いがあれば、「生検」と呼ばれる検査が行われます。生検とは、癌の疑いのある組織の一部を切り取って、癌か癌ではないかを診断する方法です。

生検で癌と診断されたら、手術日程の調整がなされます。担当医との相談で日程が決まると、様々な検査によってさらに深く癌の実態にせまることになります。

〜生存率〜

癌と診断されると、過去のデータを基にして生存率の説明が始まります。そしてこの生存率を高めるために、手術前の「抗癌剤投与」が提案される場合が多い傾向にあります。大概の患者はこの抗癌剤の投与に嫌悪感を露わにし、一旦は拒否する傾向にあるようです。無論、ここで手術前の抗癌剤投与を拒否してもかまいません。しかし医師や看護師の説得により、患者は手術前の抗癌剤の投与を承諾することが多いと聞いています。

〜手術〜

手術前の抗癌剤投与を拒否すれば、最初の治療は「手術」となりますが、手術を受けるに当たり、あらかじめ癌に侵されている臓器の全てを摘出するか（俗にいう全摘）、あるいは癌に侵されている部分のみを摘出するかを担当医との相談で決めておきます。この作業の指標としてはステージと呼ばれる分類方法によって行われるのが通例です。

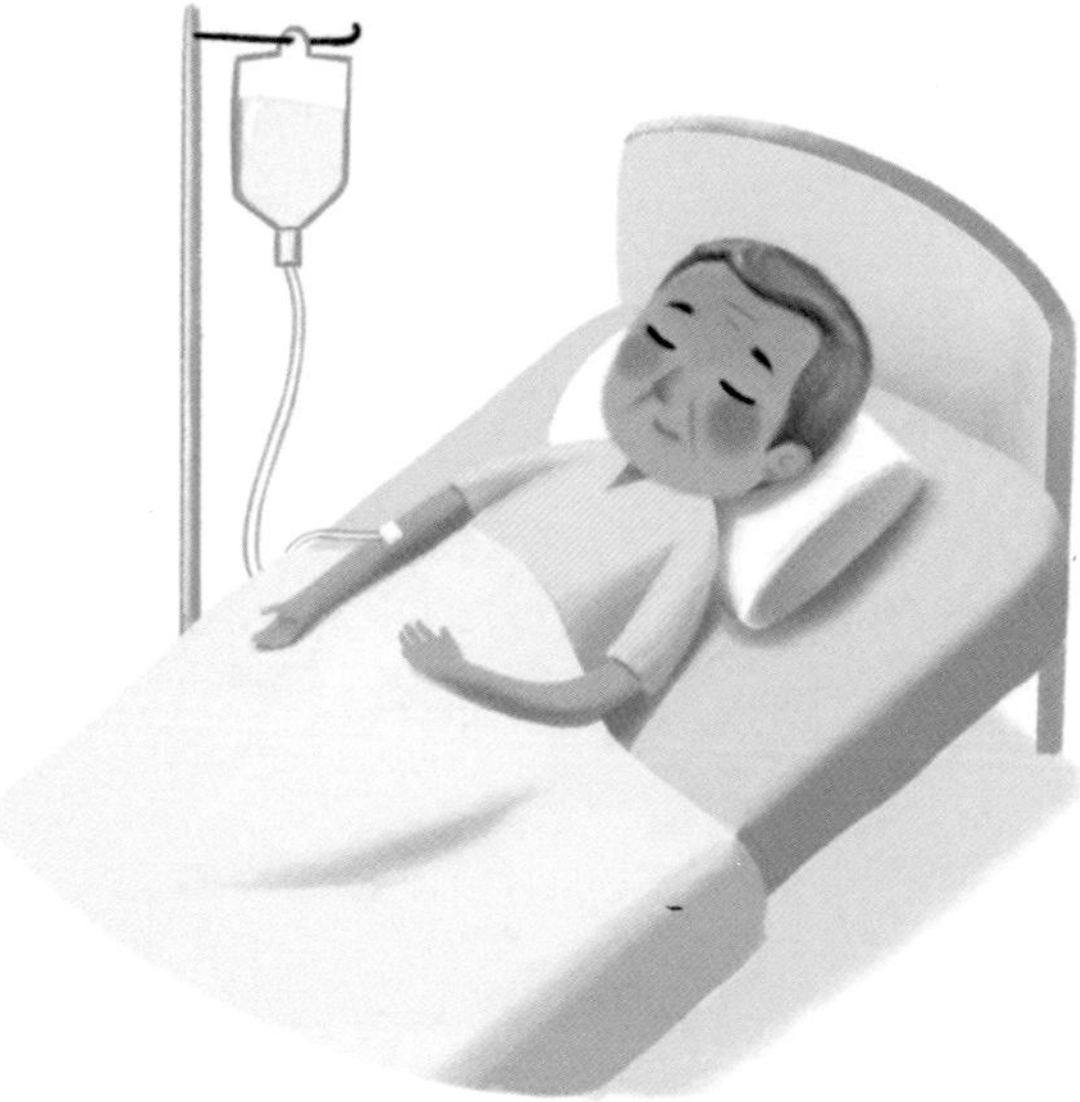

〜ステージ〜

ステージの数字が上がるほど重症として扱われます。したがってステージ1と診断されれば、まさに癌の初期というわけです。ステージの数字によってはリンパ節の切除手術も行われることもあります。例えば「ステージ3なので、転移の可能性があります。リンパの一部を切除しておいた方が良いかもしれませんね」といった具合です。なぜリンパ節の切除をするかというと、癌はリンパ管を通じて転移すると言われているからです。

〜全身麻酔〜

手術はおおよそ全身麻酔で行われます。麻酔がかかってからテンカウントもしないうちに、患者は深い眠りに入ります。気が付けば手術は終わって所定のベッドで横になっているというわけです。病院によって日数が違いますが、どの病院も手術後の体力回復を確認できれば、一定期間の入院を経て退院の運びとなり、その後は通院によって術後の癌対策が担当医とともに進められていきます。

〜抗癌剤〜

術後の癌対策の急先鋒が抗癌剤の投与です。ある方を例にとると、二回目ぐらいまではそんなに体調は変わらなかったようですが、三回目ぐらいからは食欲不振や倦怠感が全身を襲ってきたといいます。もちろん体調不良の程度には個人差があり、十回以上の抗癌剤投与にも体調が変わらなかった方を私は知っています。抗癌剤投与

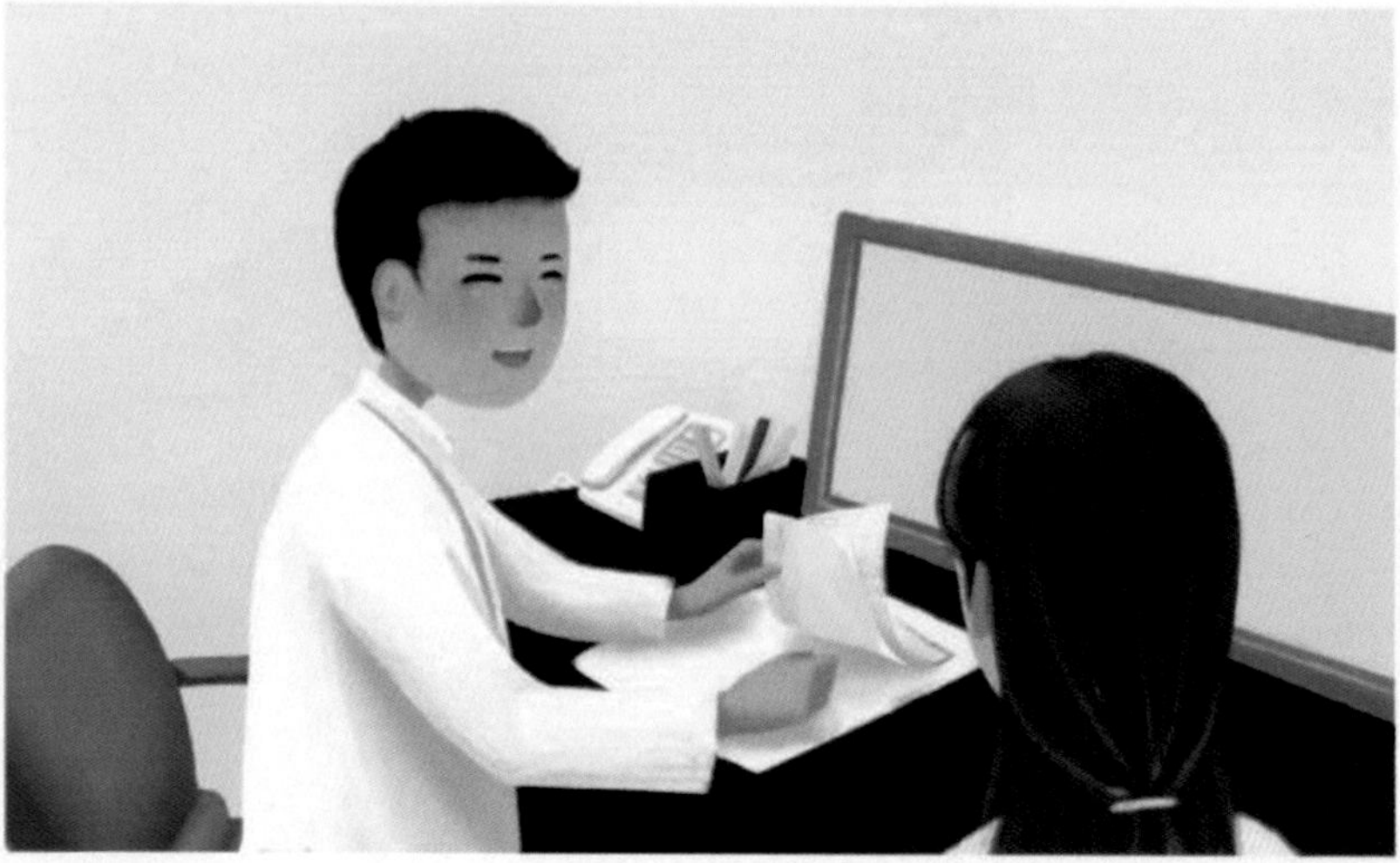

と同時に脱毛現象は驚くほど顕著に出現します。最近はウィッグを着用して外出される方が増えてきたと聞いており、病院側もそれを推奨しているようです。

～骨髄抑制～

抗癌剤の投与は骨髄抑制を引き起こします。白血球は骨髄の働きによって産生されると言われていますので、骨髄に抑制がかかりますと十分な白血球が産生ができずに不足が生じ、ウィルスの侵入に対抗できなくなるため発熱するのです。

もしも発熱した場合は四十度近く上昇し、咳も頻繁に出ることも多いようです。不安になって病院に電話をし、その対策を聞きますと、いますぐ来てくださいと言われ、病院に行くと診察を受けて咳止め薬が投与されることを想定しておく方が良いでしょう。中にはどうしても最後まで耐えきれず、途中で抗癌剤投与を中止する方もいらっしゃいます。

～放射線療法～

ようやく抗癌剤の投与が終了すると、放射線療法が待っています。この治療法は痛みや倦怠感を伴わないので、比較的楽な感じがしますが、終了近くになるとやはり皮膚の異変（軽いやけど）を認めることもあります。この放射線療法は前述したように体外から放射線を放射して体内の癌細胞の遺伝子に傷をつけて死滅を狙うわけですが、手術が困難な部位に対しても照射できるという最大の利点があ

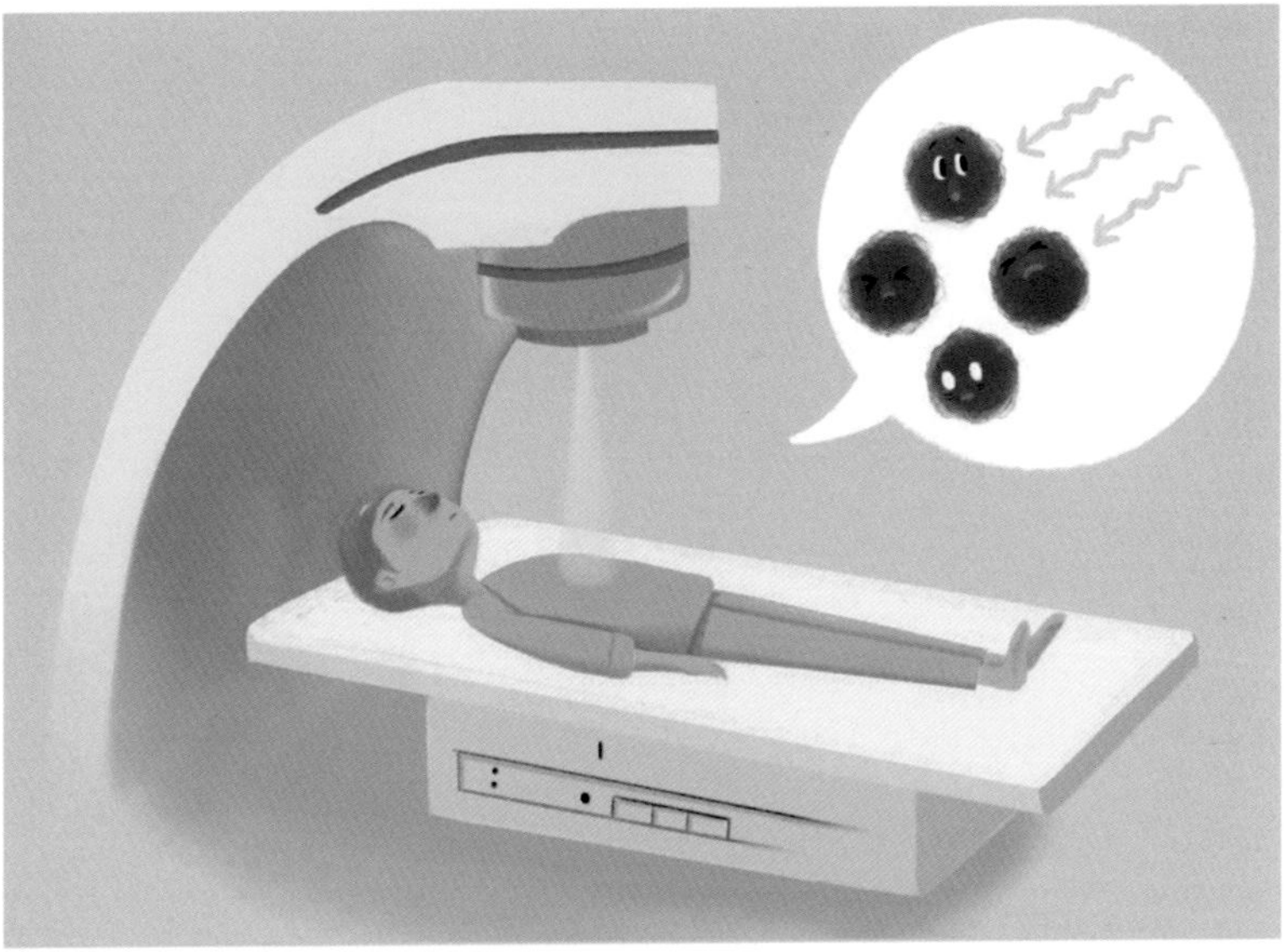

ります。その反面、副作用が現れることもあり、また効果が期待できない癌もあるという欠点があります。

～先進医療～

癌治療を支える柱は手術、化学療法（抗癌剤）、放射線療法の三つです。どれも体に傷をつけてしまうことからは逃れられません。手術痕は一生消えることはありませんし、抗癌剤によって関節痛などの痛みを伴う副作用も否定できません。放射線療法は、例えば乳癌のように胸に照射する場合などは、肺炎になる可能性も決して低くありません。この三つの治療法のどれをとっても、「肉を切らせて骨を断つ」的な治療と言えなくもありません。それほど癌治療というものは困難だということになります。

その欠点を克服するために様々な治療法が開発されています。それらはまとめて先進医療と呼ばれています。粒子線治療、サイバーナイフ、ハイパーサーミアといったものがこれに該当します。藁にもすがる気持ちからか、ワクチン療法などのような従来の医師からは否定的な治療を取り入れる患者さんもいらっしゃいます。

～ワクチン療法～

ワクチンという言葉が出てきましたので、その実態を浅く紹介しておきたいと思います。癌とワクチンを結びつけるものの中で、最も有名なのは「丸山ワクチン」ではないでしょうか。

丸山ワクチンとは丸山千里という医師が開発したとされるワクチ

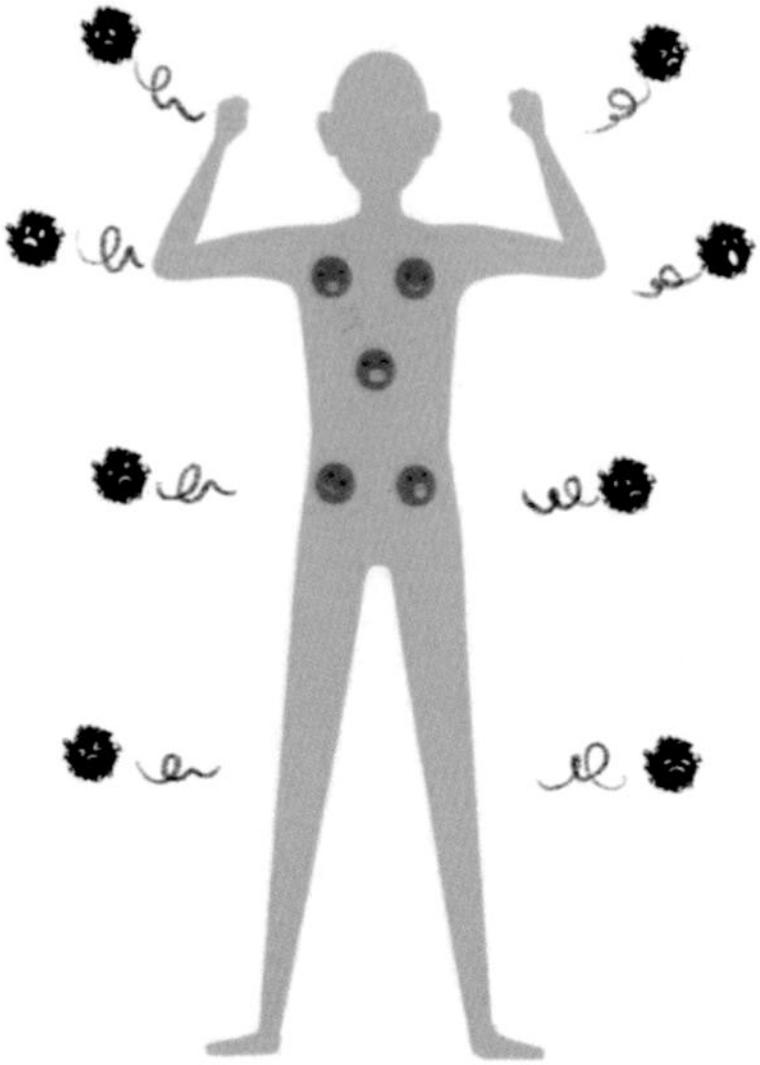

ンのことで、結核の特効薬として世に出てきました。一九四四年のことでした。研究を進めていた丸山医師が、結核患者に癌患者が少ないということに気づき、このワクチンを癌患者に投与すると想像以上の効果を確認することができたといいます。それに加えて特別な副作用も現れませんでしたので、さらなる研究で現在の実用化が実現できたとのことです。

～日本医科大付属病院～

私はこのワクチンのことを知りたくて、実際に日本医科大付属病院まで足を運んだことがあります。あらかじめ予約しておいて受付をした後、部屋で癌と丸山ワクチンの関係などの説明を受けました。この説明を聞かないとワクチンをいただくことができないシステムとなっていました。まさに全国から患者さんやその代理の方が集まってきていていたのを覚えています。

ワクチンをいただいたら、自宅に帰り主治医のいる病院でワクチン入りの注射を打ってもらうか、あるいは自分自身が自宅で打つかのどちらかになります。毀誉褒貶（きよほうへん）が相半ばする丸山ワクチンですが、少しでも効果があるのならば試してみるのも一手かなと思っています。

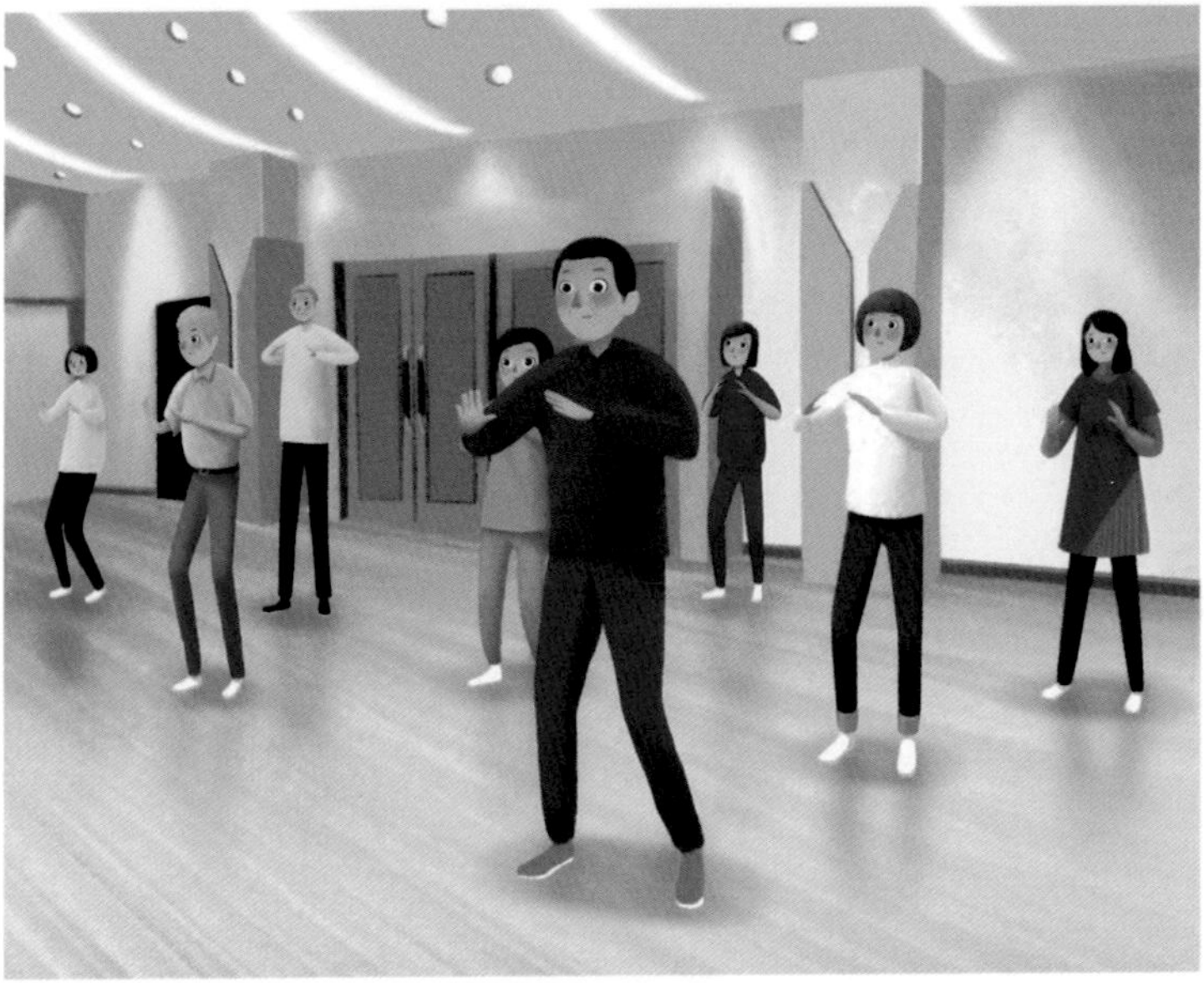

これまで癌を肉体的侵略者としてみてきましたが、次章では精神的侵略者として見ていくことにします。癌は単に肉体を侵すものだけではなく、心までも侵していくものであるという点に注目してください。取材させてくださった患者さんとの会話を基に、実際に私となされた会話や、短く要約した会話を記してみました。いよいよ次章から本書の本題に入っていくことになります。

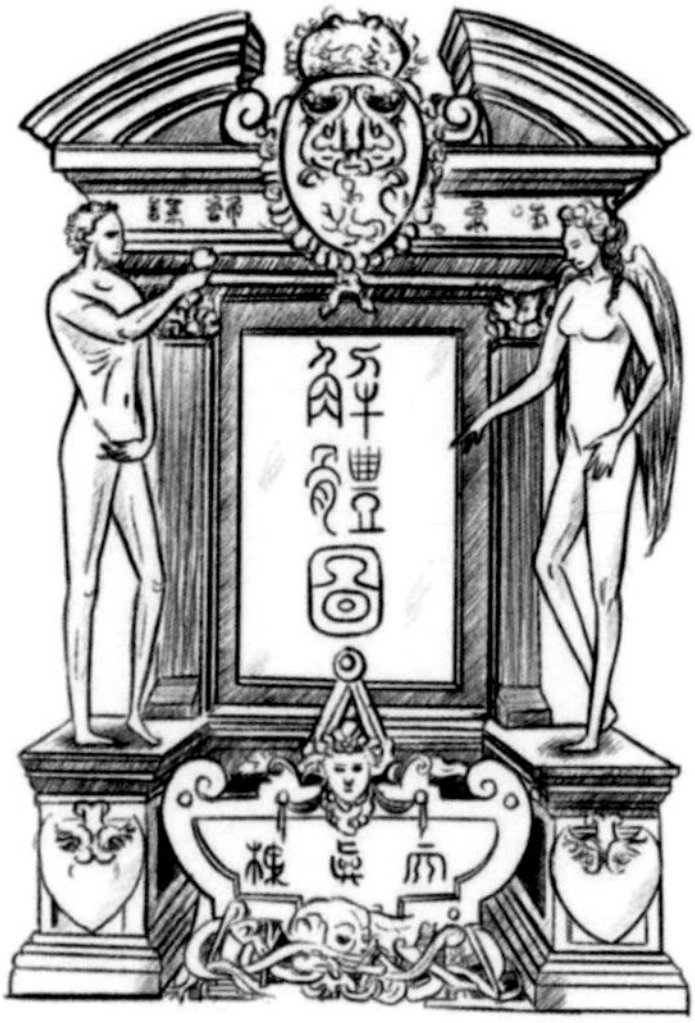
解體圖

第三章　心理的傾向

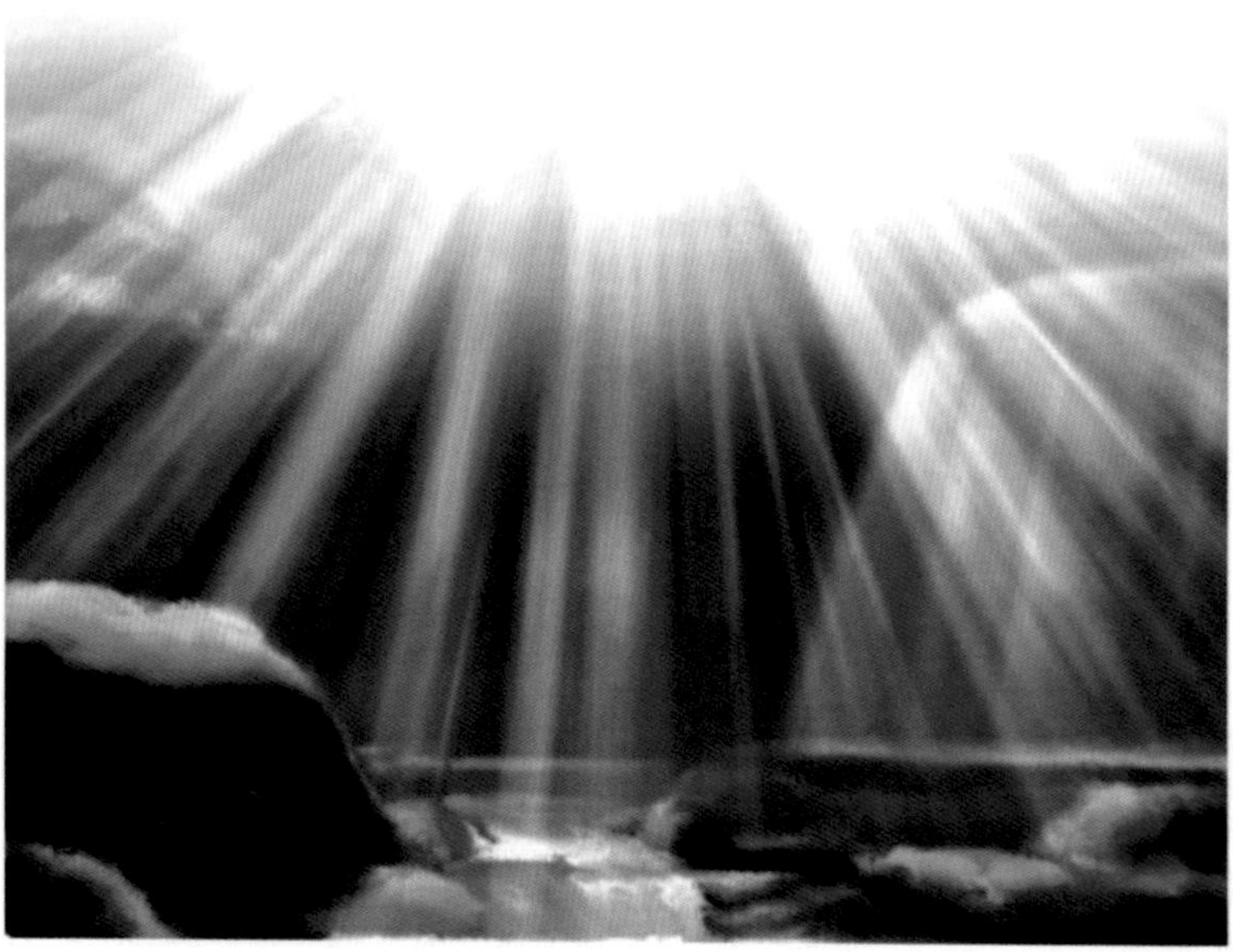

～浮かぶ一文字～

癌宣告を受けたら、大抵の方は大きなショックを受けるに違いありません。目の前には、やはり一つの漢字が思い浮かんでくるのではないでしょうか。

思い浮かぶ一文字は「死」。

「癌と戦う」という表現は「死と戦う」と同義だと思います。ですから、癌を克服するためには膨大なエネルギーを必要とします。それと同時に年単位で癌と戦い、完全に癌が体からなくなるまでには、実に心理的紆余曲折を経ることは想像に難くありません。

～神の存在～

私も今まで何人かの癌患者さんから話を聞かせていただきましたが、どなたも一度は「神」の存在に触れた話をされました。普段は神仏に無関心というか、考えたこともないと言われる方も癌と戦う段階においては無視できないものだなと、あらためて気付かされたものでした。

治療後、検査結果が良好ならば、あまり神や仏に目がいかず、最先端医療を生み出した人類の英知に脱帽するのでしょうが、そうではない場合は高確率で心中に存在する神仏の門を叩く傾向にあると思います。

――なぜこんなに辛い経験をしないといけないのか？　神様は何をしているのだ？　私が何か悪いことをしたとでも言うのか？　今までただ真面目に生きてきただけなのに――

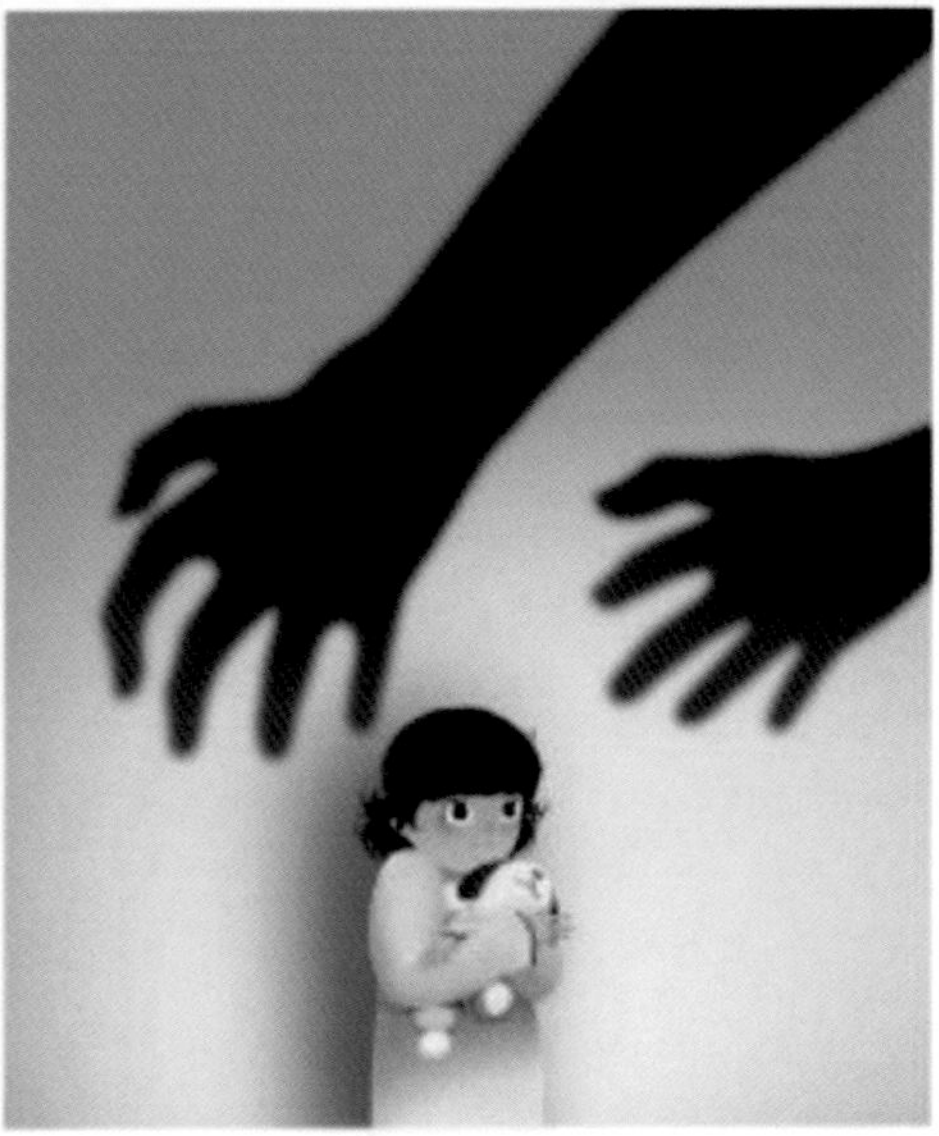

～ストレス回避～

大粒の涙を流しても、厳しい現実は全く変わりません。心に鬱積するモヤモヤが爆発しないように、理性で抑え込むのが大変な毎日。いけないこととはわかっていても、配偶者などの身近な人に八つ当たりをしてしまいます。中には開き直るセリフを言うことで、とりあえずのストレス発散を試みる方もいらっしゃいました。

――これでようやく楽になれる。あの世はどんなところだろうか。きっと楽しいところに違いない。だって帰ってきた人はいないから。別に怖くもなんともない、むしろ早く行きたいくらいだ――

ところが、数日経つと同じ口から全く違うセリフが出てくるものです。

――私はいったいどうなるのだろうか？　そもそもなぜ私なのか？　本当にこのまま逝ってしまうのか？　後のことを考えたら寝られない。解答なんていらない。ただ私の話をフンフンといって聞いて欲しい。心の中の葛藤が鎮まればそれで良い。この世に癌を一発で治す薬はないのか。お金はいくらかかってもかまわない。日本になければ海外から輸入してもいい。きっと広い世界のどこかにあるはずだ。誰か教えて欲しい――

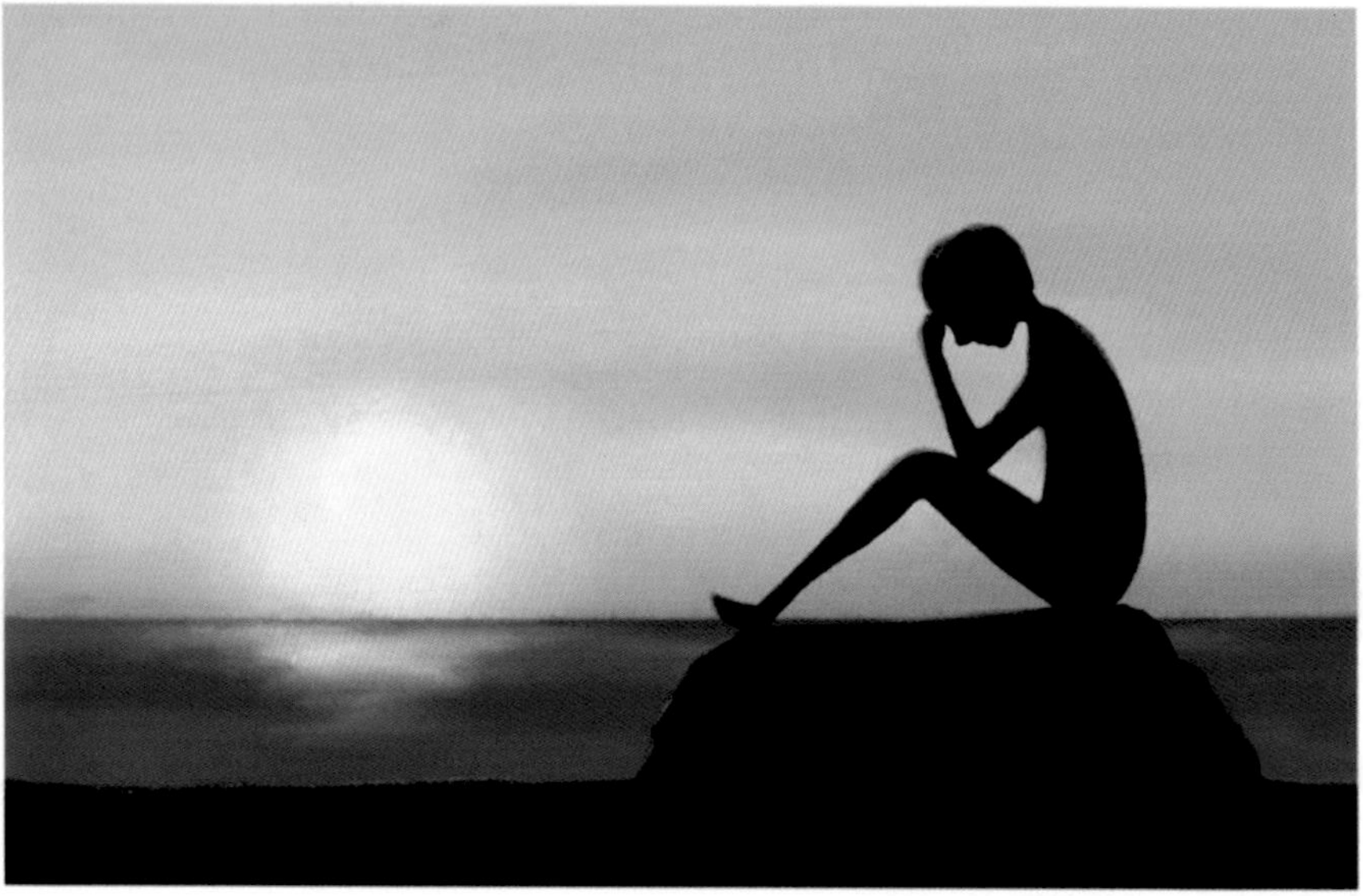

〜心理的動揺〜

生への執着が強くなったり弱くなったりするのが、失礼ながら私の見てきた方々の心理を冷静に分析した結果です。もちろん私も同じ立場だったとしたら、きっとこういった心境になるに違いありません。いや、もっと取り乱して周囲に大変な迷惑をかけてしまうと思います。

こんな時に、側にいる人間が人生の何たるかを説いてもほとんど効果がないように思います。いやむしろ反発されてしまうことでしょう。

――そんなこと今聞きたくない！　そんなことはわかっている！　それよりこの癌を治すことが先決だ！　癌が治りさえすればいい！――

私は鍼灸師ですから、こんなことを言われたこともありました。

――鍼灸でなんとかなりませんか？　一発で治るツボとかないのですか？――

そんなツボがあればとっくに治療していますが……。とにかく、ほとんどの方の心が激しく動揺することは間違いありません。こちらも側にいて何にもしてあげることのできない苛立ちや悔しさが沸々と沸いてきます。もし癌を与えた張本人が私の目の前に現れた

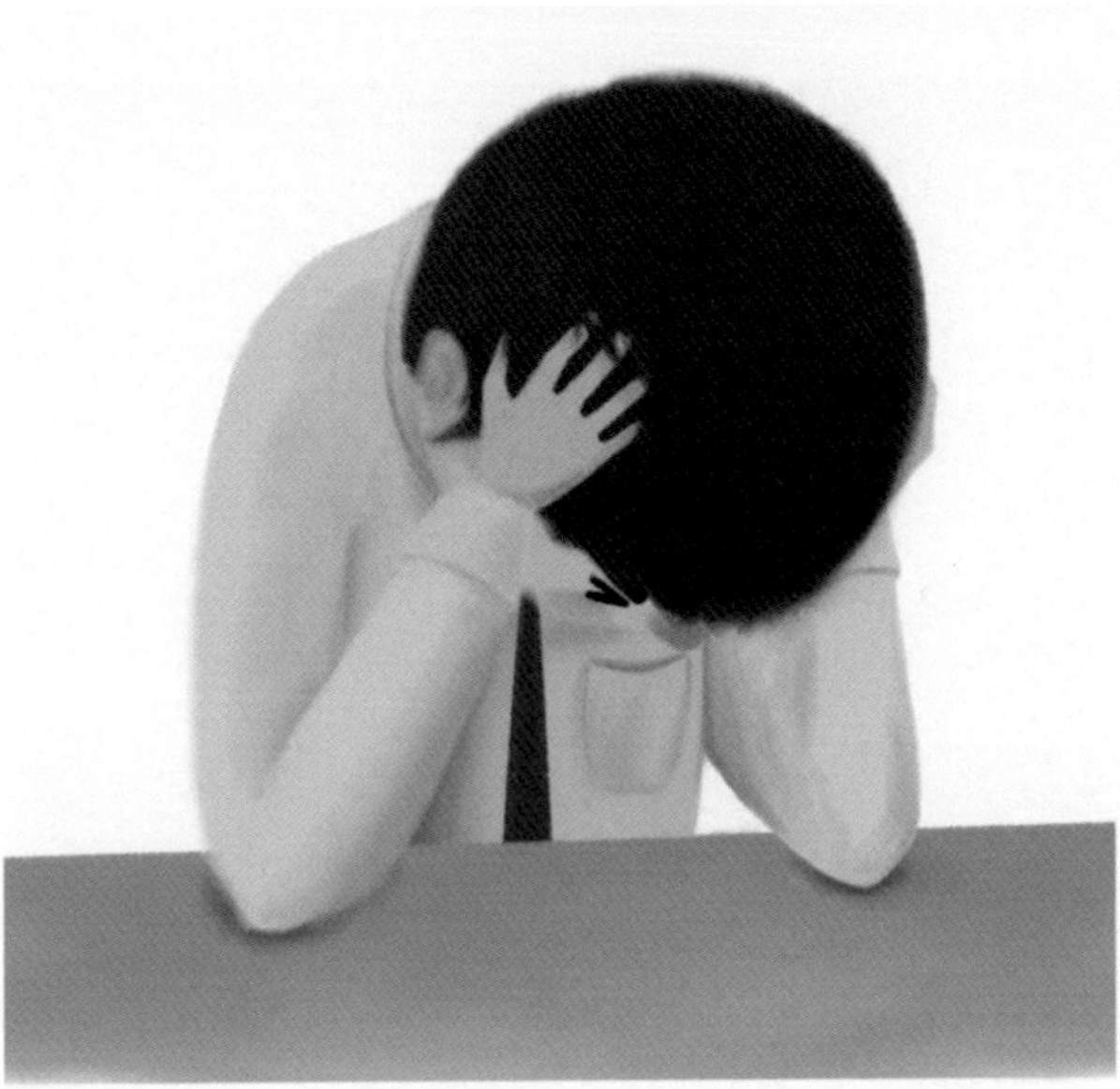

のなら、ほぼ百パーセントの確率で激しく詰め寄り猛抗議しています。

癌という大病の前では無力だと痛感しましたが、無力さを実感すると同時に逆に有力な一面が見えてきました。それは次の章で述べたいと思います。

～ある多忙な方～

数年前に癌を患いながらも一応の完治と診断され、今も元気に働いていらっしゃる方（Aさん）がいました。Aさんは七十歳近くですが、人間の平均値以上の活躍をされています。その方に聞いたことがあります。「なぜそんなに精力的に動けるのですか？」と。Aさんは言いました。「動きたくなくても動かないといけないのですよ。次から次へと仕事が来ますので」。なるほど、確かにこの方しかできない仕事を持っていらっしゃるので、まさにその通りだと思いました。

～卵が先か鶏が先か～

Aさんは、忙しいから病気のことを忘れてしまっているのかもしれませんが、逆にもしかしたら病気のことを忘れたいがために忙しくしているのかもしれません。Aさんも色々と悩まれた挙句に最善の対処法を悟られたと思うと、なんて強い精神力だろうと感服します。忘れてしまったのか忘れたいのか、どちらが先でも走り出したらどっちが先かわからなくなりますし、第一どちらが先でもいいよ

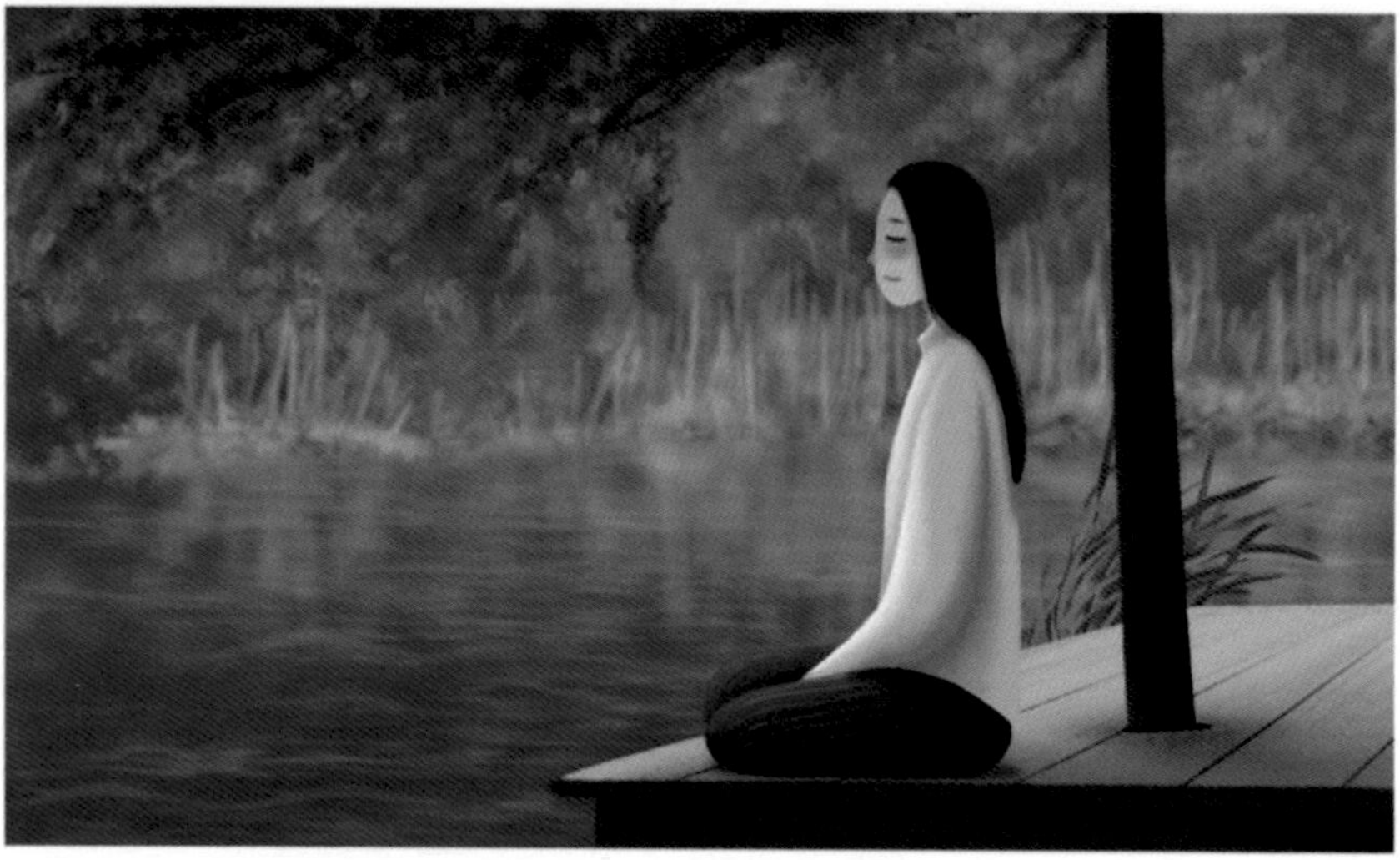

うに思えてくるものです。Aさんは今でも毎日多忙な日々を送っていらっしゃいますが、定期的な検査では再発の予兆は全くないと聞いています。

〜瞑想〜

中には毎日瞑想に耽るようになったという方（Bさん）もいらっしゃいました。毎日数十分間、目を閉じて静かな環境で心の中の喧騒を落ち着かせて、今現在の状態を整理しようというわけです。目を閉じて、こうなった原因は何か、治療方針は間違っていないか、もしもの場合に備えるためには何をすべきなのか、等々を冷静に考える時間は非常に大切だと思います。Bさんはこの瞑想により少しずつ目の前の病を受け入れることができるようになってきたと語っていらっしゃいました。しかし、ある到達点から先はどうしても割り切ることができないとのことでした。

〜現実を受け入れた〜

目の前の病を受け入れることができるようになってきたとは言うものの、そこから先は割り切ることができないとはいったいどういう意味でしょうか。そこから先には何があるのでしょうか。

私はBさんにその点について聞いてみました。Bさんの回答は次のようでした。

「現実を受け入れるということはつまり、私は大変な病を患いはしたものの、私も人間なのだから大病の一つや二つはするものだと

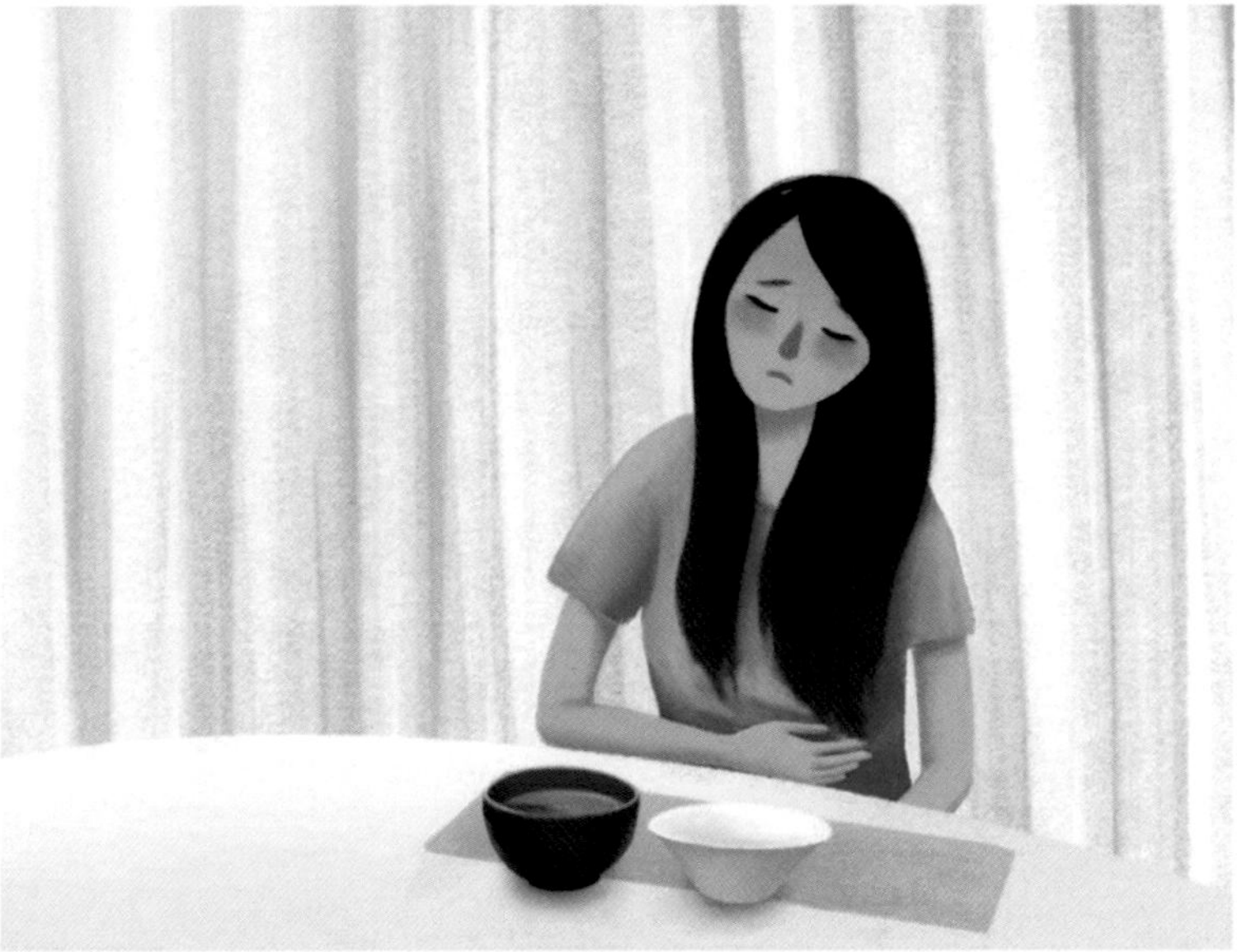

いう言葉で納得できるようになりました」
患っていない周囲の方も違うことできっと悩んでいるはずだ、要するに悩みの種類が違うだけでみんな悩みながら生きているのだ、人間というものは悩んで生きている仲間なのだということで現実を受け入れることが徐々にできるようになってきたとのことでした。

~ジョーカー~

なるほど、そこまでの境地に達することができたならばもう怖いものはないですね？　と尋ねると、いくら悩みの種類が多種類あるからと自分を納得させても、なぜ私の悩みがこの病なのか、まるでトランプのジョーカーを引いたような気持ちになり、また再び悩む日々が続いたのでした。そしてドーンと落ち込んだ時は身近な人に口頭で遺言めいたことを語ることによって、この沈んだ気持ちを和らげることができたと言っていました。

~天罰~

私の知っている癌患者の方々から多く耳にしたのが、「私、何か悪いことしたのですか？」というセリフでした。
何かの天罰でも当たってこんな嫌な思いをしないといけないという心理状態です。先にも書きましたが、「いったい私が何の悪いことをしたとでもいうのか。私はちゃんと真面目に生きてきたつもりだ。神様は本当にいるのか」という天空にいる神仏への不満が爆発した瞬間です。

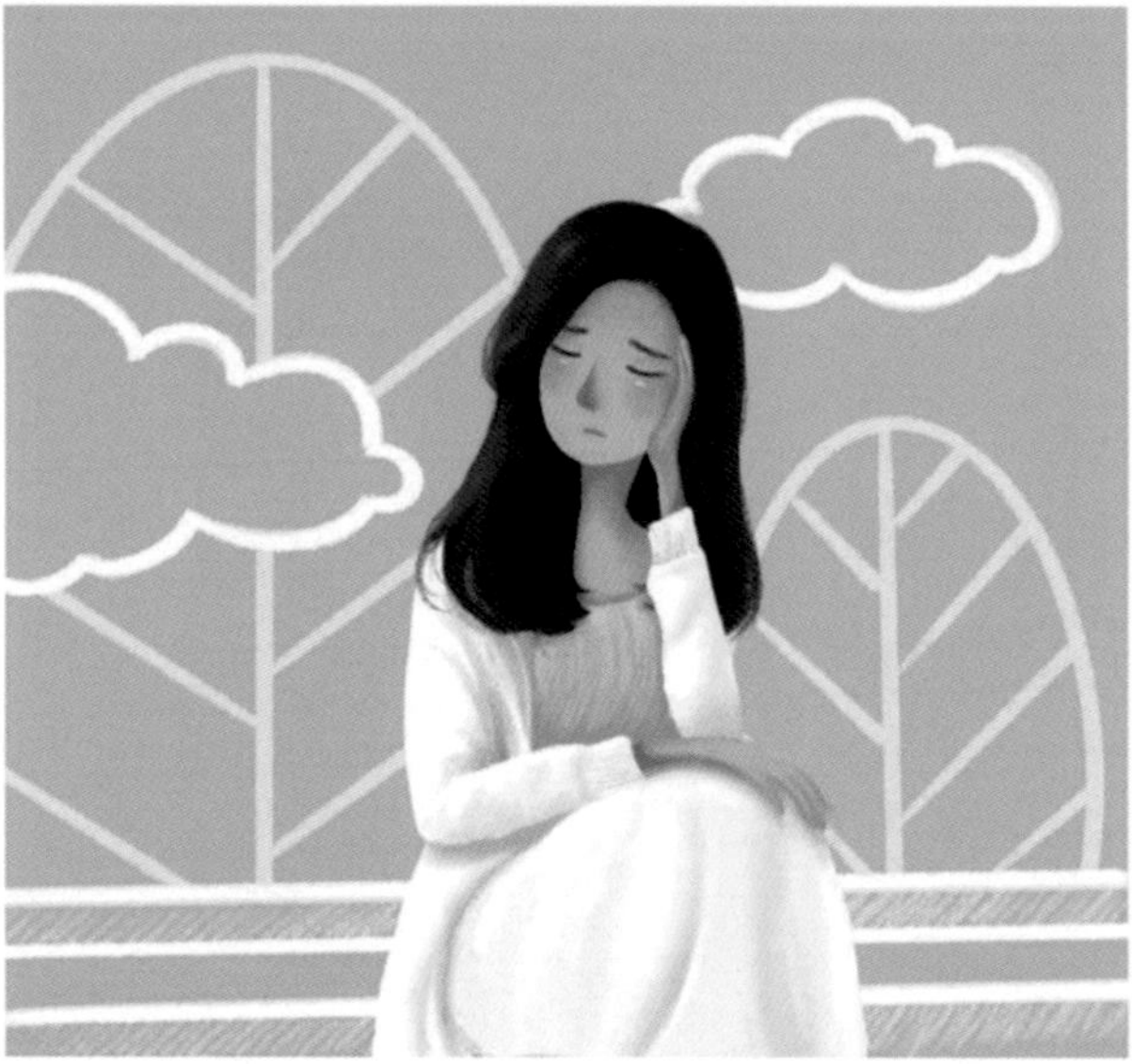

Bさんも同じようなことをおっしゃっていました。せっかく現実を受け入れることができたというのに、またしても追い打ちをかけるようにBさんを悩ますこととは何なのでしょうか。

〜病の原因〜

私なりに分析し解釈したのですが、やはりこの病になった原因を知りたいということではないでしょうか。癌の原因が、ストレスによって正常細胞が癌細胞に変化するというレベルの原因ではなく、何故、私だけストレスが癌細胞を生んだのか、私より多くストレスを抱えて苦しんでいる人達もいるのに、何故その人達は癌にならないのかというレベルの原因を知りたい。

けれども、この欲求を満たしてくれる回答者が周囲におらず、書物に頼っても完全に心を満足させてくれることはなかったのだと推察しました。

〜心の葛藤〜

ある日の事でした。電化製品が故障したという方（Cさん）がいらっしゃいました。私が「〇〇（メーカー名）の製品がいいですよ」と軽い口調で言うと、「買わないでおこうと思っています。買っても損するだけですから。いつまでもつかもわかりませんので」という返事が返ってきました。主語や目的語を使わずともおおよその事は理解できました。

そう、Cさんも大腸癌を患い、転移の可能性は否定できないと言

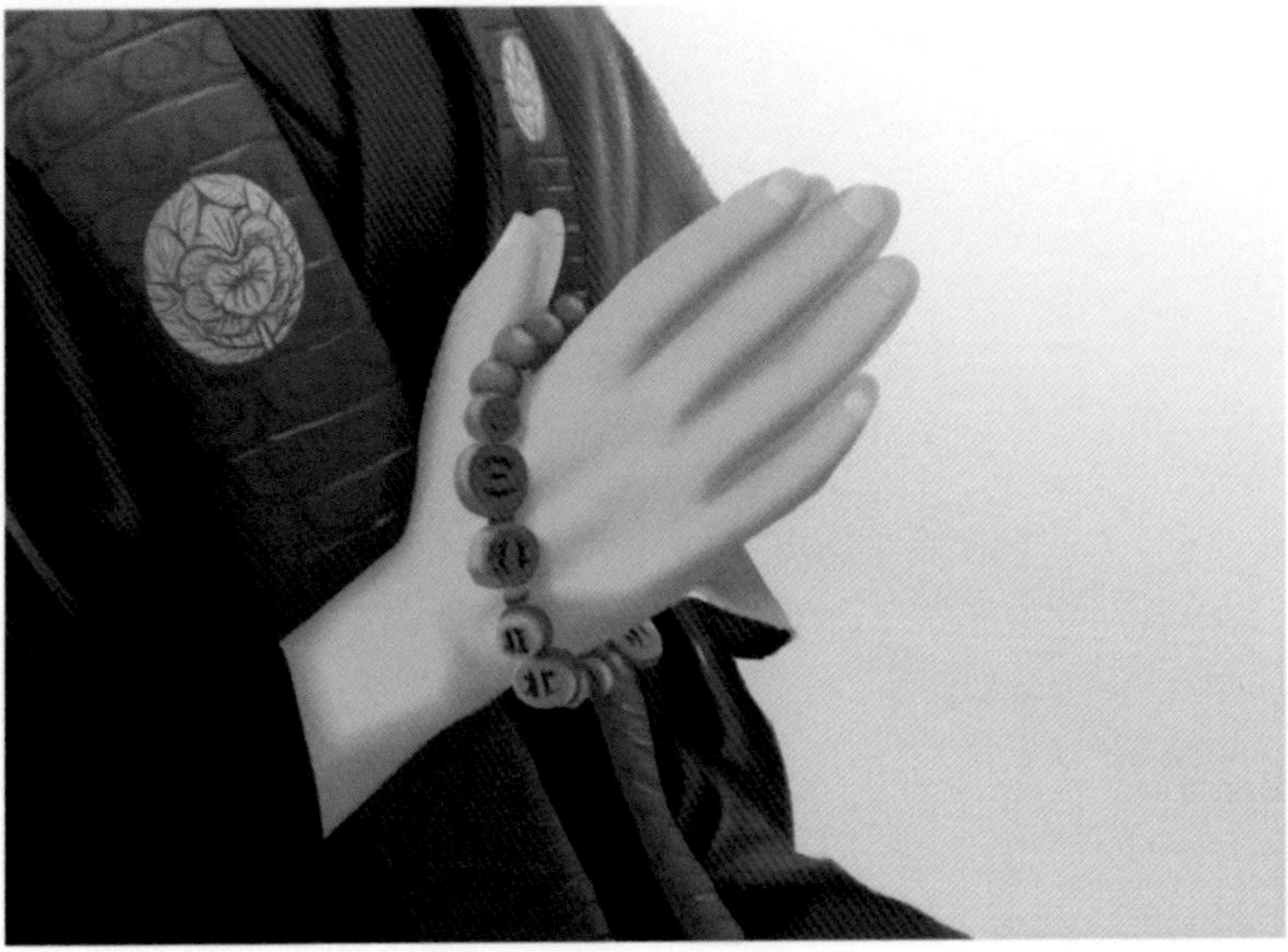

われた方なのです。もちろん手術を受け、抗癌剤もしてきましたが、最後の最後まで残る転移の恐怖に怯える一人なのです。
Cさんはいつも笑顔で私に接してくださっていましたが、やはり心の中では激しい葛藤があったのだと思いました。Cさんは表面的に悩んだ過去を表情に出さないタイプの方だっただけで、内面を想像させていただくとやはり悩み尽くされたのではないでしょうか。

〜稀有な方〜

中にはこのような方（Dさん）もいらっしゃいました。私の治療院にマッサージを受けにこられ、私が体調の様子をうかがうと、悪くはないという返事が返ってきました。DさんはMRI検査で転移の可能性があると診断されていましたが、一向に暗い表情もされず、また談笑する時の話し方も特に無理して作っているとは感じませんでした。

「いつも朗らかで結構ですね！」と私が言うと、「深く考えても仕方がありませんし。成るようにしか成らないですよ！」と元気いっぱいに返事をしてくださいました。別段開き直っている感じもありませんでしたし、すでに悟ったようでもありませんでした。

Dさんのようにどんなことが起こっても、深く悩まない稀有な方ももしかしたらいらっしゃるのかもしれません。

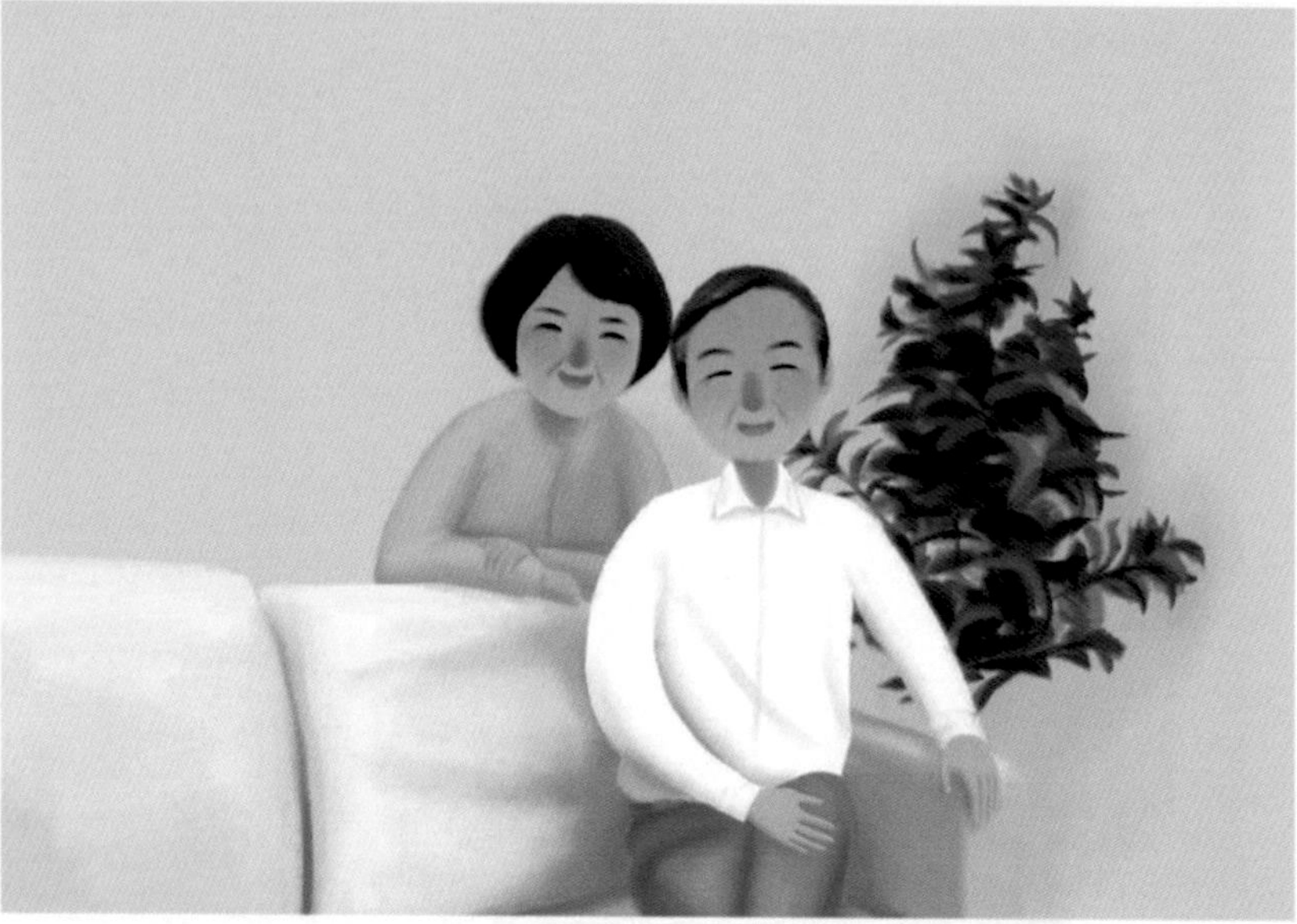

～神棚と仏壇～
癌の疑いありと医師から言われ、大病院で各種検査を受けて癌のステージの段階と十年生存率の度合いを主治医から知らされる診察日前日。神棚には柏手を打ち、仏壇にはひたすら手を合わせて願い事を唱える。顔は真剣そのもの。
普段は「仏ほっとけ、神さんかまうな」式で来られた方もこの時ばかりはそうはいかないようです。私が見てきた方々もきっとそうだったと思います。自宅に神棚や仏壇のない方でもきっと心の中の神棚や仏壇に手を合わされていたことでしょう。人は困った時に頼る相手があります。その究極はやはり神仏だと思います。

～御先祖様～

でも本当に神や仏がいらっしゃるのなら、何故こんなに苦しめるのでしょうか。神仏を御先祖様に置き換えても同様です。何故、御先祖様は可愛くて仕方のない子孫の我々にこんな試練を与えるのでしょうか。守ってくれてもよさそうなのに…。


～祖父母の気持ち～

私は思います。人間は悩んで苦しい時はお墓参りの回数が増え、自宅にある仏壇に手を合わせて願いを唱える回数と時間が増えるのは、きっと御先祖様は我々子孫に近寄ってきて欲しいのではないでしょうか。

つまり御先祖様は我々に会いたがっているのではないでしょう

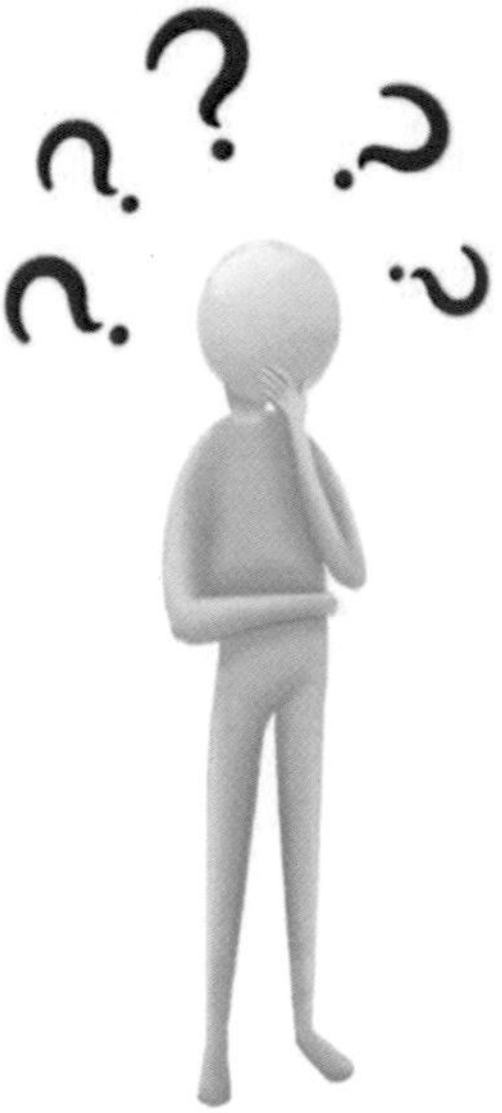

か。だから我々にとどめを刺さない程度の苦難を与えて、会いに来てくれるのを待っているのではないでしょうか。ちょうど祖父母の座っている所に孫がハイハイをして寄って来る時のような感じです。

~会いたい気持ち~

そう考えると苦労している分、我々は御先祖様に愛されているということになります。「会いたいのになかなか来てくれないなぁ。よ~し、少しの苦難を与えてみるか~。そうすればきっと会いに来てくれるだろう。な~にほんの少しの苦難だから会いに来てくれて顔を見ることができれば、その時はちゃんと解決してあげるよ。ごめんね。でもこうでもしなかったらなかなか会いに来てくれないでしょ」

~愛や霊魂~

こういった神仏や御先祖様が絡むことは非科学的なので、全くと言っていいほど正解はなく、また反対に誤解もありません。信じるか信じないかの一点が命綱になります。私は肉体がたとえ去ったとしても、目に見えない何かは去らないと思っていますのでこんな捉え方をしています。

ちなみに、この目に見えない何かというものを表現する日本語は、おそらく無いのではないかと思っています。愛とか霊魂とかの言葉ではややニュアンスが違うような気がしますが、いかがでしょうか。

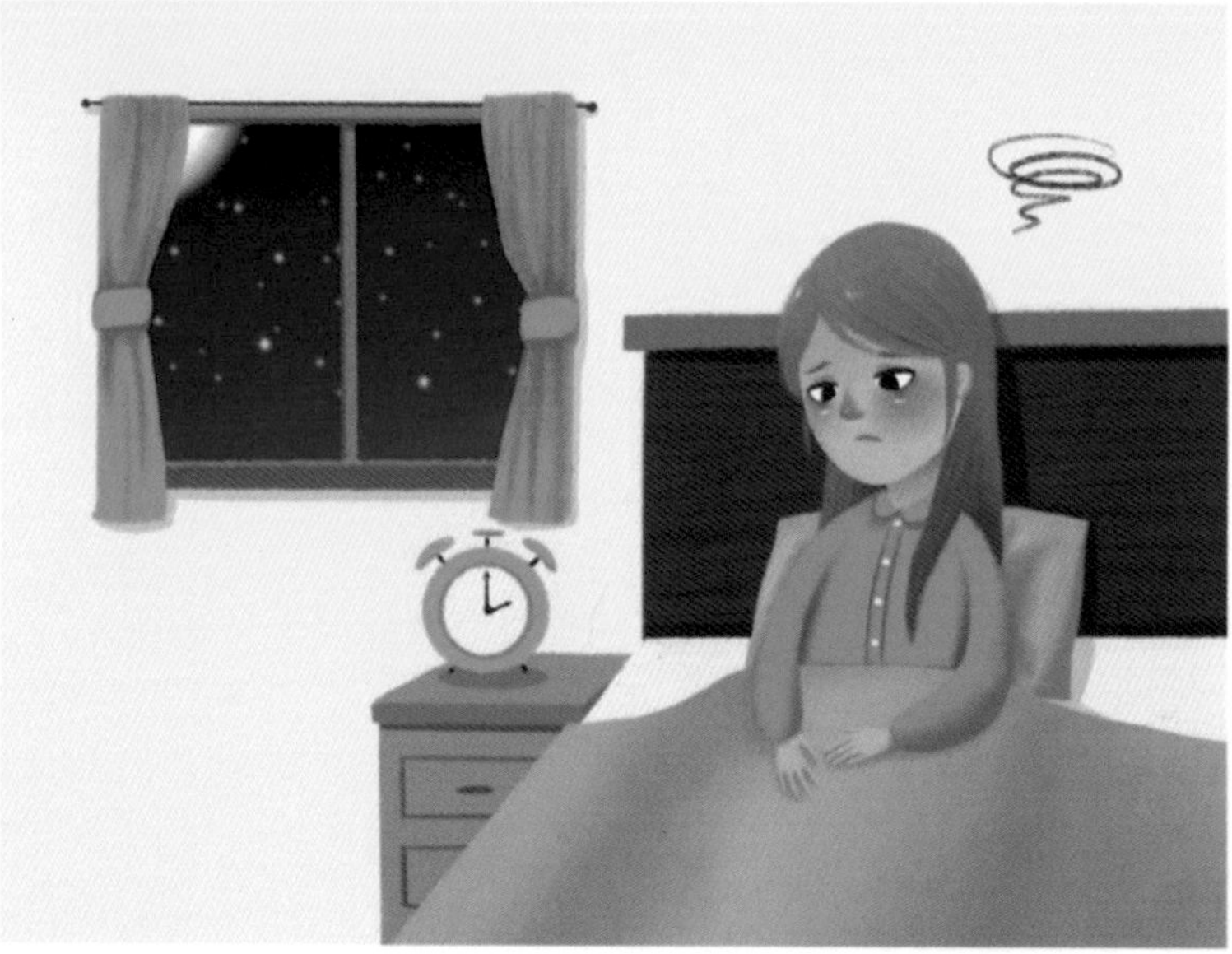

　ここまで、私が接して多くを学ばせていただいた方の心理的傾向を書き記してきました。これらの他にも、もっともっと多くの心理的傾向があると思いますが、大多数の方が「何故」という言葉を多用し、そして大病を患った原因は自分の行いが悪かったからだと自分を責める傾向は非常に共通するように思います。

　しかし敢えて断言します。自分を責める必要はありません。だからと言って他人の責任でもありません。責任が自分でもなければ他人でもない。それなら誰の責任でしょうか？

　我々は日常を生きていて、何か事が起こるととりあえず責任の所在を追求する癖がついています。車が故障した。それは整備不足が原因で、所有者もしくは使用者の責任です。ごはんの食べ過ぎで糖尿病になった。それは飲食不節制もしくは運動不足が原因で、自分自身の責任です。したがって癌になった時もこの論理展開で自分を納得させようとします。

　何が原因で誰の責任なのか？　しかし論理展開ではなかなか納得できる答えを手にいれることは難しいです。つまりこの方程式では癌発症を解くことはできないのです。

　ではどうすれば少しでも納得することができるのでしょうか？

先人達はそのヒントを残してくれています。本書の第五章から第八章までを参考にしていただければ幸いです。ヒントをもとにして皆様が自分流の納得方程式を作り上げていっていただきたいと心より願っています。

第四章　癌にならないために

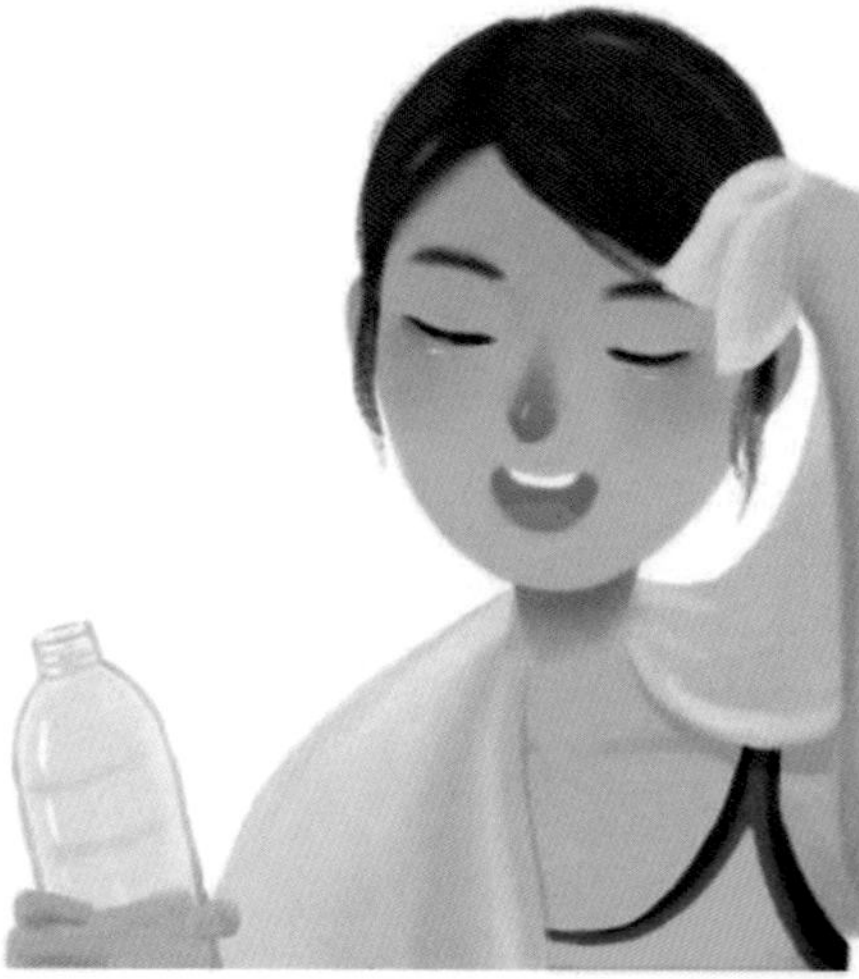

～なる人ならない人～

癌になる人とならない人の違いは何だろう。ストレスのある人がなって、ストレスのない人はならない？　肉食の人がなって、野菜食の人はならない？　毎日ゴロゴロしている人がなって、スポーツをしている人がならない？　色々な見方で語られますが、私は人間が本来持っている治癒力の盛衰だろうと思っています。

～自然治癒力～

人間の持つ自然治癒の力は絶大です。擦り傷ができたとしても血小板が止血して皮膚を修復してくれます。風邪をひいたとしても体温を上げてウィルスを死滅させてしまいます。傷んだ食物を食べたとしても下痢または嘔吐によって体外に排出してくれます。人体を侵害する刺激が加わると痛みとして我々に教えてくれます。自然治癒力はまさに非の打ちどころのない万能な力なのです。

ただし誤解のないように申し上げておきますと、この自然治癒力の持つエネルギーは我々が期待する以上のものではありますが、顕在化するその速度は我々が期待する以下のものかもしれません。

「ターミネータ2」でロバート・パトリックが演じたT-1000のように、鉄パイプで殴られようが銃で撃たれようが数秒で修復するあのような体ではないのです。我々が自然治癒力を活かすためには睡眠と食事を含む長い時間の経過が必要なのです。この時間の経過に耐えられない場合は西洋医学による化学療法もしくは手術に頼るしかありません。

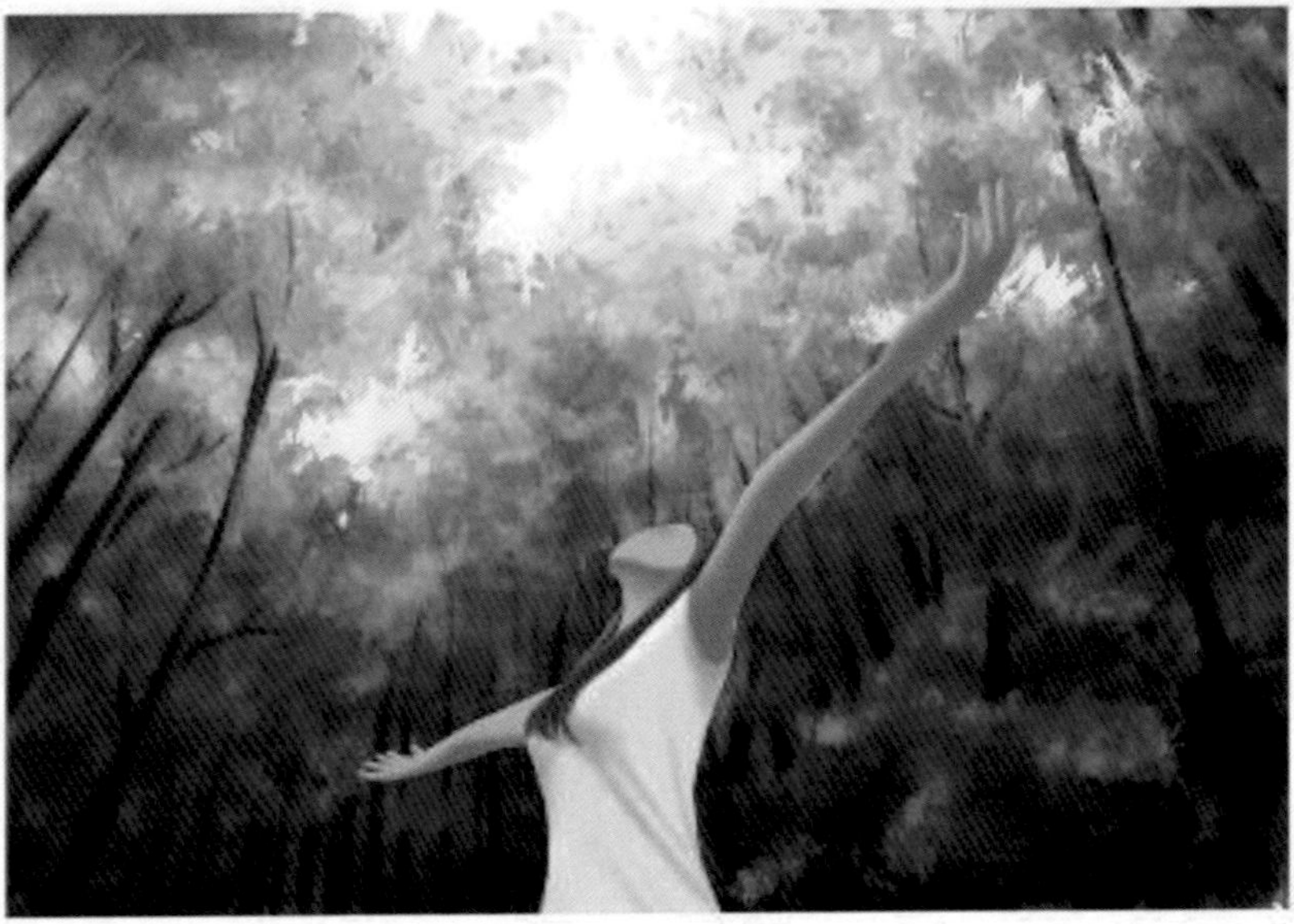

〜潜伏期間〜

ここで聞いていただきたいことがあります。それは癌というものはいきなり発症するものではないということです。癌は発症するまでの期間、宿主である我々の人体で仲間を集め、じっと自分達の出番が来るのを待っているのです。そして我々がなんらかの原因で自然治癒力が低下した時に一気に活躍し始めるのです。

つまり、我々の体内には最初の一粒の癌細胞がいつでも存在していると認識しておいた方が良いのです。そして、まだ一粒単位で体内に偏在している時に自然治癒力で死滅させておけば、無駄な闘病生活も大幅に減らすことができて、まさしく元気な人生を謳歌できるのです。

〜伝統医学〜

じゃあその自然治癒力を旺盛にするにはどうしたらよいのでしょうか。このテーマこそ本章の核心になります。

自然治癒力を旺盛にするためには、おいしいものを食べてぐっすり寝ていっぱい運動すること！　と言われていますが…。ちょっと待って下さい。

本当にこの三拍子を現実のものにできますか？　限られた生活費の中でやりくりしなくてはいけません。最近寝つきが悪くて夜中に二回はトイレに行きます。運動をしたくても仕事が忙しくて余暇の時間がとれません。あるいは高齢の方にとっては、いっぱい運動したくても膝が痛くて思うように運動できません。理想と現実の間は

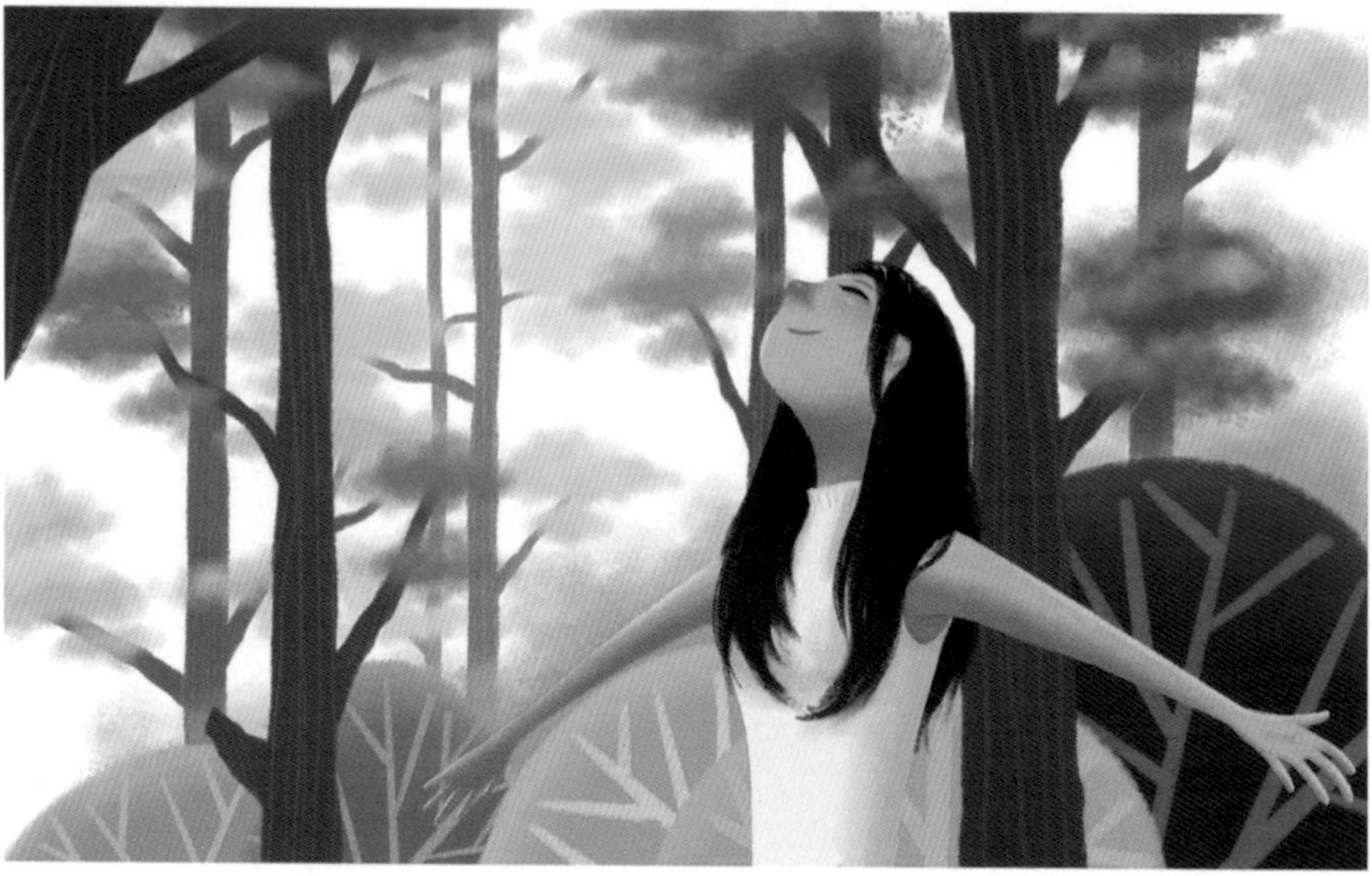

かなり遠いように思います。
では現実的に実行できるものはないのでしょうか。いやありま
す！
それが伝統医学と呼ばれる医学なのです。

〜人類の遺産〜

伝統医学とはまさしくその名のとおり、人類が後世の保健のために繋いできた英知の結晶を医学として確立させたものをいいます。単なるおばあちゃんの知恵袋ではありません。
明確な実績を残し、科学的にもしっかりとした根拠を持つ、人類が今後も残していかなければならない遺産なのです。そしてその代表的存在が「中医学である」と、ここで断言します。

〜世界三大伝統医学〜

伝統医学と呼ばれるものは世界中に存在しています。中国を中心とした中医学の他に有名なものとして、インドを中心としたアーユルヴェーダ、ギリシアを中心としたユナニ医学などがあります。この三つが、いわゆる世界三大伝統医学と呼ばれています。しかし、これらの他にもエジプトを中心としたエジプト医学、チベットを中心としたチベット医学、タイで発展しているタイ医学、インドネシアを中心としたインドネシア医学などを、我々はよく耳にします。
また、欧米人が入植する以前のアメリカ大陸の原住民達（インディアン）が発展させてきた対処法も、我々が知らないだけでもしかし

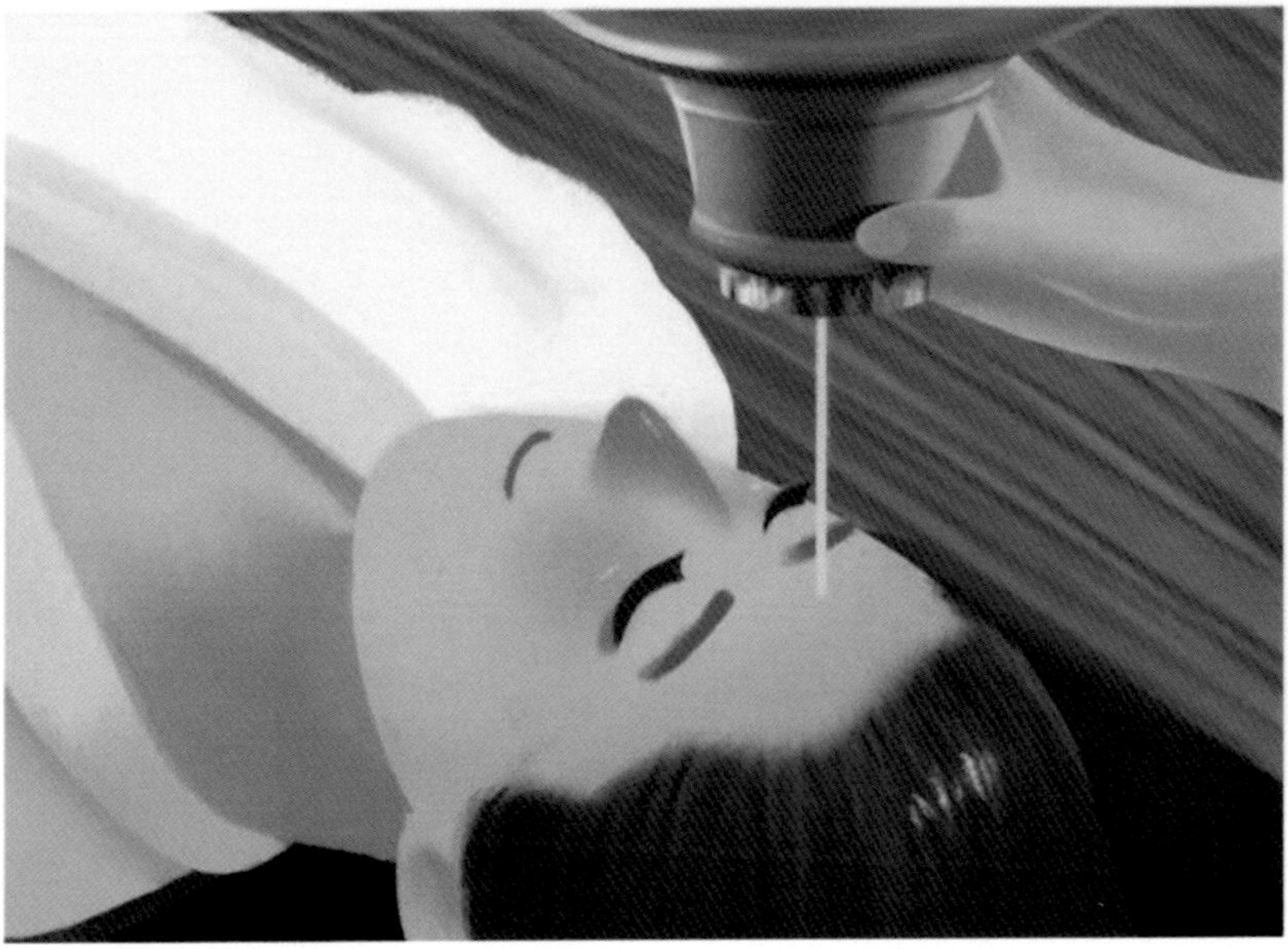

たら素晴らしい医学的知識を有しているかもしれません。

～アーユルヴェーダ～

アーユルヴェーダは日本においても研究されている方がいらっしゃると聞いています。私も少しではありますが書籍で勉強してきました。そもそもアーユルヴェーダとは日本語で「生命の科学」と訳され、その文献は『リグ・ヴェーダー』というバラモン教の経典です。数種類あるヴェーダーと名のつく経典の中で医学に関することが書かれているのがこの『リグ・ヴェーダー』で、起源は約四千年前と推測されています。

～中医学からみた癌の原因～

中医学では癌のことを「癰《よう》」と呼んでいます。癰は外癰と内癰に分類されていて、外癰とは目で見ることのできる場所にできる腫瘍を指し、内癰とは逆に目で見ることのできない場所にできる腫瘍を指します。

西洋医学からみた場合、癌の発生は前述しましたが、ストレスなどの負荷がかかると突然変異によって正常細胞に傷がつくという説、ウィルス説、遺伝説、発癌性物質を含む食品を摂取することによって起こる説などが有力視されていますが、中医学からみた場合は二つの説を挙げることができます。それは寒邪と火化です。

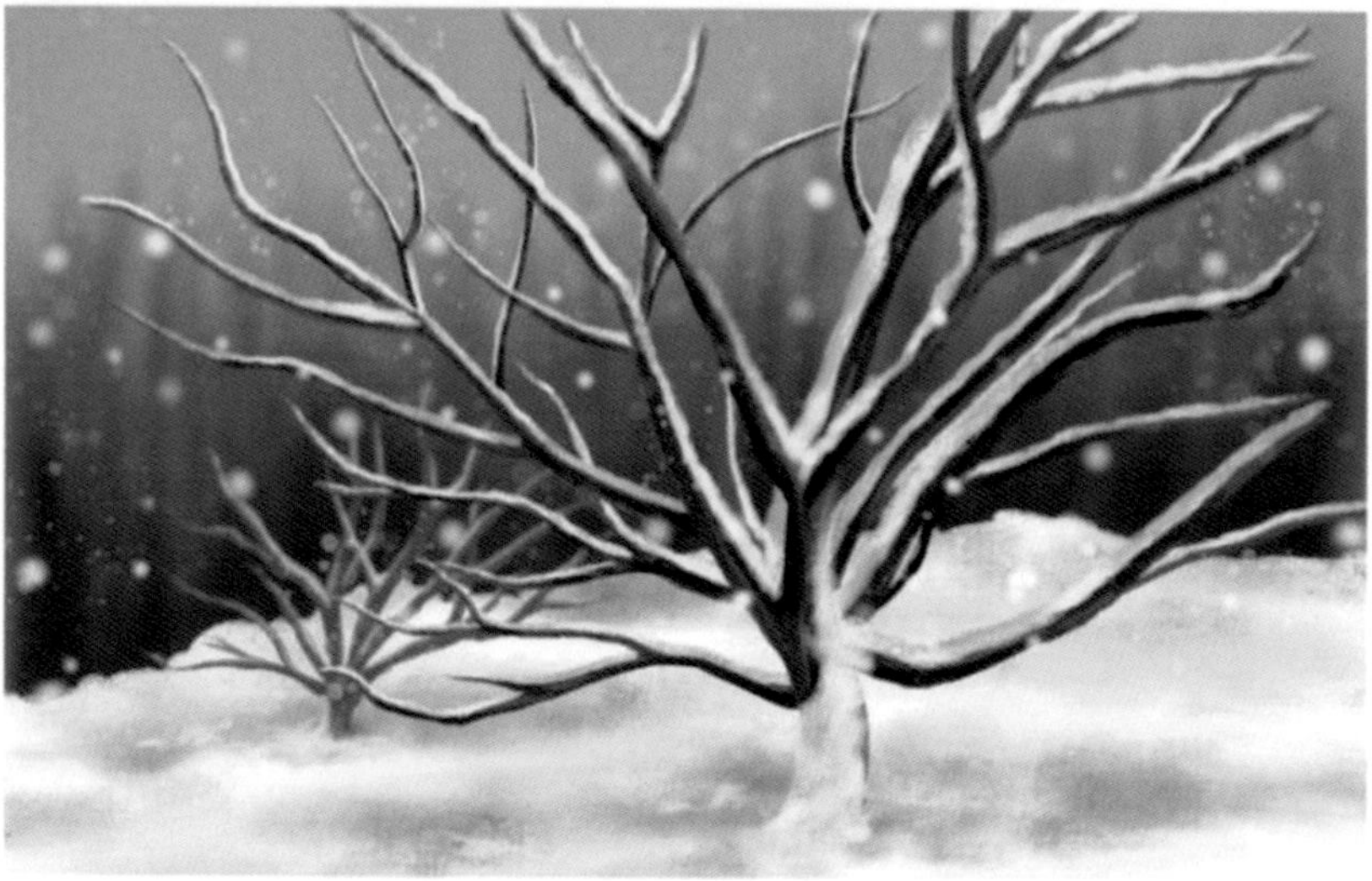

～寒邪《かんじゃ》～

一つ目は寒邪（寒いという気候が人体の防御よりも強く、人体の調子を狂わせた場合に、その寒い気候を寒い邪気、すなわち寒邪と呼んでいます）が侵入してきたことによって起こるというものです。

人体を外敵から守ってくれている衛気（現代でいう免疫という概念に近いものです）が、あらゆる外邪の侵入を妨げているからこそ、私達は日々病気にならずに生活できているわけですが、その衛気を突破して寒邪が人体に侵入すると、孫絡、絡脈、経絡（外邪に対して戦う順番のことで、先鋒、中堅、大将と思っていただけたらわかりやすいかと思います）の順で外邪の前に人体の防御装置が立ちはだかります。

～外癰《がいよう》と内癰《ないよう》～

寒邪には凝滞性の性質がありますので、孫絡や絡脈に寒邪が宿ると、その部位の孫絡や絡脈の流れが滞ってしまいます。ここで一旦、寒邪に突破されたものの、再び巻き返しを狙う衛気が集まってきて、この寒邪を制圧してしまうことができれば、傷ついた孫絡や絡脈は元に戻ることができます。

しかし、孫絡や絡脈に停滞する期間が長く、巻き返しを狙う衛気の力が及ばなければ、停滞していた孫絡及び絡脈の流れが停止してしまい腫瘍が形成されます。これが外癰なのです。

もし寒邪の勢いが強く、孫絡及び絡脈を突破して経絡まで到達し、経絡において巻き返しを狙う衛気の力さえも排除したとすれば、寒

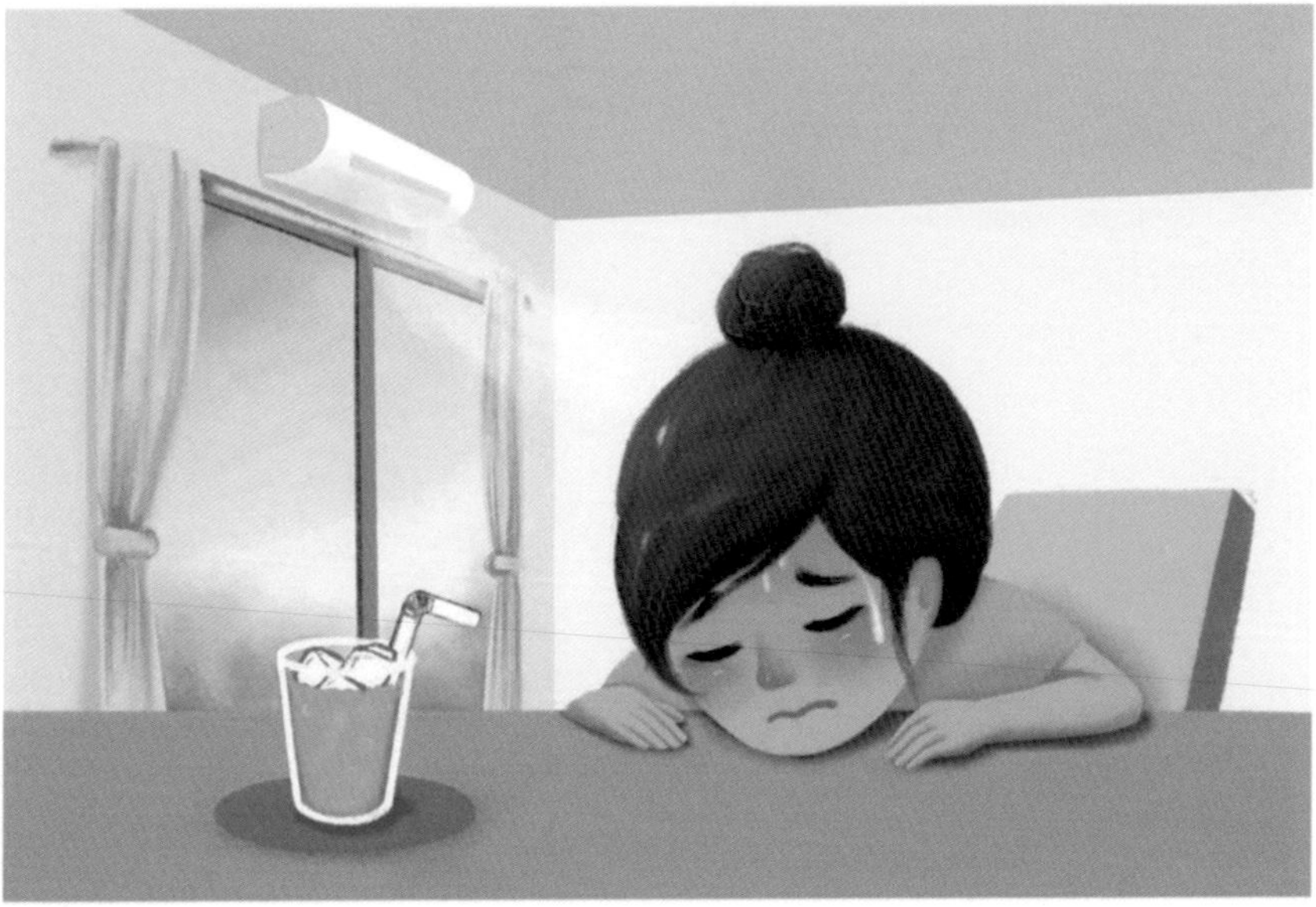

邪は経絡を占領し内臓まで到達することとなります。そしてついにはその経絡が通る内臓に腫瘍を形成してしまいます。これが内癰なのです。また内癰は生冷食の過食によって起こります。邪気は外からばかりではないということなのです。

～火化～

二つ目は化火によって起こるというものです。化火とは様々な原因によって体内外で熱証を生じ、その熱がさらに熱を帯びた火に変化することです。主に体内で発生することが多いと思われます。例えばストレス（中医学ではこれを肝気鬱結と呼んでいます）が長期間続いてしまったことにより、鬱結した熱が火に化してしまう場合を中医学では肝火上炎と呼んでいます。

特にあらゆるストレスの中で心神的ストレスという熱が化火してしまう場合を中医学では心火上炎と呼んでいます。熱証の段階ならば、病的に現れると断言できませんが、火証の段階になってしまうと、明らかに病的症状として現れます。

～癌とはならないようにするもの～

癌と言っても、いきなり発病することはありません。昨日まで体の中に癌細胞がいなかったけど、朝起きたらいきなり癌細胞が全身に蔓延していて、末期症状で苦しむなんて人はいません。

癌に犯されていることに気付くことなく今日まで生活してきたと考えるのが妥当ではないでしょうか。いわゆる潜伏期間というもの

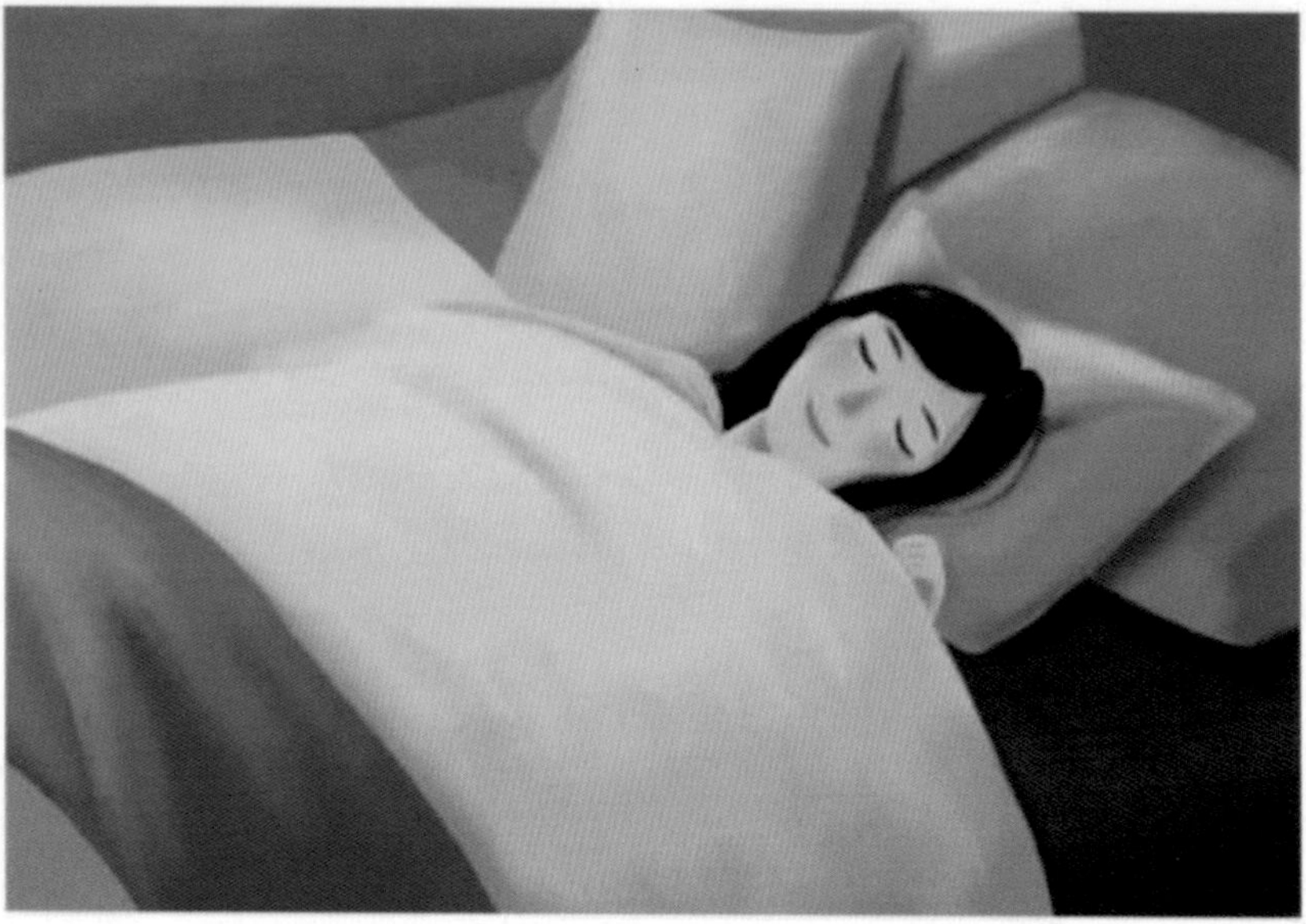

があるのです。
そうであるならば癌が表面化するまでに、つまり予防が可能な期間に予防しておいた方が賢明だと考えるのが普通ではないでしょうか。
私は癌というものは、「治すものではなく、ならないようにするものである」と常々から思っていますので、まずは癌にならないためにはどうのようにすれば良いのかを述べたいと思います。
一般的に言って、癌にならないためには、いわゆる予防法に則って生活を送ることになります。その予防法は世界津々浦々、様々な方法があると思いますが、ここでは理論的に確立されている中医学による予防法を紹介させていただきます。

～季節に適応した予防～

まずは抽象論から述べます。抽象論の最初は季節との関係です。夏は活動的で発汗することが望ましく、逆に冬は睡眠をとり発汗しないことが望ましいのです。なぜなら夏は活動が好まれ、冬は安静が好まれるからです。春と秋はその中間に属し、冬の間発汗せず休息していた体を、夏の活動期にむけて徐々に慣らしていく時期が春で、夏の間発汗して活動的だった体を、冬の休息期にむけて徐々に慣らしていく時期が秋というわけです。
この調整を怠り、春に軽い運動によって発汗する習慣をつけなかったとしたら、夏に発汗しづらい体となり、連日の猛暑によって温められた体の中には熱がこもってしまいます。そしてこもってし

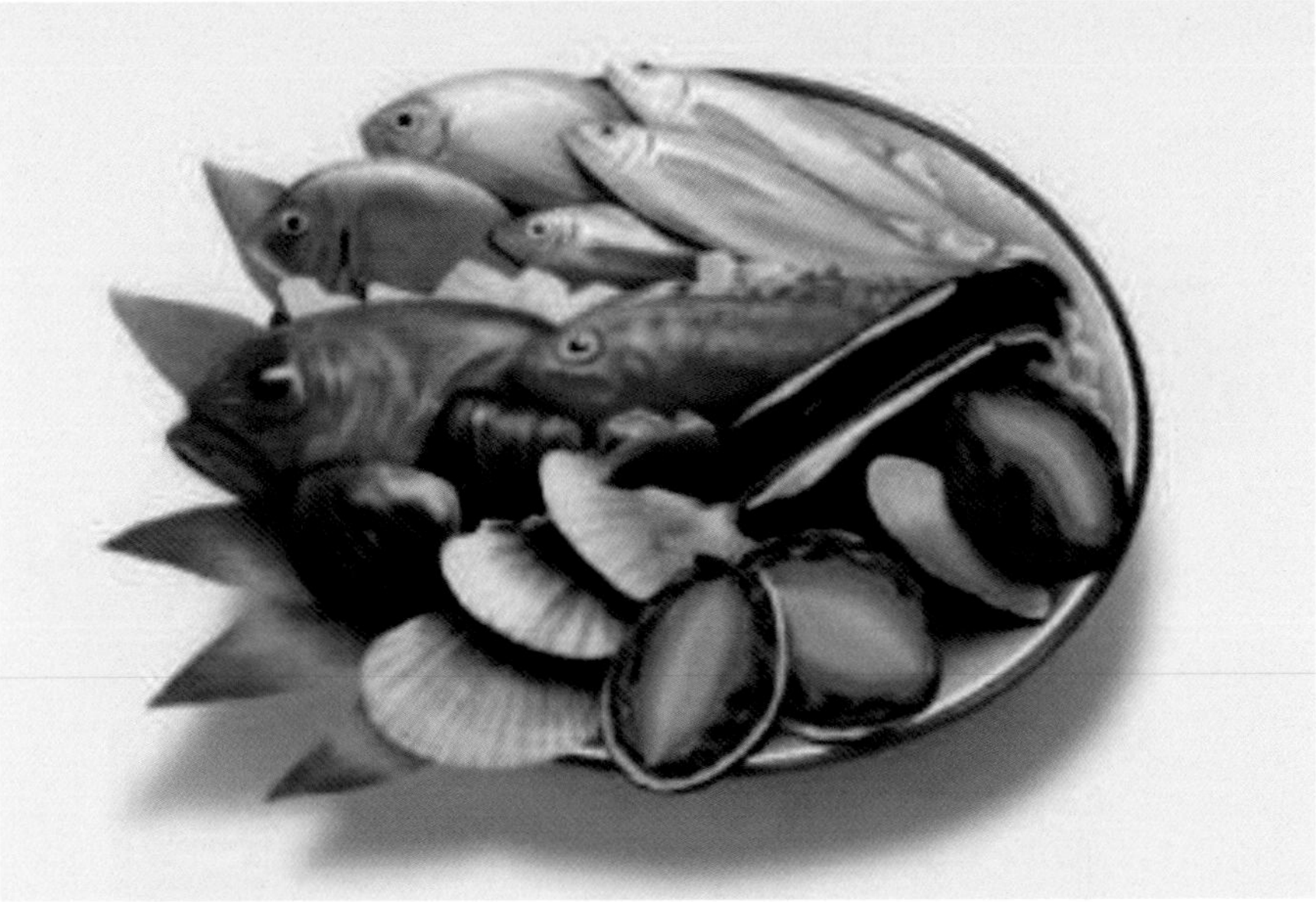

まった熱が化火してしまう可能性が高くなり、夏に発汗もしない生活を送ってしまうと、まともに体内にこもった熱が化火してしまいます。秋に無理して発汗してしまうと、単なる涼風を寒邪として感じてしまい、本格的な冬の寒邪によってこれもやはり侵されてしまいます。冬に発汗してしまうと、当然ながら容易に寒邪に侵されてしまいます。

～居住地に適応した予防～

次に居住地及び食物との関係ですが、北方に住んでいる人達は、南方に住んでいる人達と同じ食生活ではありません。また湿気の多い所に住んでいる人達は、乾燥地帯に住んでいる人達と同じ食生活でもありません。この点を『黄帝内経素問』(異方法宜論篇十二)は中国大陸を例に取り次のように説明しています。

「東に住んでいる者は、海に面しているため、魚介類を常食としていることから、塩分の摂取量が多い傾向にあり、瘀血を引き起こしやすく、腫瘍を生じやすい。この場合は、砭石(切開する道具)が有効である。南に住んでいる者は、陽気が多いため、果物を常食としていることから、痺証(痛みやしびれ)を引き起こしやすい。この場合は、鍼が有効である。西に住んでいる者は、酪農に従事しているため、肉類を常食としていることから、肥満傾向にある。この場合は、気候によって健康を損ねるより、体内の変調から病気になることが多いので、薬草が有効である。北に住んでいる者は、気温が低いため、発酵食品の保存に適しているので、乳製品を常食と

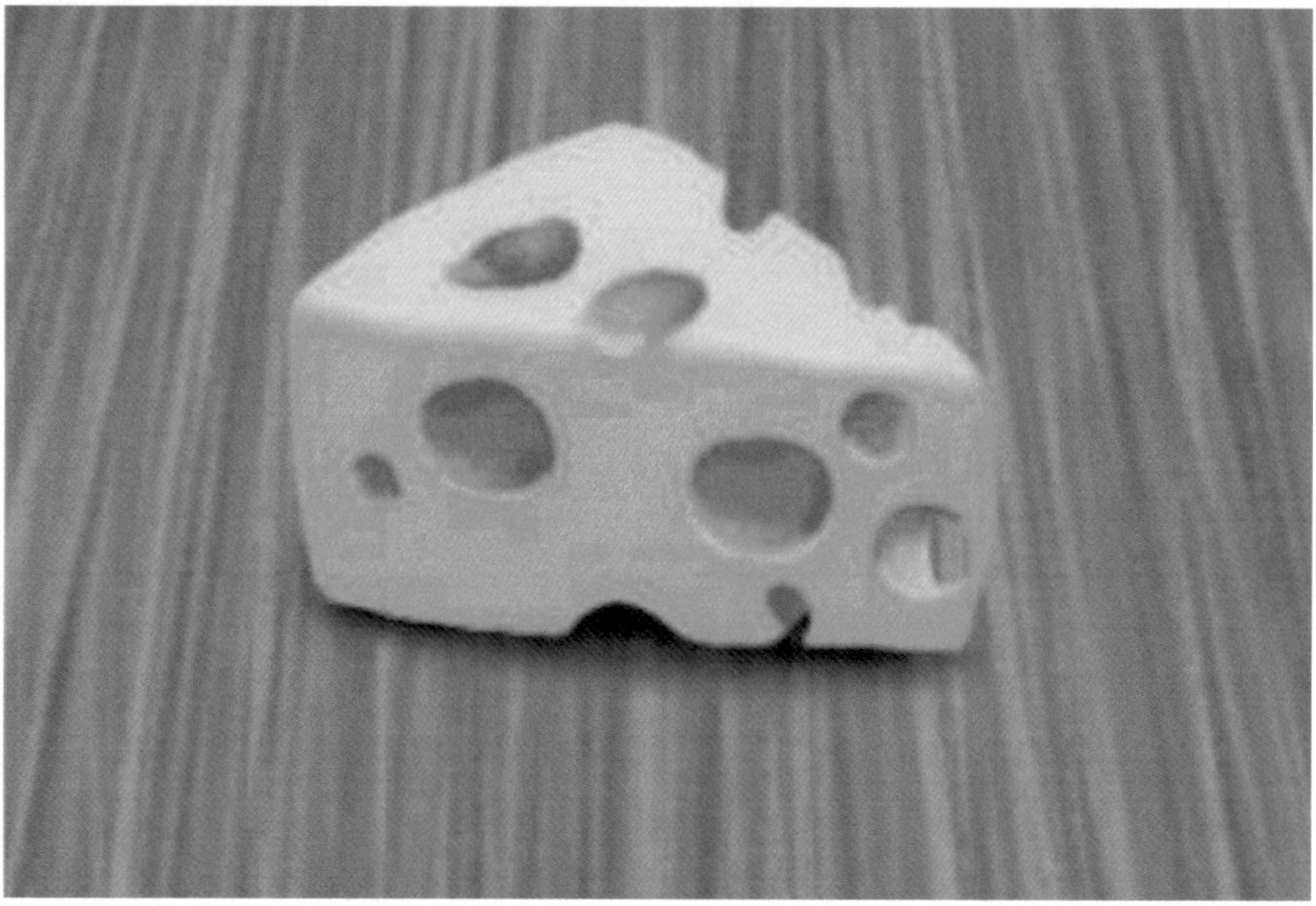

していることから、寒冷の病を引き起こしやすい。この場合は、灸が有効である」

~食物に適した予防~

また中医学では食物を五味（酸苦甘辛鹹）による分類と寒温による分類で説明しています。まずは五味ですが、これも『黄帝内経』を参考にさせていただきました。酸味は肝、苦味は心、甘味は脾、辛味は肺、鹹味は腎と親和性が強いとされています。また筋病に酸味、骨病に苦味、肉病に甘味、気病に辛味、血病に鹹味の多食は避けるべきです（『黄帝内経素問』（宣明五気篇二十三）参照）。

肝病による急症は甘味、心病による緩症は酸味、脾病による湿症は苦味、肺病による逆症は鹹味、腎病による燥症は辛味が良いとされています（『黄帝内経素問』（臓気法時論篇二十二）参照）。

酸味を過食すると肉が萎縮して唇が巻き上がり、苦味を過食すると皮膚がガサガサになって体毛が抜け、甘味を過食すると骨が痛んで髪が抜け、辛味を過食すると筋が引きつって爪が枯れ、鹹味を過食すると脈が渋り光沢を失います（『黄帝内経素問』（五臓生成篇十）参照）。

酸味は収斂作用、苦味は堅固作用、甘味は緩和作用、辛味は発散作用、鹹味は軟化作用があります（『黄帝内経素問』（臓気法時論篇二十二）参照）。

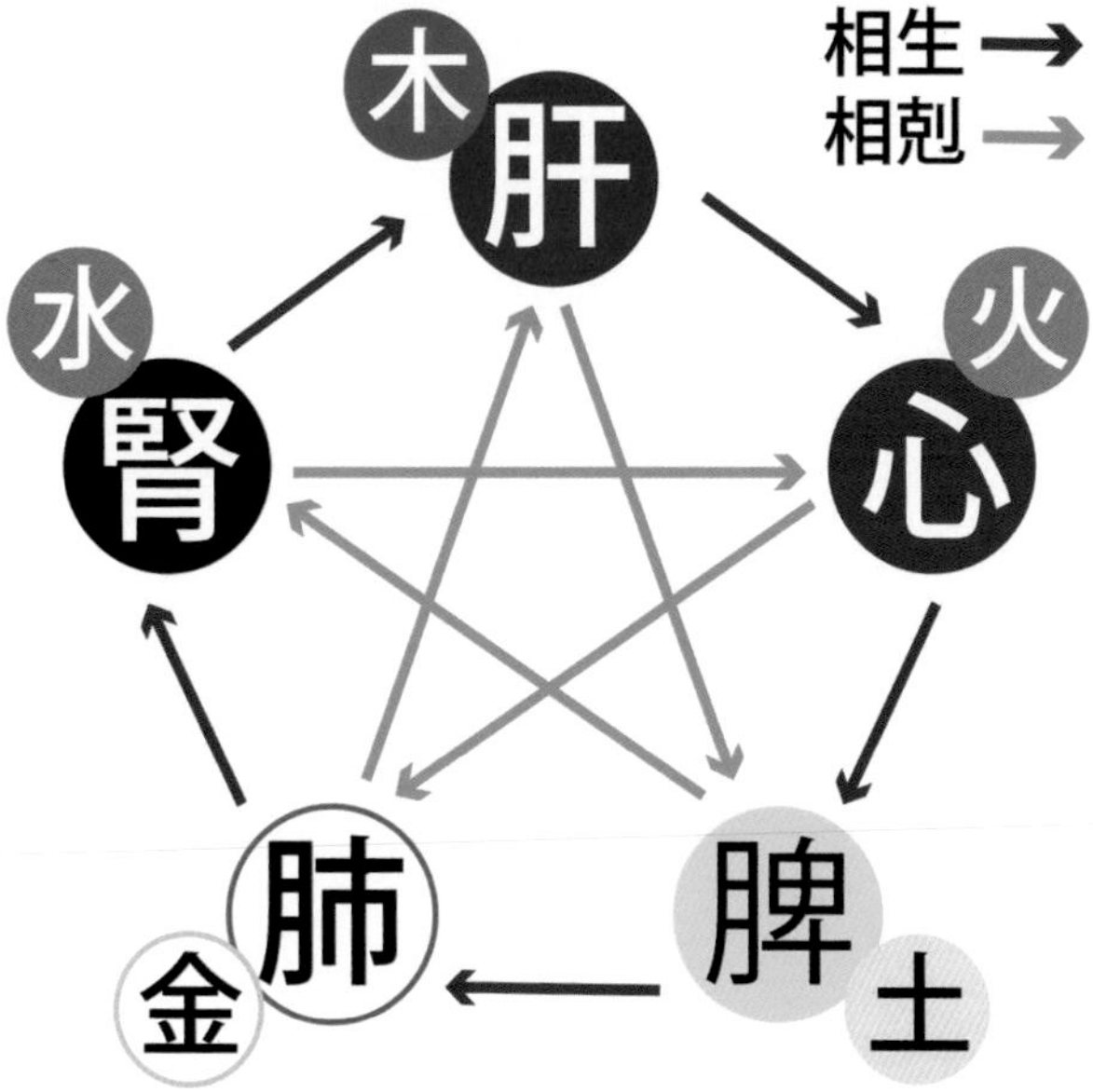

このように常に五行の理論（相生関係あるいは相剋関係）を念頭にいれて活用します。例えば食欲が異常に亢進していれば、脾の大過が考えられます。脾が大過するということは、胃に熱を持つことにつながり、胃熱は癌を助長することも十分考えられます。この場合は「木剋土」の法則によって、酸味食品を摂取して脾の大過を抑えるといった具合で、五行全てにおいてこの発想に当てはめていきます。

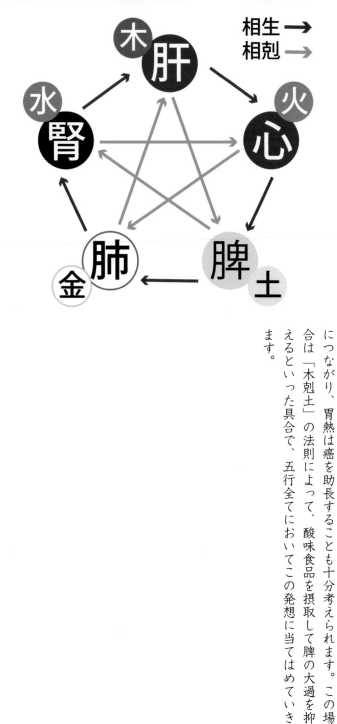

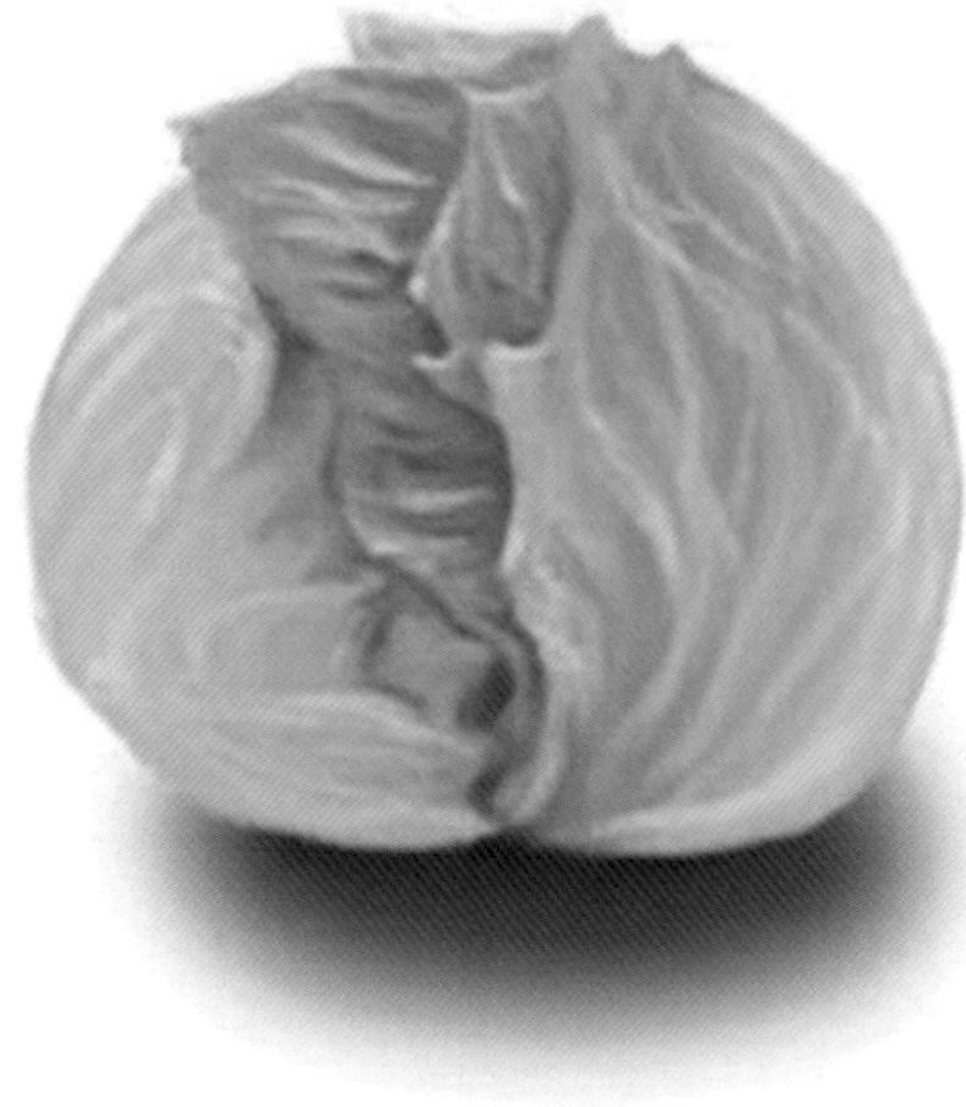

～寒温に適した予防～

次に寒温ですが、食物を寒性と温性に分けます。寒性食品とは、体を冷やす作用がある食品という意味で、胡瓜、レタス、茄子、トマト、西瓜、バナナ、麦、昆布などがその代表と言われています。

一方の温性食品とは、逆に体を温める作用がある食品という意味で、肉類、葱、韮、生姜、大蒜、唐辛子、胡椒などがその代表となっています。一般的に体に熱があれば寒性食品を摂取し、寒があれば温性食品を摂取します。

～人によって変わる予防法～

さて季節（天）と風土（地）によって対策が異なるということを見てきましたが、最後に人によっても変わるということを見ていきたいと思います。

性別面からみると、女性は血虚（血の不足）になりやすく、男性は気虚（元気の不足）になりやすいと言われています。これの対策として考えられるのは、女性は食事に重点を置き、男性は運動に重点を置くことだと思います。

寒熱の面からみると、寒がりの人は温かい食物や油脂食品を摂取し、衣類も厚着をするように心がけます。逆に暑がりの人は冷たい食物を摂取し、衣類も薄着をするように心がけます。

虚実の面からみると、虚証（不足傾向）の人は補うことを心がけ、実証（余剰傾向）の人は消費することを心がけます。

表裏の面からみると、表証（症状が明らかにわかること）を呈し

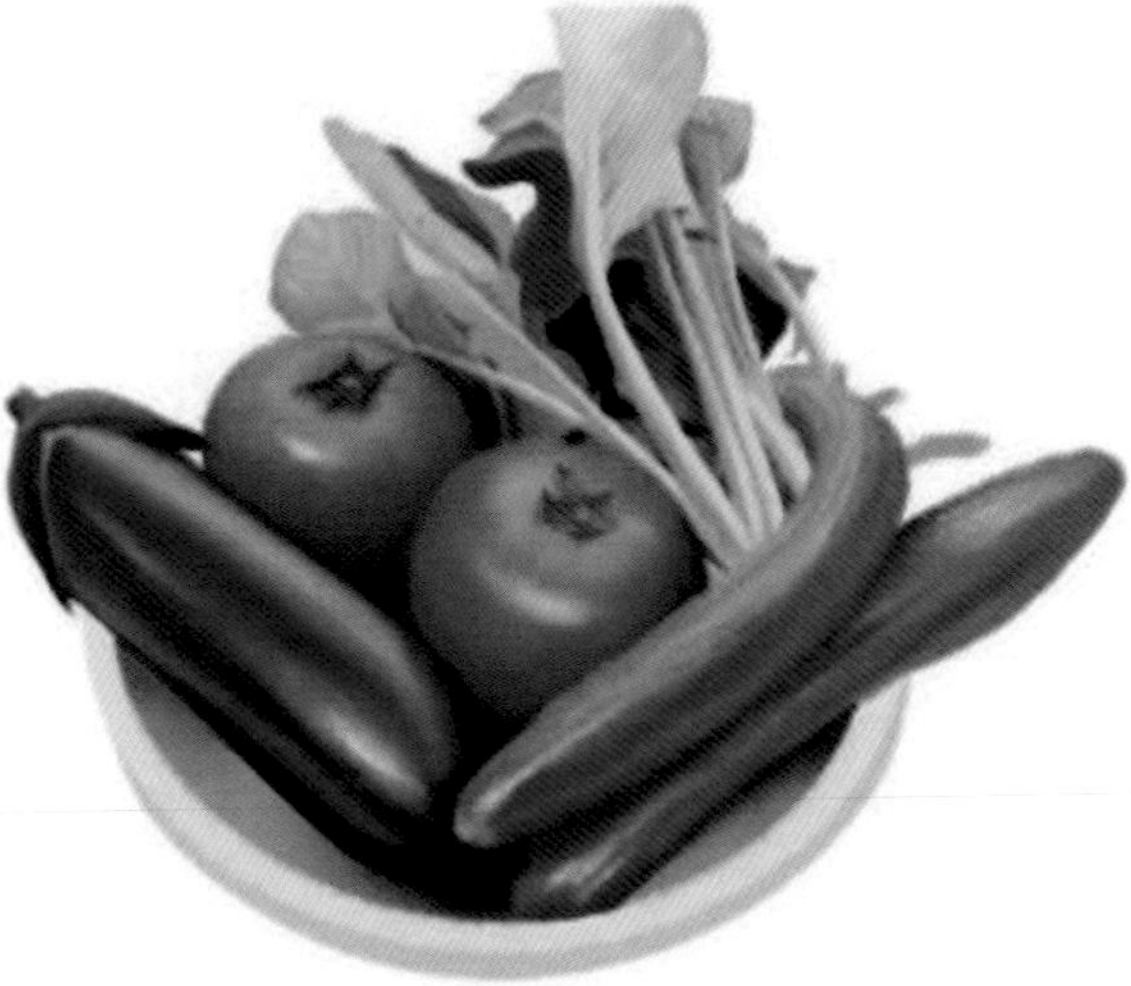

ていれば発汗を促し、裏証（症状がわかりづらいこと）を呈していれば排泄を促します。

〜養生法の選択〜

以上のことから、中医学では天地人の千変万化する状態に合わせて、最適な養生方法を選択すべきであると訴えています。

つまり「この食べ物は健康によい」という一言では語れないということなのです。なぜならその食べ物は、北方の人達にとっては健康によいかもしれないが、南方の人達にとっては、必ずしも健康によいとは言えないからなのです。

例えば、赤道に近いタイ王国の人気メニューであるトムヤムクンという料理があります。暑くて湿気の多い国だからこそ、発汗作用を促す料理が定着したと予想できますが、この料理をロシアに持っていけばどうなるでしょうか。厳寒な土地柄ゆえに発汗してはいけないはずですが、この料理によって発汗してしまう可能性が高くなります。これが果たして正しい健康法と言えるでしょうか…。

〜治未病〜

中医学は発症した病に対して行なう「治療」に重点を置くと同時に、発症する前に行なう「予防」にも高度な理論によって対応しています。この予防対策を特に「治未病」と呼んでいます。この言葉が今回、本書のテーマと見事に合致するので、やや難しい話になりますがお付き合いください。

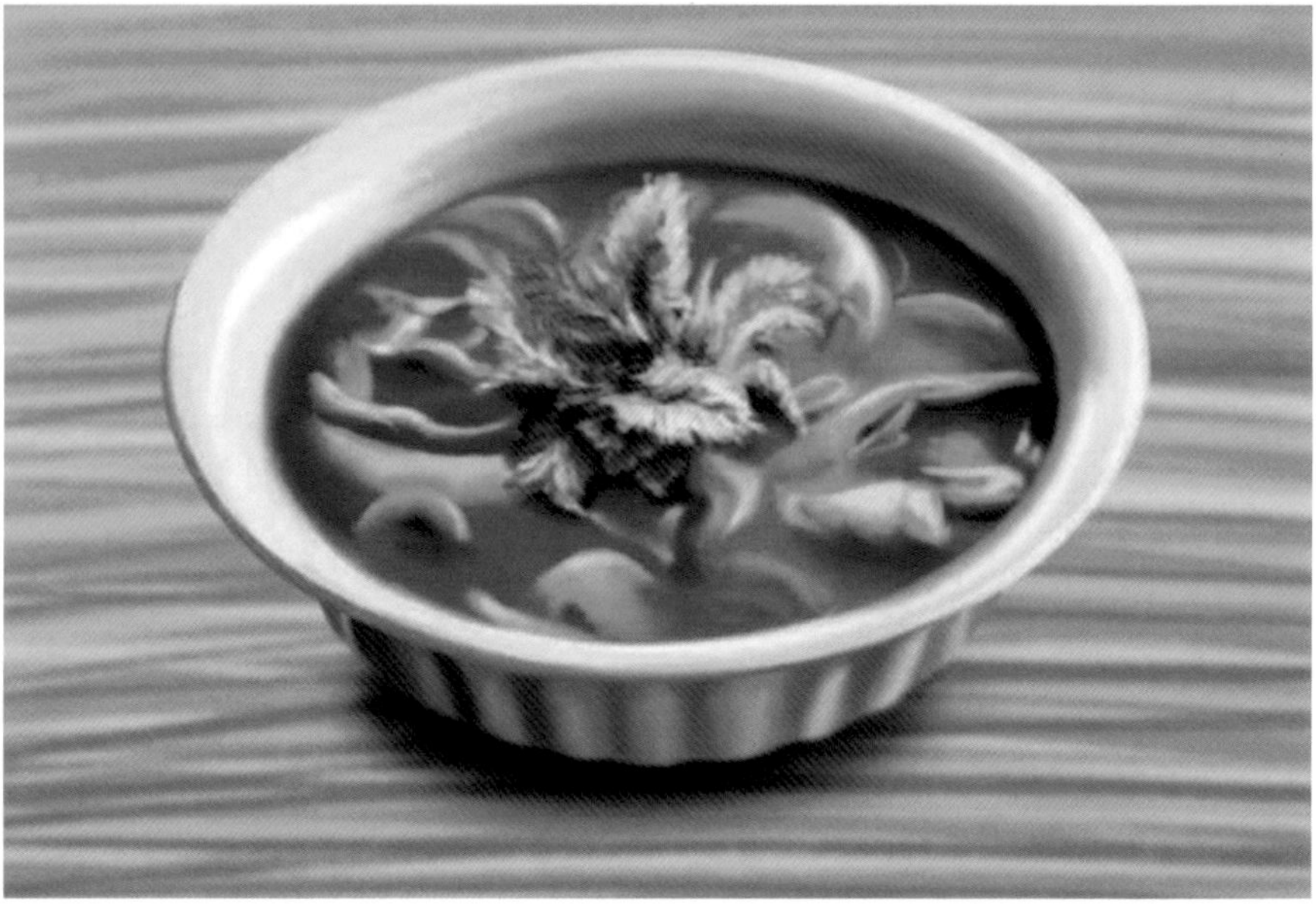

『黄帝内経素問』（四気調神論篇二）には「聖人と呼ばれる人は、発病してしまった病を治すのではなく、発病することを予測して治療するものである」と書かれていますし、『黄帝内経素問』（刺熱篇三十二）には「発熱などの病症が起こっていなくても、顔面に赤い発色が現れたら刺鍼せよ。これを未病を治療するというのである」と書かれています。そして、『黄帝内経素問』（八正神明論篇二十六）には「邪気に当てられた時、その当たり具合が弱いと見定めが難しいものだが、上工（高度な技術や知識を持つ施術者）は微妙な違いを察知して、病の芽を摘み取ってしまうものである」と書かれていて、この治未病と上工の関係性を明確に指摘しています。

つまり、病気になる前には必ず人体から異常な症状が見られるものだということを強調しているのです。それは修練を積んだ者にしか判別できないほど繊細な症状です。これを早期に発見し、適切に対応すれば大病にはつながりにくいと考えます。この高度な医療技術を中医学では治未病と呼んでいるのです。

～静と動の養生～

季節（天）、風土（地）、人（人）のように天地人と分類して癌の予防対策を見てきましたが、中医学はさらに動による養生と静による養生という分類も用意していることも付記しておきたいと思います。前者を唱えたことでよく知られている人物は華佗で、後者を唱えた人物として老子と荘子が有名です。

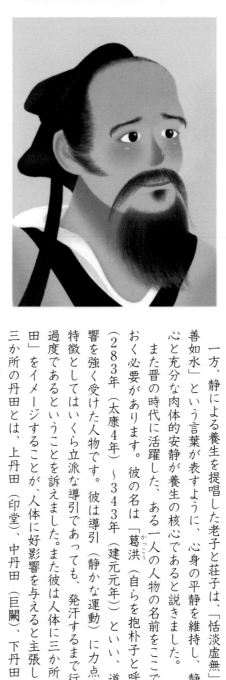

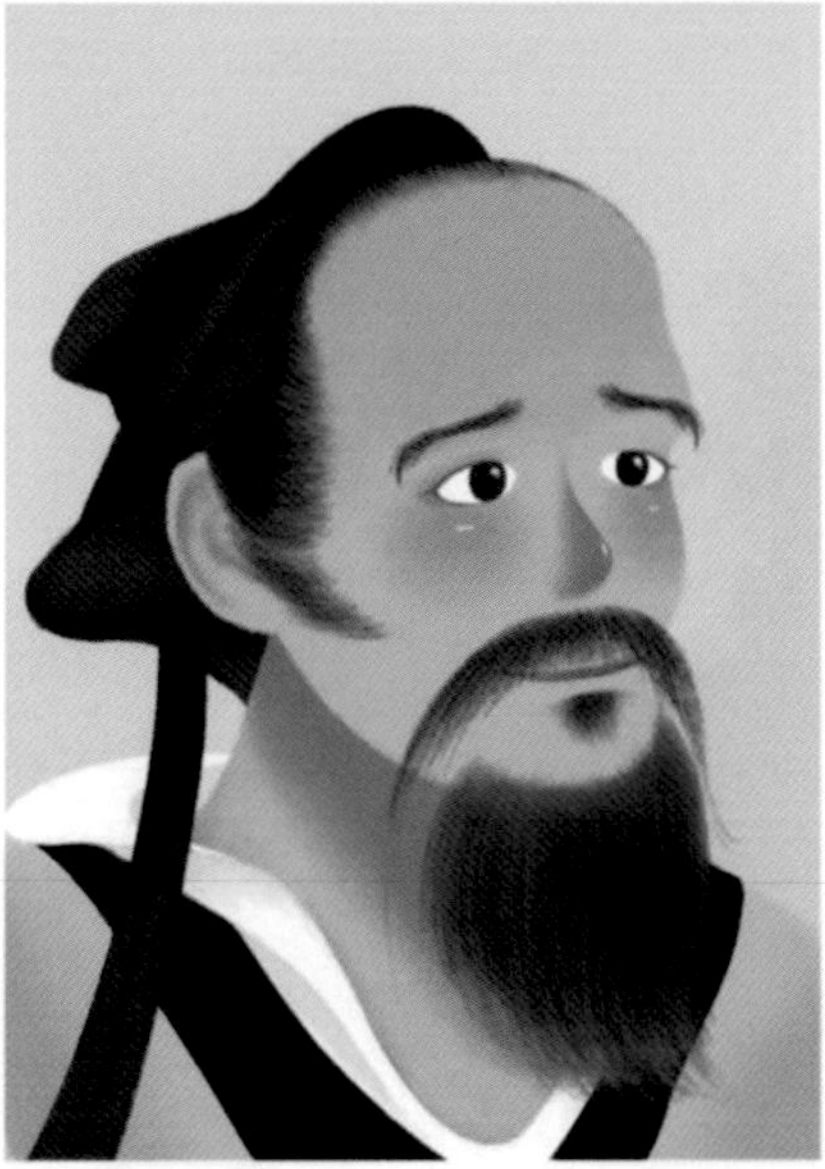

華佗《かだ》（?～建安13年（208年））は動による養生を主張しました。彼は「流水は腐らず、戸枢は蠹（虫が食うこと）せず」という言葉で表現し、人は体を動かすことが大切であると主張しました。そして彼は古代より継承されてきた導引を基礎とする「五禽戯」を創始提唱しました。五禽戯とは虎、鹿、猿、熊、鳥の動きを真似た運動法のことです。

一方、静による養生を提唱した老子と荘子は、「恬淡虚無」や「上善如水」という言葉が表すように、心身の平静を維持し、静かなる心と充分な肉体的安静が養生の核心であると説きました。

また晋の時代に活躍した、ある一人の人物の名前をここで挙げておく必要があります。彼の名は「葛洪《かっこう》（自らを抱朴子と呼んだ）」（283年（太康4年）～343年（建元元年））といい、道教の影響を強く受けた人物です。彼は導引（静かな運動）に力点を置き、特徴としてはいくら立派な導引であっても、発汗するまで行うのは過度であるということを訴えました。また彼は人体に三か所ある「丹田」をイメージすることが、人体に好影響を与えると主張しました。三か所の丹田とは、上丹田（印堂）、中丹田（巨闕）、下丹田（関元）のことです。

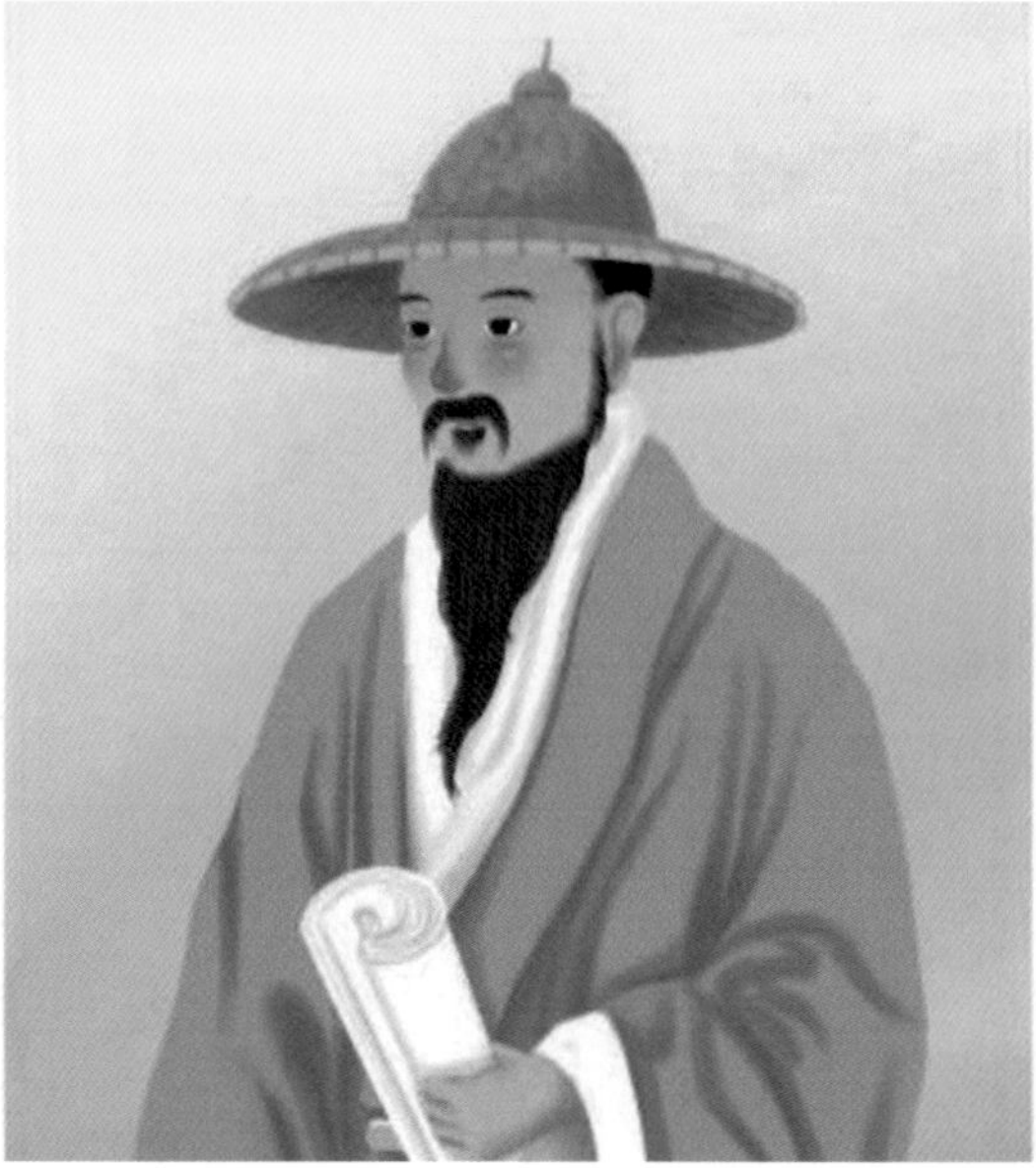

〜養生四大学説〜

元の時代になると、養生法が学説まで昇華し、「四大学説」と呼ばれる四つの学説が誕生しました。

①実熱（体温計で測った時に実際に現れる発熱）が人体の疾病を引き起こす原因であるとする火熱論。

②虚熱（体温計では測れないが熱っぽく感じるもの）が人体の疾病を引き起こす原因であるとする相火論。

③外邪（四季の気候が人体を侵した時にその気候を外邪と呼びます）が人体の疾病を引き起こす原因であるとする攻邪論。

④胃腸の機能低下が人体の疾病を引き起こす原因であるとする脾胃論。

この四つの理論をまとめると、季節に反する生活を送らない、睡眠不足にならない、消化器に負担をかけないなどを連想することができるかと思います。

〜具体的な癌予防法一（運動編）〜

さてここからは、抽象論ではなく具体論について述べていきたいと思います。とはいうものの、具体的な癌対策を全て列記すればキリがないので、ここでは特に重要なものとして、次の三つを挙げさせていただきました。

まず一つ目は運動です。運動と言っても、百メートル走を全力で駆け抜けるような激しい運動を指しているのではありません。ここでいう運動とは、長時間継続して行える軽い運動を指します。そし

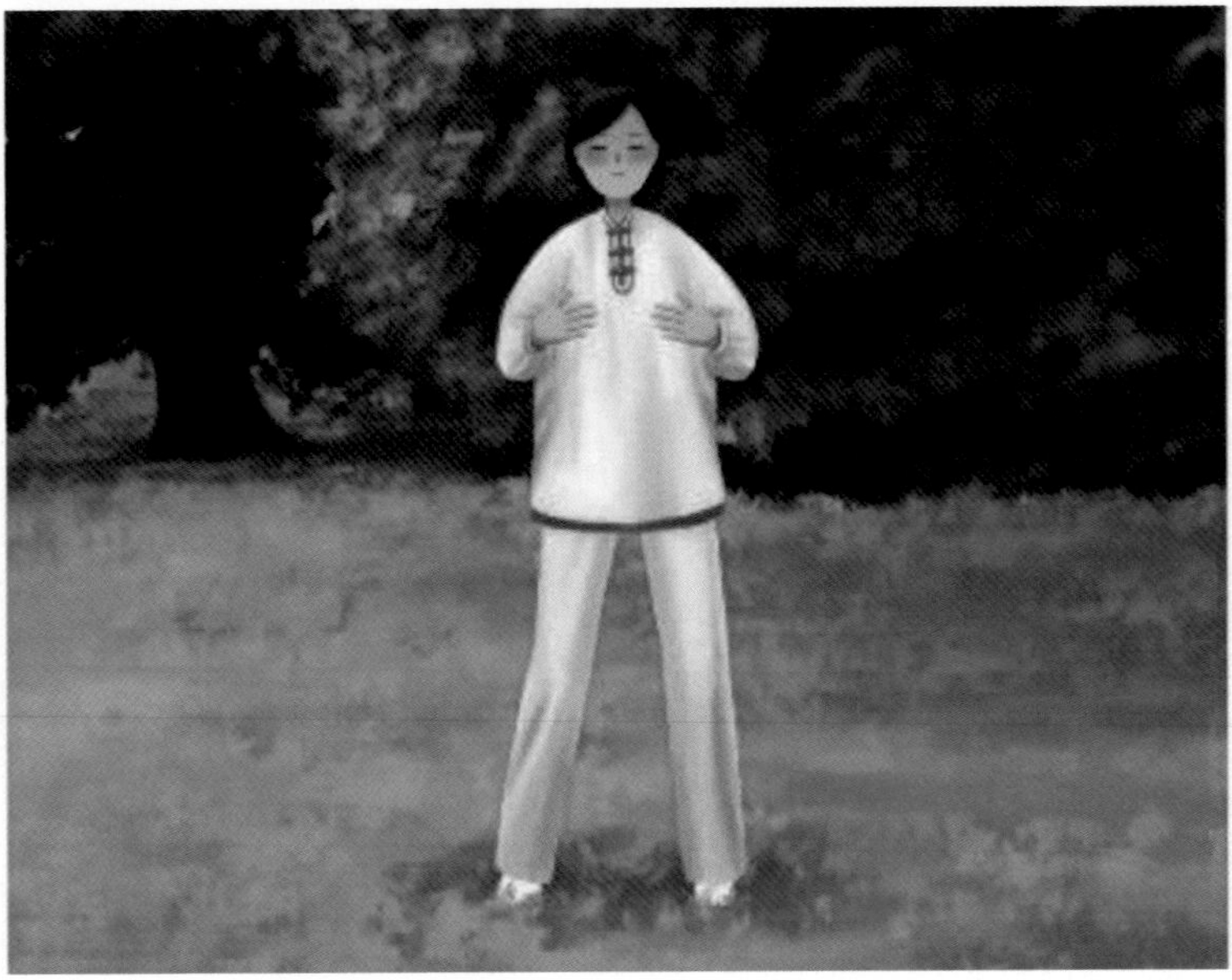

て注意すべき点は、葛洪が主張する発汗しない程度にとどめることと、もう一つは息が切れないことです。汗をかかず、しかも息が切れない程度の運動が最適なのです。

具体的な例を挙げると、ウォーキング、サイクリング、太極拳などが思い浮かびますが、ここで私は立禅《りつぜん》を仲間に加えたいと思います。立禅とは直立した姿勢で行なう気功と思っていただければ理解しやすいかもしれません。

私が実際に中国で中医師から学んだ立禅をここで紹介しましょう。

まず起立（直立不動状態）の姿勢から足を左右に肩幅くらい開きます。やや膝を曲げるイメージを持ち、手は体幹の前で大きな風船を抱いているような感じで円状を作り、そのままの体勢を維持します。そして肩に力が入らないように脱力を心がけます。目は完全に閉じることなく、されど完全に開くことなく、半眼と言っていわゆる「薄目」を開けた状態で行ないます。この立禅、実践されている方も多いと思いますが、長時間行なっていると四肢の筋肉がパンパンに張ってきます。トレーニングジムで行なうウェイトトレーニングのように、見た目を派手に飾る筋肉までは太くなりませんが、明らかに筋トレの要素を有していると思います。

私に指導くださった中医師の先生は、この姿勢を毎日三十分間続けると適度な運動量に匹敵するし、肉体的にもさることながら精神的な鍛錬にもなり、世の中の法則が理解できるようになるとおっしゃいました。是非皆様にお勧めしたい健康法だと思います。

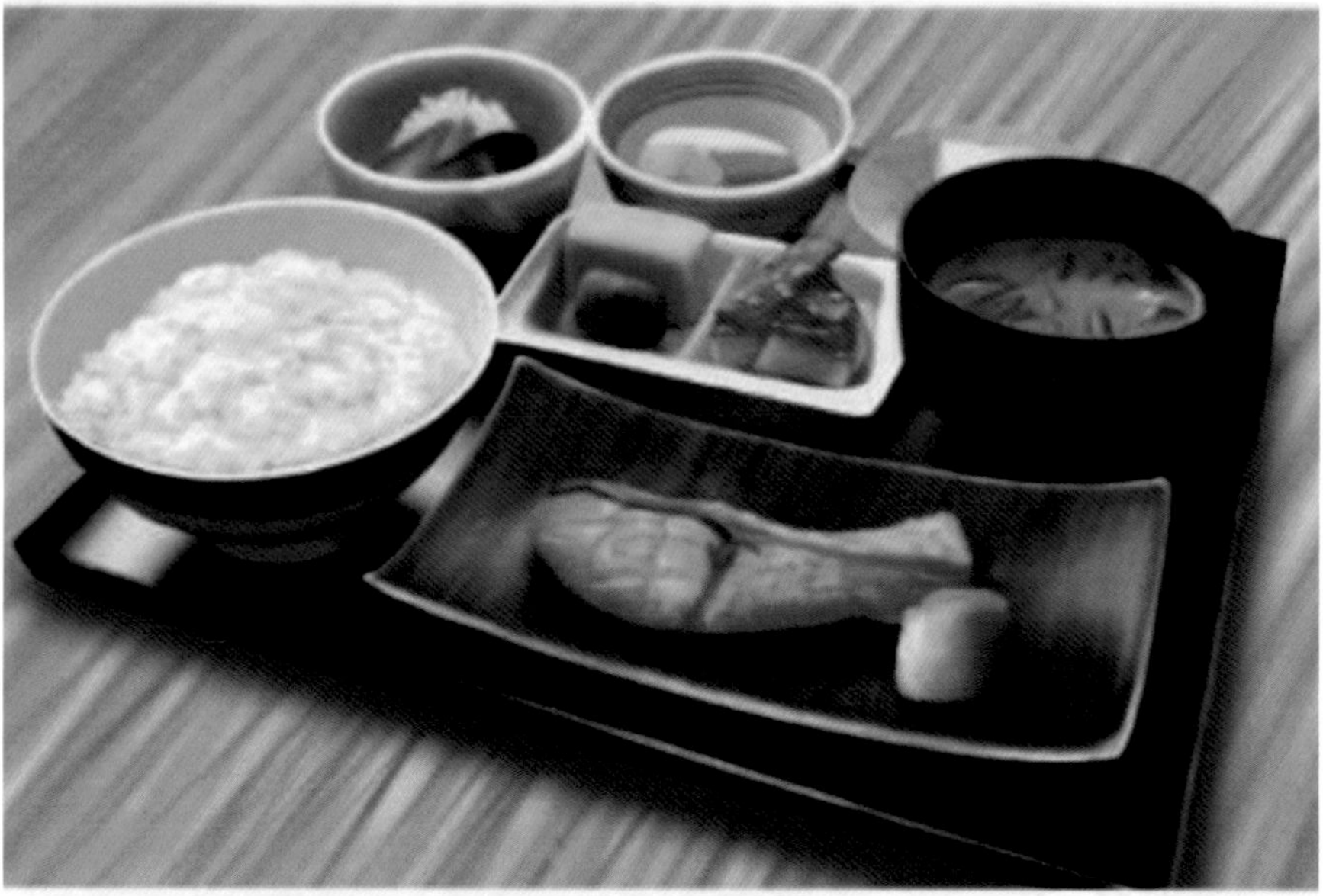

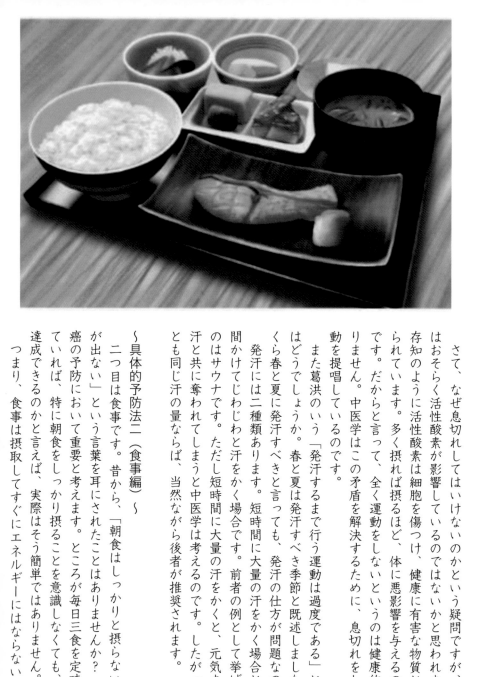

さて、なぜ息切れしてはいけないのかという疑問ですが、これにはおそらく活性酸素が影響しているのではないかと思われます。ご存知のように活性酸素は細胞を傷つけ、健康に有害な物質として知られています。多く摂れば摂るほど、体に悪影響を与えるのは必至です。だからと言って、全く運動をしないというのは健康的ではありません。中医学はこの矛盾を解決するために、息切れをしない運動を提唱しているのです。

また葛洪のいう「発汗するまで行う運動は過度である」という説はどうでしょうか。春と夏は発汗すべき季節と既述しましたが、いくら春と夏に発汗すべきと言っても、発汗の仕方が問題なのです。

発汗には二種類あります。短時間に大量の汗をかく場合と、長時間かけてじわじわと汗をかく場合です。前者の例として挙げられるのはサウナです。ただし短時間に大量の汗をかくと、元気までもが汗と共に奪われてしまうと中医学は考えるのです。したがって両者とも同じ汗の量ならば、当然ながら後者が推奨されます。

〜具体的予防法二（食事編）〜

二つ目は食事です。昔から、「朝食はしっかりと摂らないと元気が出ない」という言葉を耳にされたことはありませんか？　これは癌の予防において重要と考えます。ところが毎日三食を定時に食べていれば、特に朝食をしっかり摂ることを意識しなくても、目的は達成できるのかと言えば、実際はそう簡単ではありません。

つまり、食事は摂取してすぐにエネルギーにはならないのです。

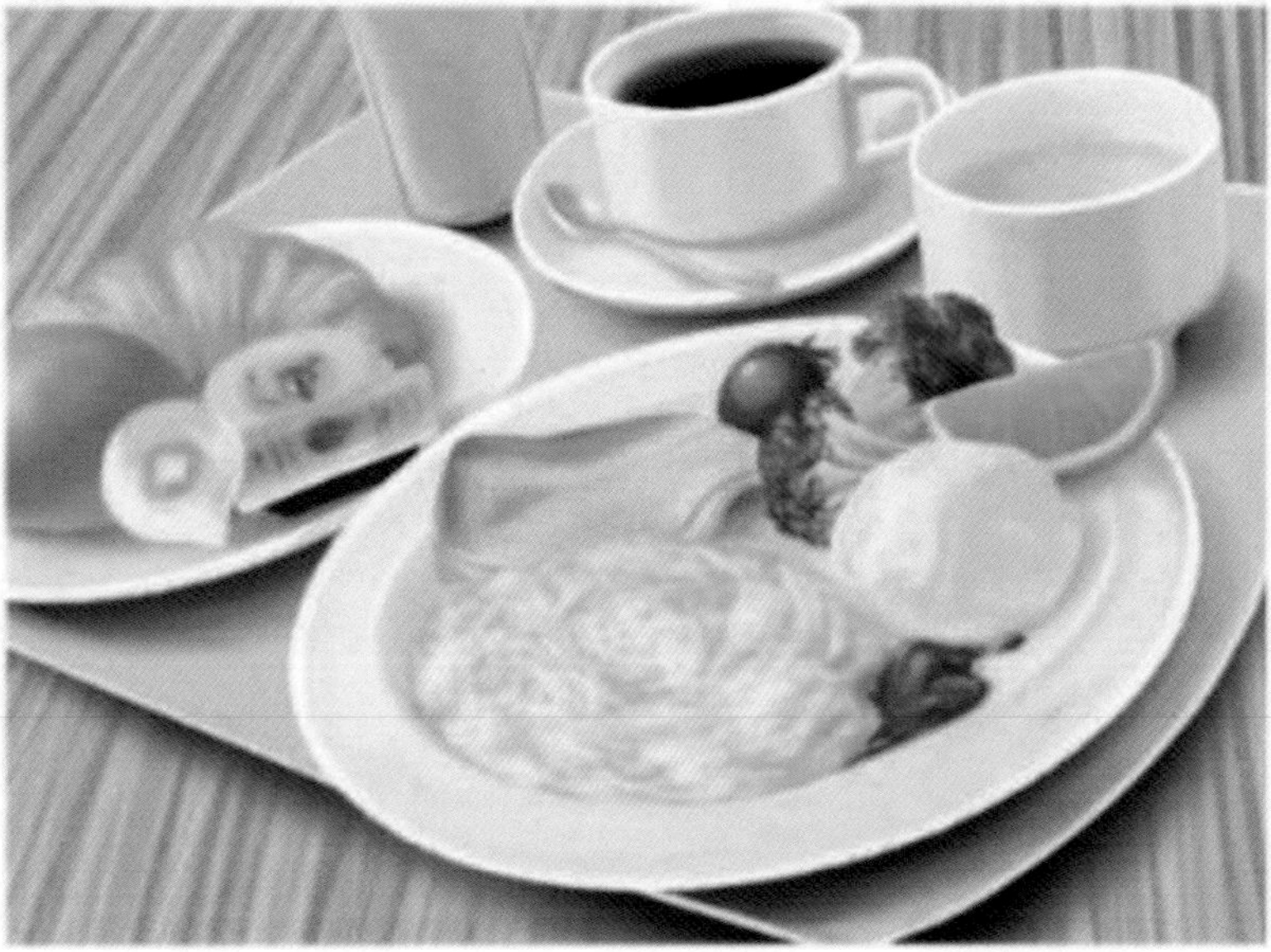

一日のうちで最も活動的なお昼の時間帯に必要なエネルギーを使いたいのであれば、お昼の時間帯よりも前に摂取しておく必要があります。これが朝食というわけなのです。

中医学では一日の時間帯を十二に分けて、二時間おきにその時間の特徴を表す名前が付けられています。零時は夜半、二時は鶏鳴、四時は平旦、六時は日出、八時は食時、十時は隅中、十二時は日中、十四時は日昳《にってつ》、十六時は晡時《ほじ》、十八時は日入、二十時は黄昏、二十二時は人定です。これに従うと、朝の八時は食時と呼ばれています。朝食の重要性を後押しするものとして十分説得力があると思いますが、いかがでしょうか。

そして何を食べるのかも重要になってきます。現代の栄養学では炭水化物、蛋白質、脂質、ビタミン、ミネラルという分類をしますが、中医学は独特な分類方法で健康に寄与しています。例えば肝と酸味、心と苦味、脾（胃腸）と甘味、肺と辛味、腎と鹹味という組み合わせです。これは適度に食べると体に良いが、過度に食べると体を害するという組み合わせです。

ここで重要なのは、「そうか私はお酒をよく飲むので酢の物を食べたほうが良いのかぁ」ということを言っているのではないということです。これはほとんどの方が陥る誤った考え方だと指摘させていただきます。

お酒を飲むと肝臓に悪いというのは西洋医学からみた考え方です。そして肝の治療方法として酸味を食べるというのは中医学からみた考え方です。つまり西洋医学と中医学が交ざっていて統一されれ

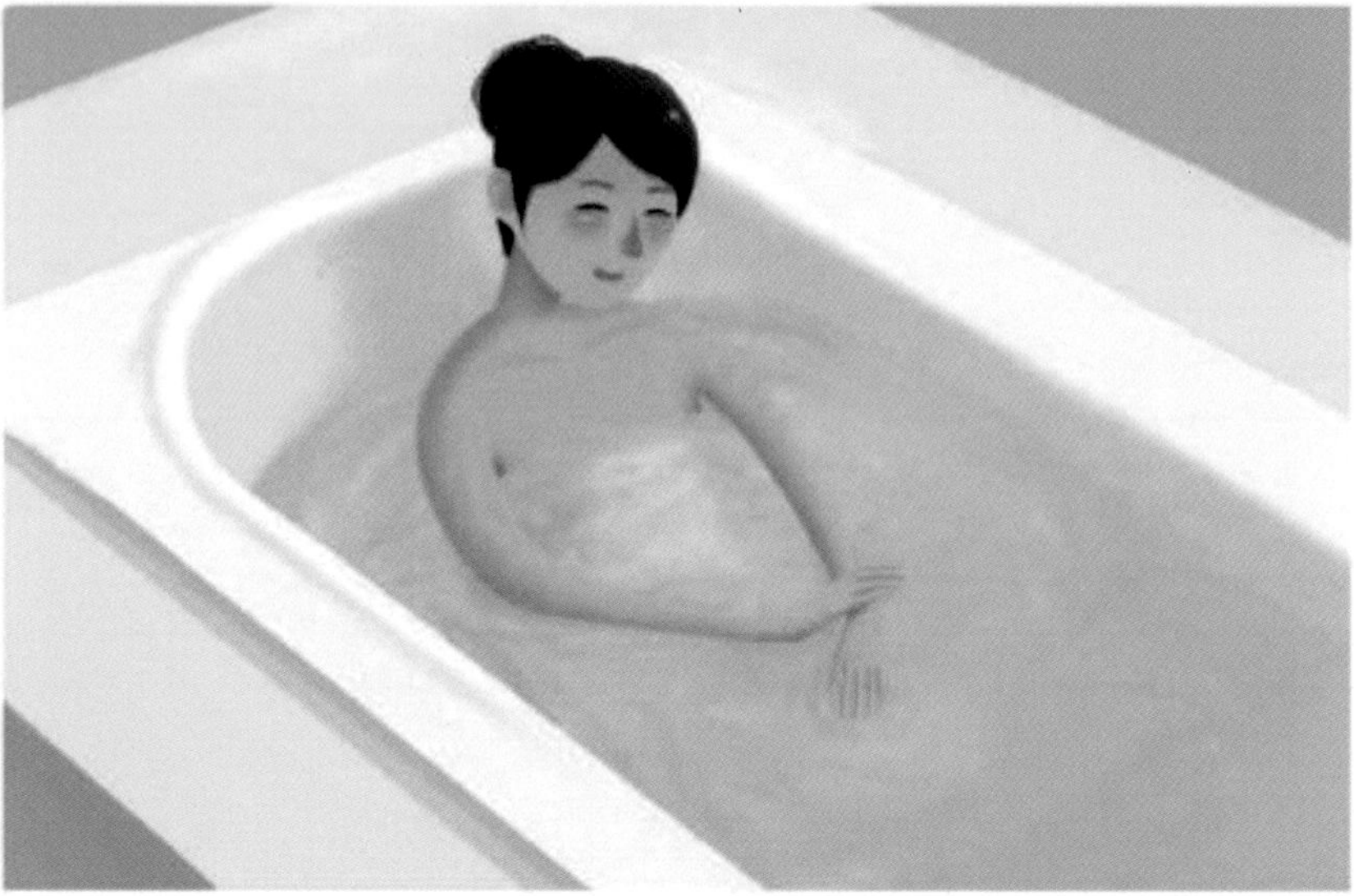

ていないのです。西洋医学で統一するならば、「私はお酒をよく飲むので蜆《しじみ》に含まれているタウリンを摂れば良いのかぁ」となりますし、中医学で統一するならば、「私は怒りっぽい性格なので苦味を摂って上がっている気を下げれば良いのかぁ」となります。

〜具体的予防法三（入浴編）〜

三つ目は入浴です。癌は熱に弱いと言われています。運動も朝食もこの理論を前提としているわけですが、入浴も同様に体温を上げる目的が主となります。最近は日本人でも入浴しないでシャワーだけで済ます方が数多くいますが、これはあまりお勧めできませんね。

日本人でこのタイプの方に聞いてみたことがありますが、「欧米での生活が長かったので、その習慣がついてしまった」という答えでした。欧米人は日本人のように、肩までどっぷりと湯船につかる習慣はないかもしれません。しかしこれは、欧米人と日本人の体質の違いからくる生活習慣が影響していると思います。

欧米人は肉食文化であり、体型も日本人に比べて筋肉質です。体が大きいことに比例して基礎代謝量が日本人より高いと思われます。したがって日本人のように、体を温めることを念頭に置いた文化を構築しなくてもよかったという一面を持っています。日本人は欧米人に比べて基礎代謝量も低く、それを補うべく入浴によって体温のバランスを取ってきたというわけなのです。

半身浴という言葉もありますが、異常な高血圧や他の温めてはいけない病気を持っていない限りはやはり肩までどっぷり湯船につ

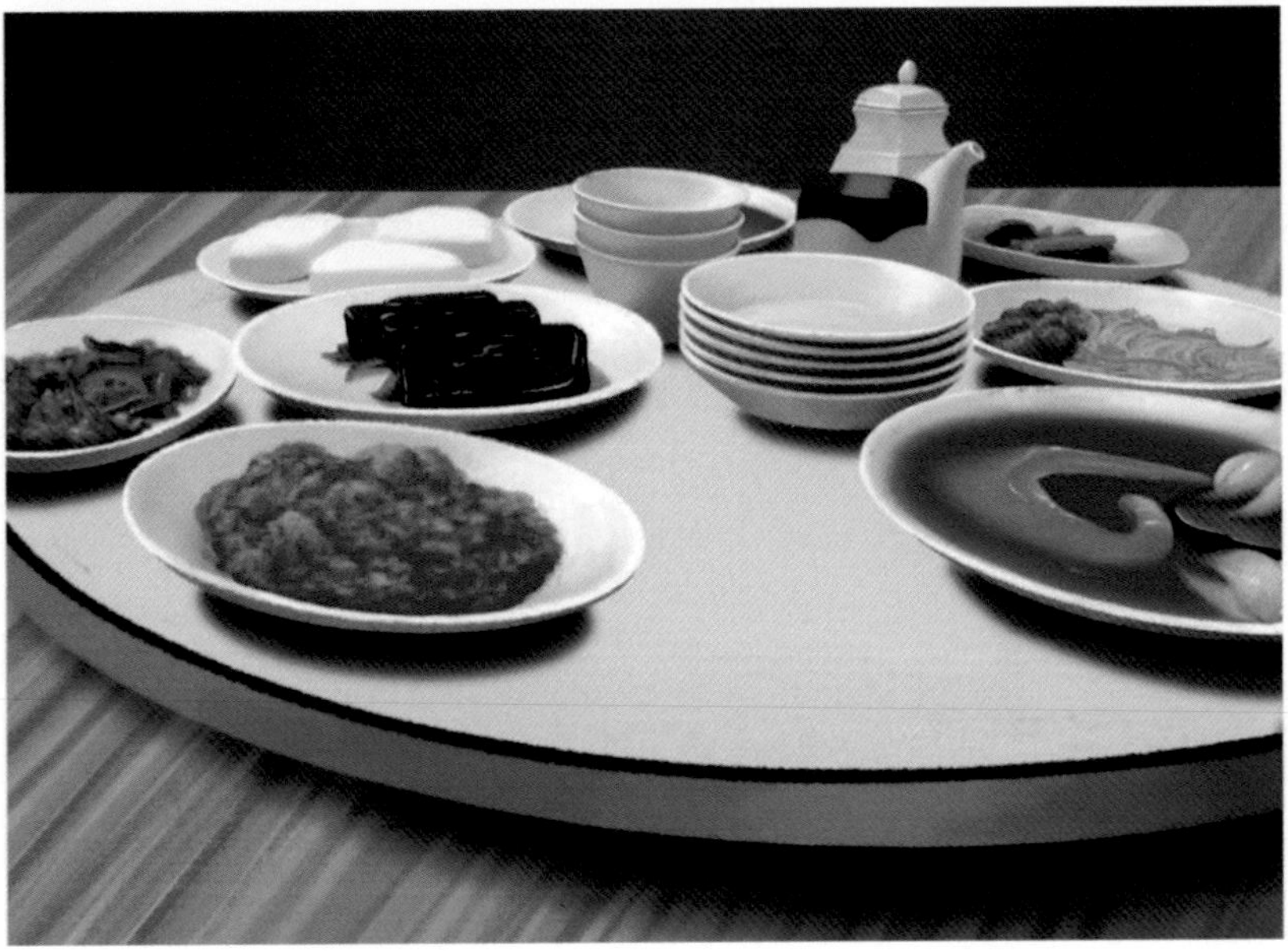

かって体全身を温めるのが良いのではないでしょうか。最近ではお風呂の中でも使えるタブレットがありますので、うまくこういった道具を使って今までのぼんやりするだけの時間から、見て聞いて楽しむ入浴タイムに変えてみてはいかがでしょうか。

~中国人の知恵~

私達と同じ東洋人である中国の国民はどうやって寒さ対策をしているのでしょうか。中国も欧米と同じように、入浴よりもシャワーで済ますことが多いと聞いています。体格も日本人と変わりなく、入浴もしないとすると、いったいどうやって体温の上昇を実現してきたのでしょうか。その答えは中国料理にあると私はみています。

中国料理はご存知のように、ほとんど生ものは食べず、油で揚げたり、炒めたりする料理が多いですよね。この油を頻繁に使うことこそが、体温上昇に役立っていると思うのです。また中国人はあまり冷食を好まない傾向にあります。私が中国へ行き、現地の方と一緒に暮らした時も、私はキンキンに冷えたビールを晩酌として飲むのを毎日の楽しみにしていたのですが、彼は冷やされていないビールを飲んでいました。お茶やミネラルウォーターも特に冷やすことはなく、いつも常温のものを飲んでいました。

日本ではよく、中国人は脂っこいものを食べるのに太らないのは、ウーロン茶のおかげだとささやかれていますが、これは間違いだと思います。中国人はウーロン茶を私達が思っているほど飲まないのです。ウーロン茶を日本に売り込んだ飲料メーカーの作戦によって

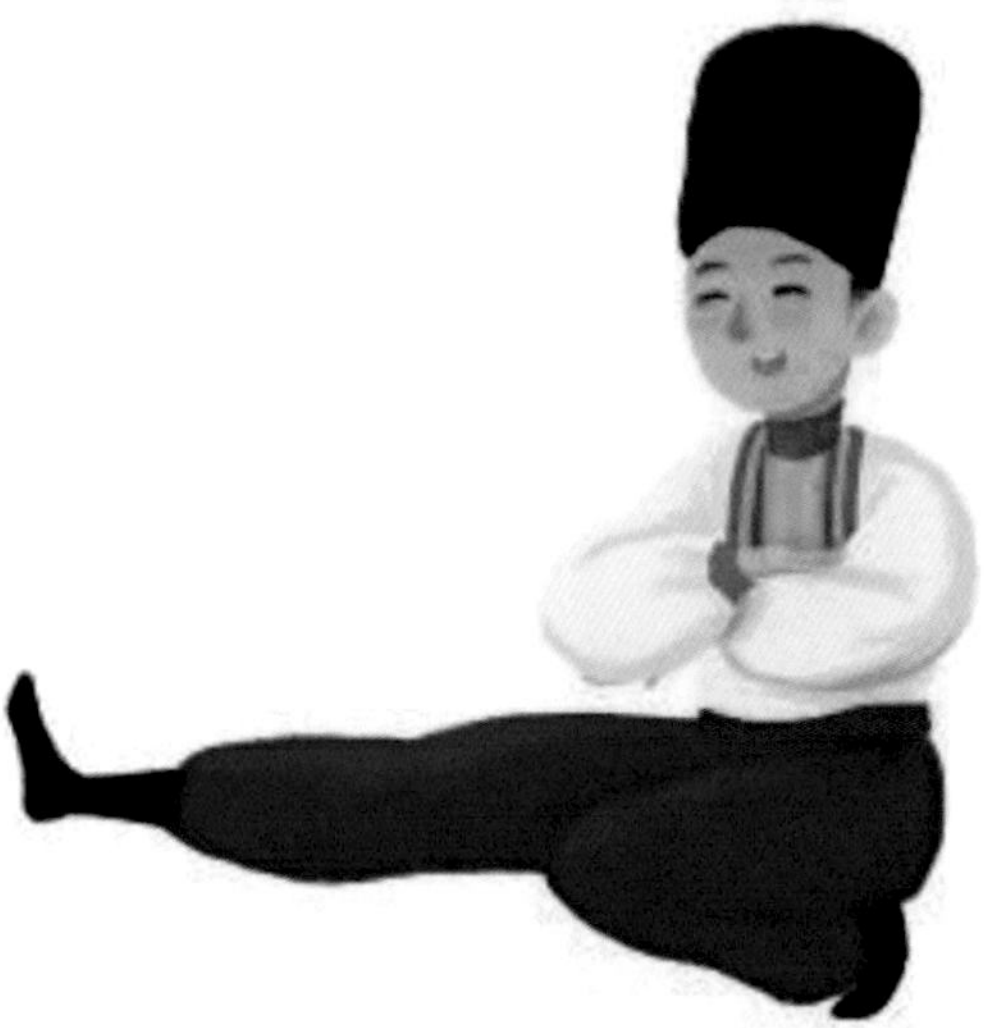

中国のお茶はウーロン茶であるというイメージが見事に定着したようです。
　ではなぜ中国人は太っていないのでしょうか？　貧しいからカロリーの高いものを食べることができないからでしょうか？　いえいえ、ハッキリ言って北京在住の中国人は東京在住の日本人より豊かな生活をしているように見受けられます。中国人があまり太っていないという本当の理由はわかりませんが、私は中国という競争社会が無意識にカロリーを消費させていると見ていますが、どうでしょうか。

〜ロシア人の知恵〜

　ロシアのような、極寒の地で暮らす人々はどうしているのでしょうか。ロシアの料理ではスープがよく出されるようです。これは寒さから逃れる非常に有効な手段だと思いますが、寒さ対策の本命はスープではなくアルコールにあると思います。

　ロシアで最も有名なアルコールはウォッカですね。ロシアの人々は体温の上昇を図るために、アルコール度数の非常に高いウォッカを癌予防の味方にしてきたのだと思います。ウォッカとは穀物を原料として作られた蒸留酒で、ビールのアルコール度数が約5パーセント、日本酒が約15パーセント、ウィスキーが約40パーセントなのに比べて、ウォッカは約90パーセントの商品も存在するといいます。しかも水で薄めるのは邪道だといわれているらしいのです。とにかくロシアは寒い。港が凍結するなんて信じられませんが実際はその

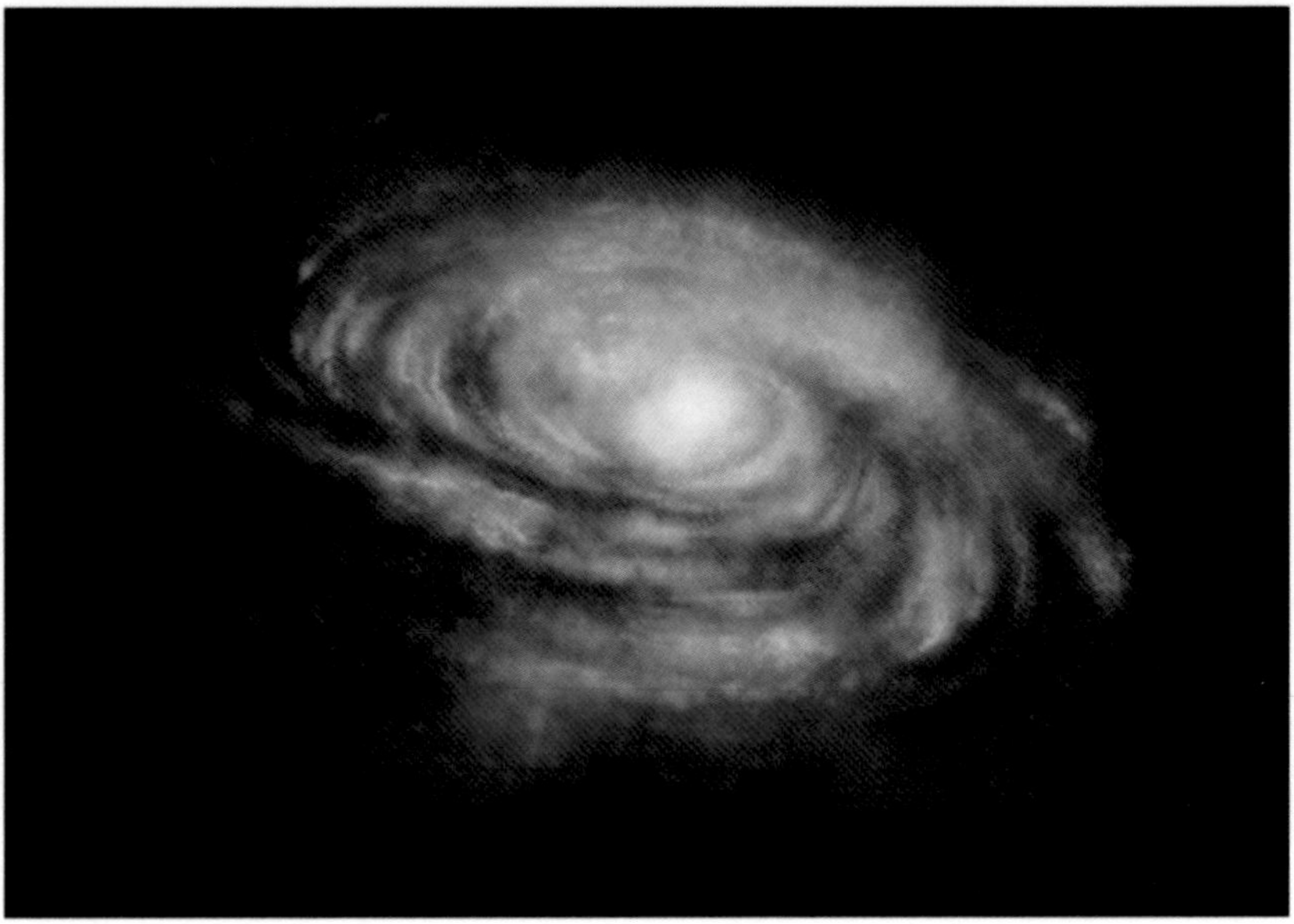

ようなこともあるようです。人間もこの寒さから身を守るために、厚着をすると同時に体内を温めるウォッカを昼間から飲んでいるというわけです。

~医哲一体~

医学と思想哲学が不離の関係にあることを「医哲一体」と呼んでいます。でも、医学と思想哲学が一体化していることが、癌治療とどのような関係にあるのでしょうか。

そもそも癌って切ったらいいのでしょ？　と考えておられる方も多いと思います。あくまで中医学は「癌とは、治すものではなく、予防するものである」という立場に立っているということを思い出してください。そして予防には思想が必要なのです。ただし誤解していただきたくないことは、癌は治すものではないからといって、もしも癌が発症すれば放置したままでいいというのではありません。もしも癌が見つかったら、手術によって切除するのが最善手であることは十分認識しています。

~腐ったみかん~

癌とは、「腐ったみかん」なのです。腐ったみかんを放置しておけば、周囲の熟して美味しい実までもが、腐敗の被害にあってしまいます。したがって、腐ったみかんを発見すれば、急いで取り除くことが、他のみかんを守る最も良い手段になるのです。取り除いた後、他のみかんが、もしかして目に見えないレベルで腐っているか

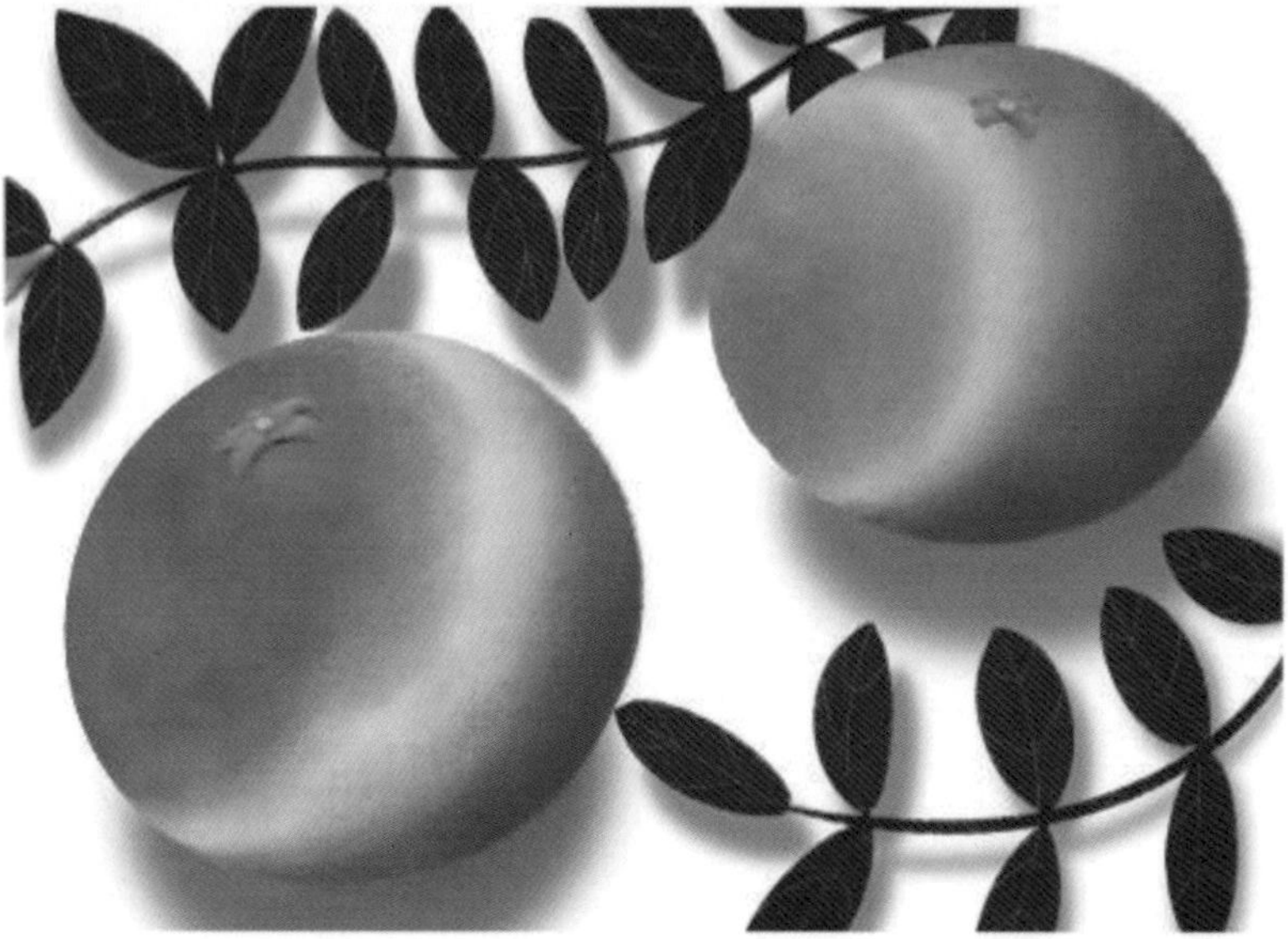

もしれないので、さらに消毒する徹底した行為が、癌治療でいえば抗癌剤や放射線療法となります。
　繰り返しますが、中医学は癌に対して予防に重点を置いています。当然ながら予防という医療行為は無期限で、途中で断念しないためのモチベーションが必要となってきます。だからこそ思想が必要なのです。
　中医学の背骨を支えている思想哲学、それは「心身一元論」、「神仙思想」、「無為自然」です。

〜心身一元論〜

　心身一元論とは、心も肉体も「気」の一部分に過ぎないという考え方です。つまり心とは、心という形をした気であり、肉体とは、肉体という形をした気なのだということです。

　中医学では万物が気から生じたと考えていますので、人体も宇宙も同じ気から生じたことになります。したがって人体と宇宙は同じ構造になっています。ここから「人体は小宇宙である」と定義するに至ります。心と肉体は気によってつながっています。心が病むと肉体も同時に病み始めます。逆に肉体が病むと心までもが病んでしまうのです。

　あるいは病むとまではいかなくても、例えば心が前向きになれずに停滞しているとすれば、肉体における新陳代謝が活発に働かなくなると考えられます。また発展的な発想ができない心の状態ならば、肉体もその成長度が低下すると推測できます。このように心身一元

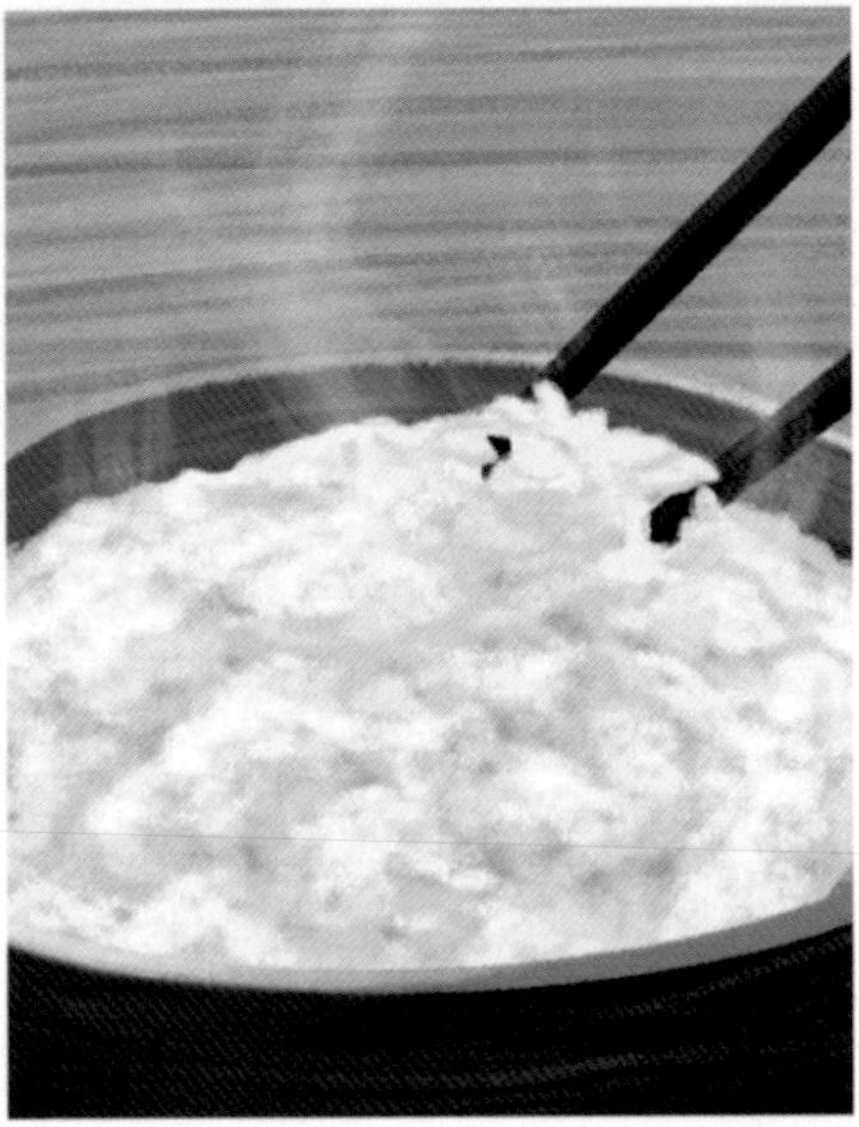

論の立場をとる中医学は、肉体的病状を改善すると同時に心の病も改善していかなくてはならない運命にあります。鍼をする、灸をする、マッサージをする、中医薬を処方するだけが私達の仕事ではないということですね。

〜神仙思想〜

神仙思想とは、不死不老を実現させる思想のことで、特に中国土着の宗教である道教においてはこの思想が基幹となっています。万物は生から死へと向かっていて、不可逆的な仕組みであると一般的に思われてきましたが、神仙思想信奉者達はこれに逆らい、内丹（気功や呼吸法など）や外丹（煉丹術など）を採用して、その実現に努めてきました。

日々の鍛練によってエントロピー増大の法則に逆行することができると信じる哲学が、神仙思想なのです。

ちなみにエントロピー増大の法則とは、この世の全てのものは、放置しておけば、秩序から無秩序へ変化するという法則を言います。エントロピーが増大するということは、秩序が無秩序に変化する度合いが増すことを意味しています。

〜辟穀〜

神仙思想の実践で、代表的なものといえば、辟穀《へきこく》、導引、房中術（性交）です。辟穀とは麦、黍《きび》、粟、稲、豆の五穀を絶つことです。現代の私達にうまく伝えようとすれば炭水化物ダイエットに近いの

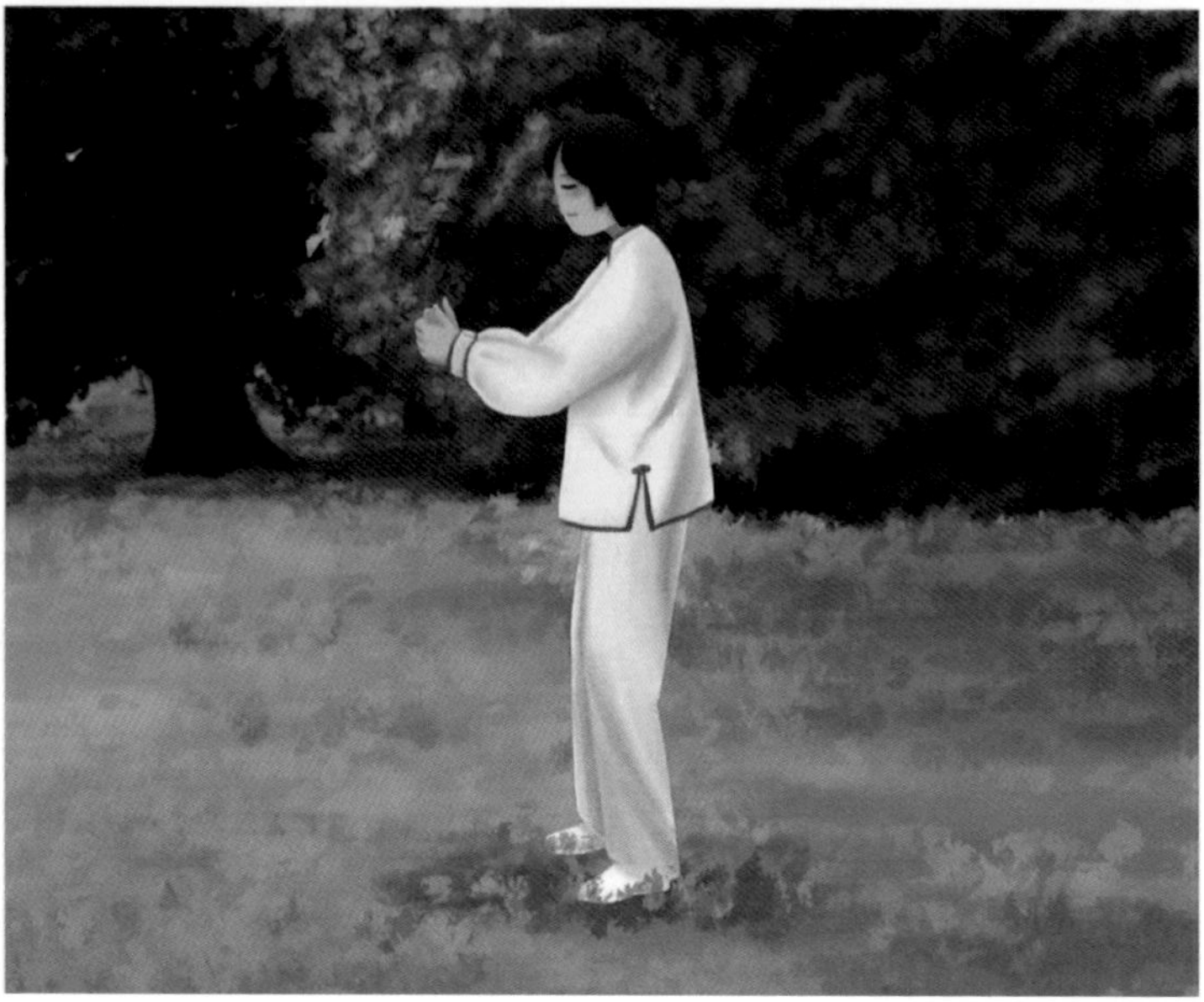

ではないでしょうか。
何故五穀を絶つことが良いのか、真意のほどはわかりません。私はこの炭水化物ダイエットにやや反対票を投じる考えをもっています。栄養学的云々と論じられると、なるほどそうかと納得しかけますが、そもそも炭水化物ダイエットを長年実践されている方で、元気いっぱい！　エネルギーの塊！　という方を見たことがないのがその理由です。「よし！みんな俺についてこい！」「あれもやるぞ！これもやるぞ！」というバイタリティに満ちた、いわば一生青春という言葉を彷彿させる方を見たことがないのです。この辟穀については今後研究の余地があると思います。

〜無為自然〜

無為自然とは、老荘思想（老子と荘子が唱えた思想）の根幹となる思想で、あるがままの姿こそが最上であるとする哲学です。

人為的に手を加えないで成立した姿こそが最上であり、しかもその姿は天地の法則に従っているので、最良なのであるとされています。人為的な事柄を全て排除し、自然なままの姿によって成り立つ社会は、たとえエントロピーが増大したとしても、それを受け入れることが重要であると主張しているのです。

この発想から、「上善如水」が導き出されました。上善とは、最上の善であり、水のように周囲と争うことなく、周囲と同じ形に姿を変えるものであるという意味で、水は方円の器に従うということわざに近いと思います。

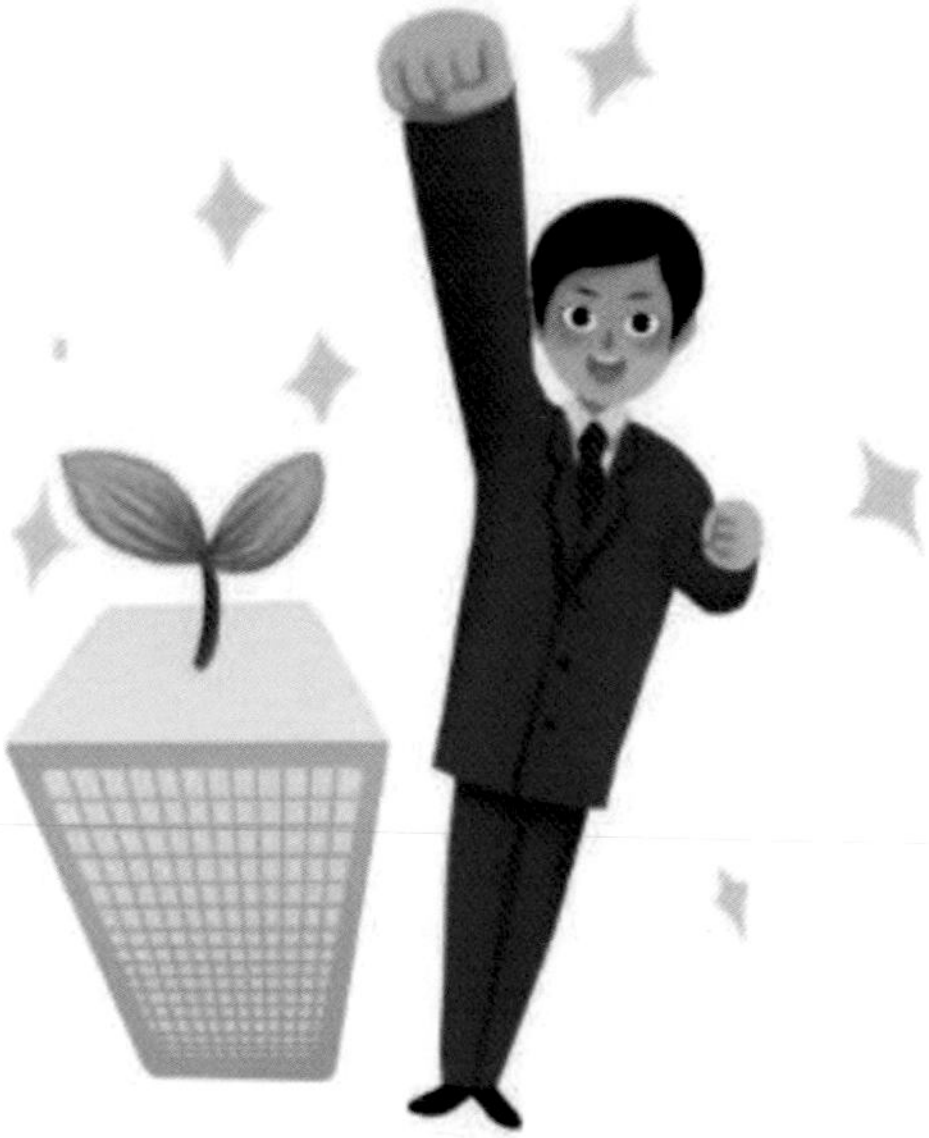

まさしく神仙思想とは真逆の発想なのです。
ちなみに無為自然と対角線上に位置するものが儒教であると言われています。儒教は孔子を祖とする宗教で、これはこうでなくてはならない、こういう生き方こそが最上なのだなどの口調で語られています。

第四章では癌は治すものではなく、ならないようにするものであると訴えました。これが本書の「はじめに」の所で主張させていただいた「皆様を導いて行きたい何か」の一つ目なのです。

しかしそうとは言うものの、実際に癌になった場合、傷ついた肉体は病院に委ねるしかありませんが、傷ついた心は誰に委ねれば良いのでしょうか？　これが「皆様を導いて行きたい何か」の二つ目になります。

第五章からの内容は大変集中力の必要なものになっています。どうか正しく伝わることを切に希望致します。

私は鍼灸師ですので、本来ならば真っ先に中医学に関することを第五章に書き、中医学の素晴らしさをアピールするのが当然かもしれませんが、ホストとして最後に中医学のことを書かせていただくスタイルにしました。

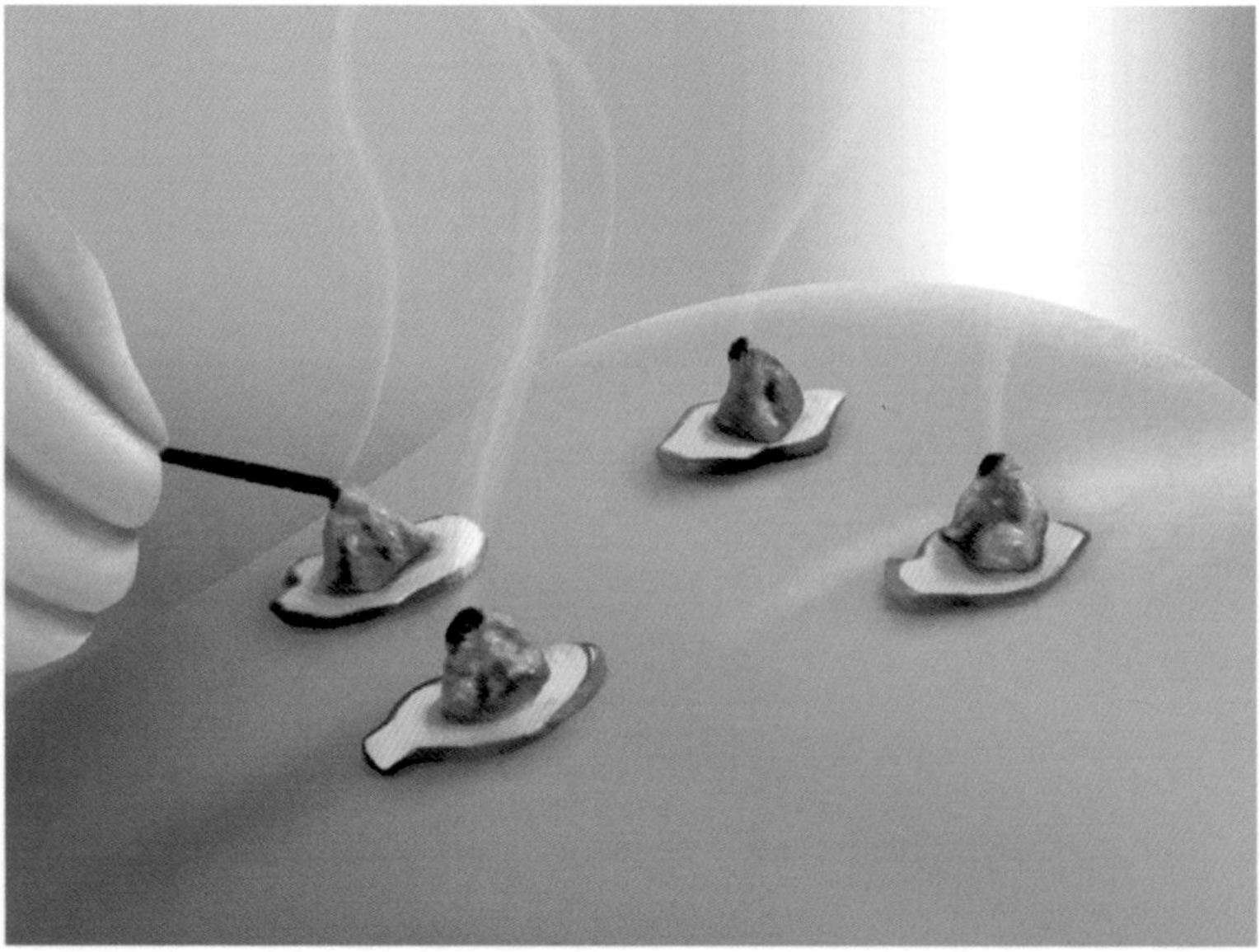

第五章　キリスト教の教え

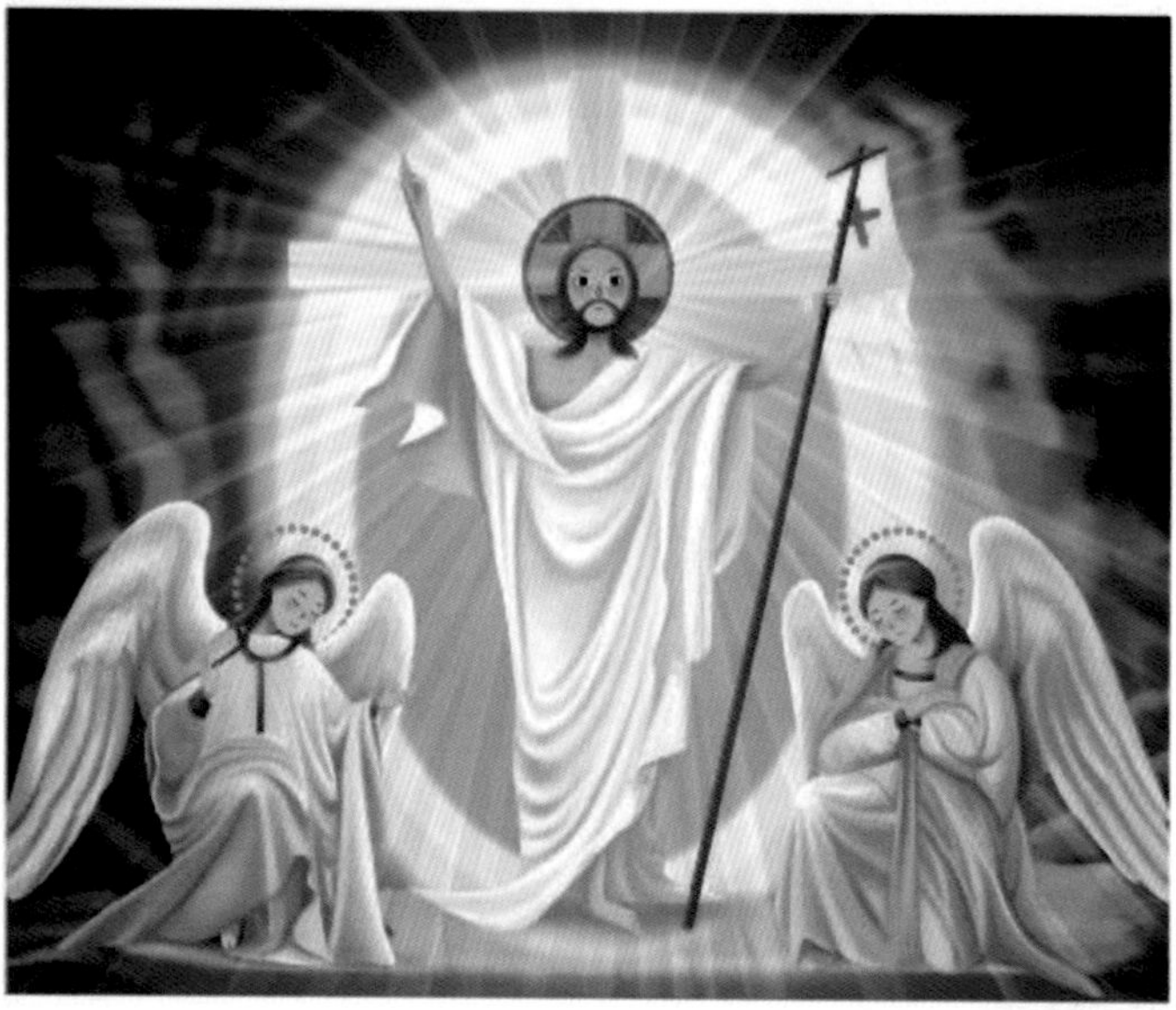

〜聖書〜

聖書とはご存知のように、ユダヤ教やキリスト教などの信者にとって、最も大切な宗教教典です。一般的に言われているのは、イエス・キリストが誕生するまでの教典を「旧約聖書」、イエス・キリストの誕生以後の教典を「新約聖書」と呼んでいます。

しかし、実際はこのような単純なものではないようです。キリスト教よりも古くから存在するユダヤ教にとっては聖書に新旧という区別はないと主張していますし、いわゆる旧約聖書のみが教典なのであって、ユダヤ教信者にとって聖書は旧約聖書のみであると理解しているようです。

〜神による創世〜

聖書に書かれていることを一言でまとめるのは非常に困難ですが、聖書に書かれている多くの教えの中から、本書の理解を助けるために役立つ言葉を選択するならば、「この世は神が創り、神が支配している。我々は神の子であり、神は我々を愛してくださっている」ではないでしょうか。

神がこの世を創世したのですから、キリスト教信者の皆様は神以外を信仰心の対象にすることは厳しく禁じられています。これを一神教と呼びます。ユダヤ教も一神教ですので、キリスト教もこれを踏襲して一神教になっています。

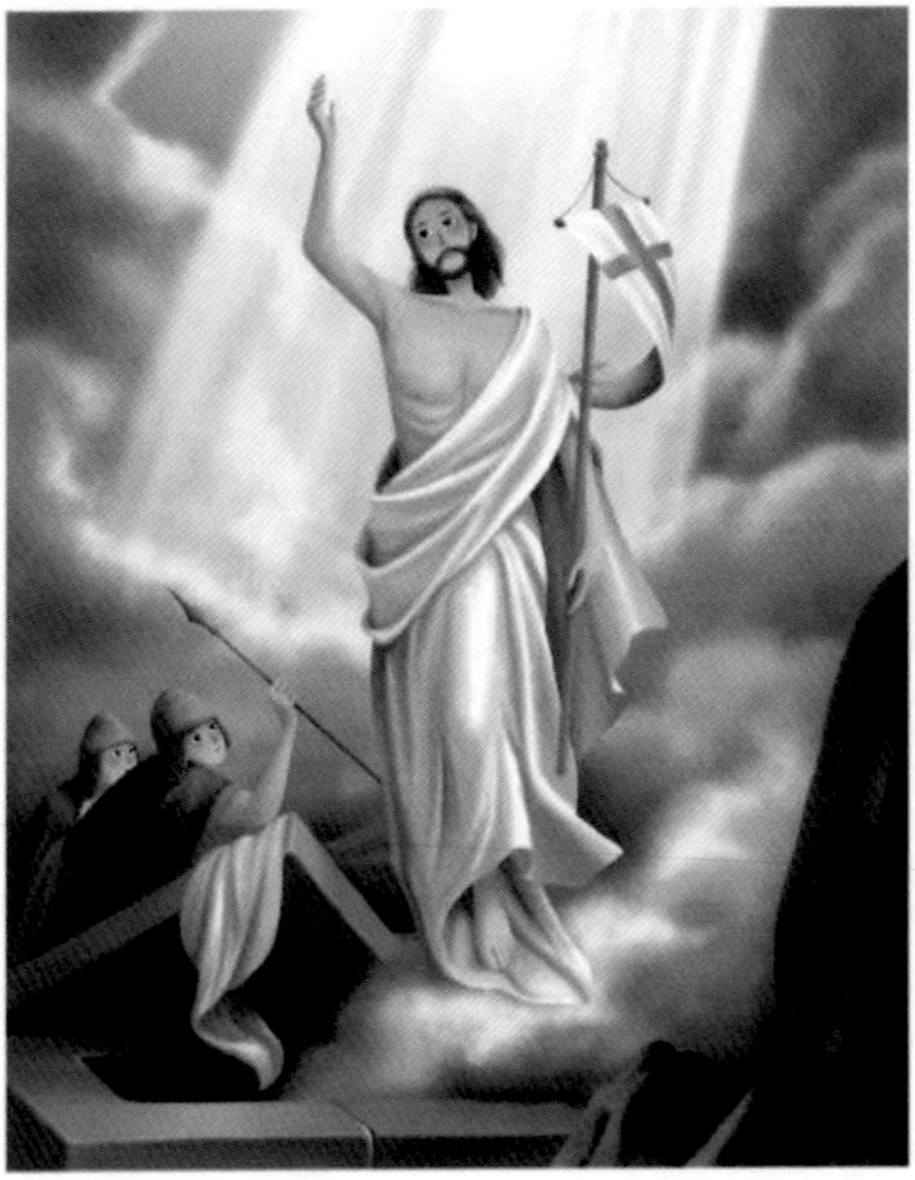

～神との契約～

もう一つ、ユダヤ教やキリスト教に関係する特徴は、我々は神と契約関係にあるということです。人間は神と契約関係にあるのですから、その契約を破った際には制裁が加えられます。

神は絶対的な存在ですので私達から要求するのではなく、神が私達に与えてくれた要求を私達が契約という形によって遵守していくスタイルとなります。そしてこの契約を遵守している間、私達の幸福は保証されるというのです。逆に日本では八百万の神と表現されるように、数多くの神々を崇拝しています。山の神もいれば、海の神もいることとは実に対称的だと思います。

～契約違反～

しかし契約違反をしてしまった者が現れました。アダムとイブです。神はまずアダムを創造しました。しかしアダムが仲間のいないことに孤独感を感じ始めたことを神はかわいそうに思って、アダムの肋骨で同じ人間であるイブを創造しました。ここにも神の愛を垣間見ることができます。二人はエデンの園で何の苦労もなく楽しく暮らしていましたが、悪魔の化身である蛇にそそのかされて神から食べてはいけないと言われていた木の実を食べてしまいます。アダムは「イブに勧められたから食べました」と言い、イブは「蛇に勧められたから食べました」と両者とも責任を転嫁し始めました。この行為に立腹した神はエデンの園を追放し、アダムには労働、イブには出産という罰を与えたとされています。

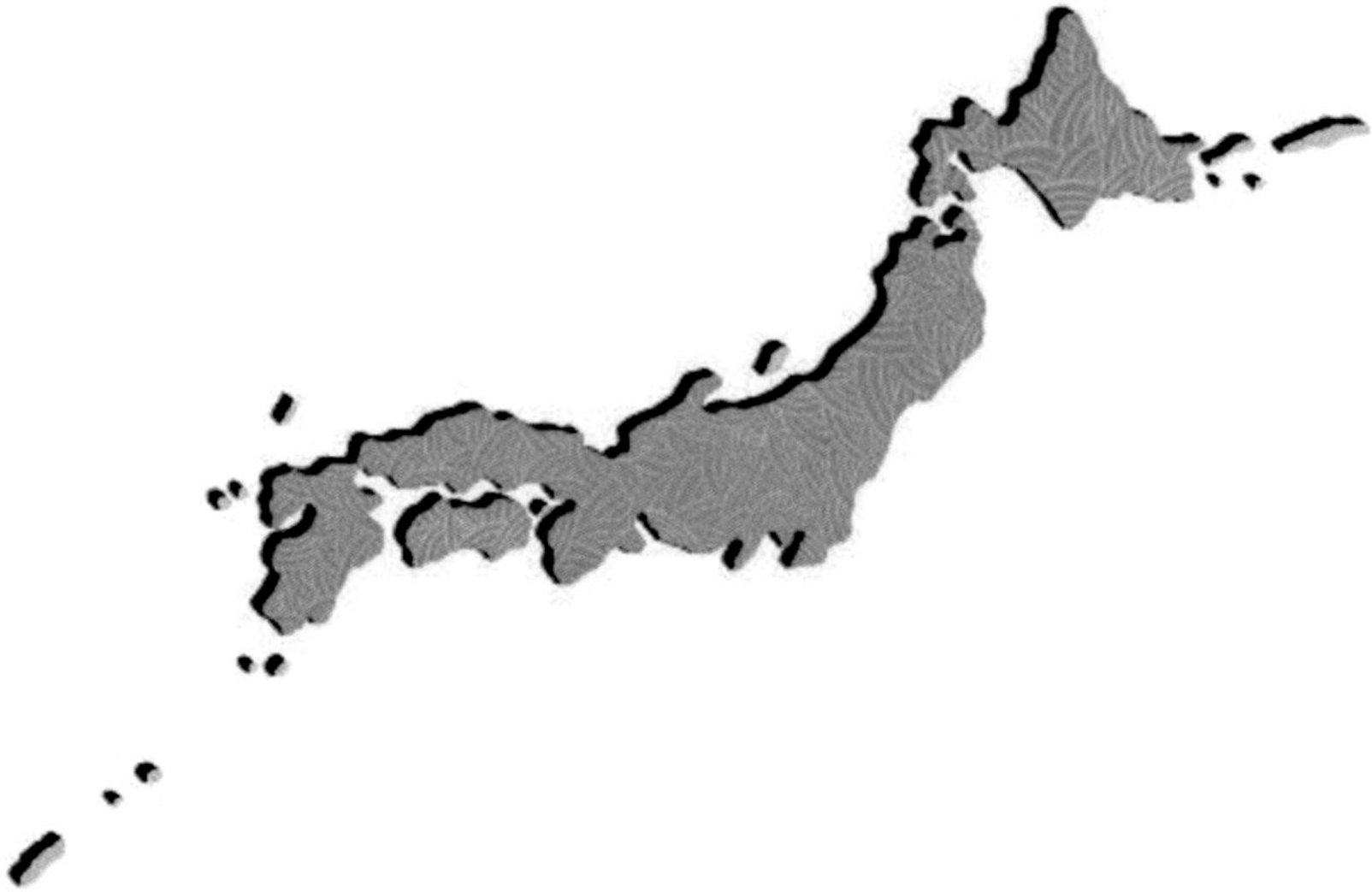

～神の尽きない愛～

ところがここにも神の愛が隠されているのです。受けた罰を遂行するのは決して楽しいものではありません。もし楽しい罰ならば罰が罰にならないからです。何度も申し上げるように神は愛に満ちていますので、契約違反を犯してしまったアダムとイブに対してもやはり神は愛を注ぎました。労働をしなくてはいけないアダムには労働の喜びを、出産をしなくてはいけないイブには出産の喜びを与えたのです。こうして辛くても喜びを感じることができた人類は子孫を繁栄させながら今日まで命をつないできたのです。

～日本人の宗教観～

ここで少し脱線するかもしれませんが、私が思う日本人の宗教観について触れておいて、キリスト教の特徴をよりわかりやすくしたいと思います。日本人は真面目であると世界中から高く評価されています。その理由として、狭い領土で島国なので住人同士の連帯感を重要視しているとか、資源がないために真面目に労働しないと生きていけないからだとか言われています。

もちろんこういうものも大きく影響していると思いますが、私はこれらの理由に加えて日本人が持つ独特の思想が関与していると思っています。つまり神様という存在を怖い存在と認識していることです。

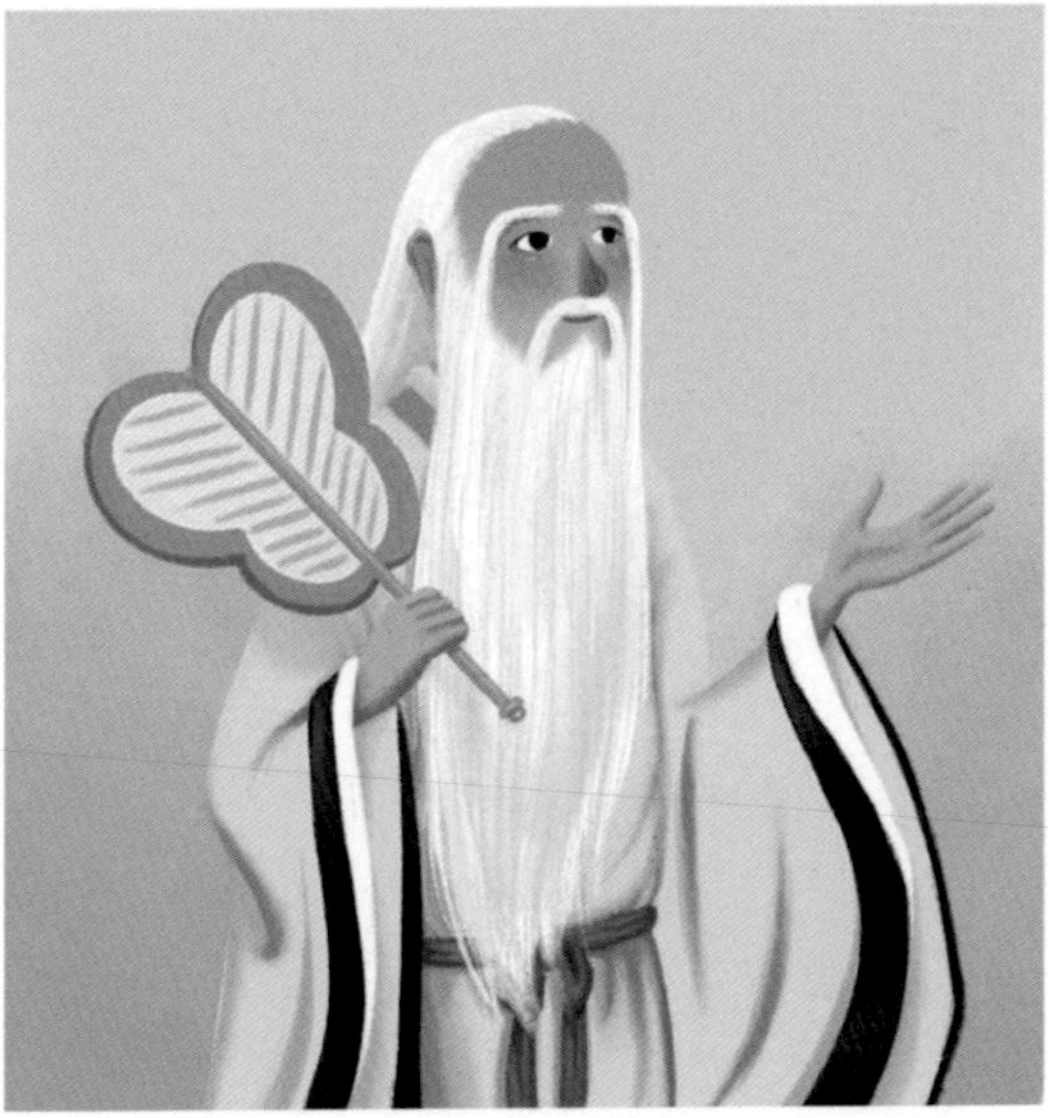

～神様による罰～

この点を詳しく説明すると次のようになります。例えば私達日本人が何か悪いことをしたとします。すると多くの方は「罰が当たるぞ」と言いますよね。いうまでもなく罰を当てる主体は神様です。神様は絶対的権力者で、私達の知らないところからずっと私達を見ています。誰も見ていないからといって悪行を働いても、神様はきっとどこかで必ず見ているので、その悪行に対して神様が罰を当てるというわけです。

つまり私達日本人は、神様の存在をお守りしてくださる方という見方もさることながら、悪いことをすると罰を与える怖い存在の方と認識しているのではないかと推測しています。したがって常に神様の顔色をうかがい、罰が当たらないように万事怠ることなく真面目に暮らしてきたというのが私の日本人が持つ宗教観だと推測するのですが、いかがでしょうか。

～ゲンコツ親父～

「ちゃんと勉強しないとお父さんに言いつけるわよ！」という子供の頃に聞いた母親の言葉が脳みそのヒダまで染みついていて、あの怖いゲンコツ親父に怒られないように真面目に勉強された方もいらっしゃるのではないでしょうか。そして大人になってからでもあの母親の言葉は脳裏から離れることなく、社会で真面目に働くというわけです。

それがいつしか身長は父親を越え、自らも社会人として働くよう

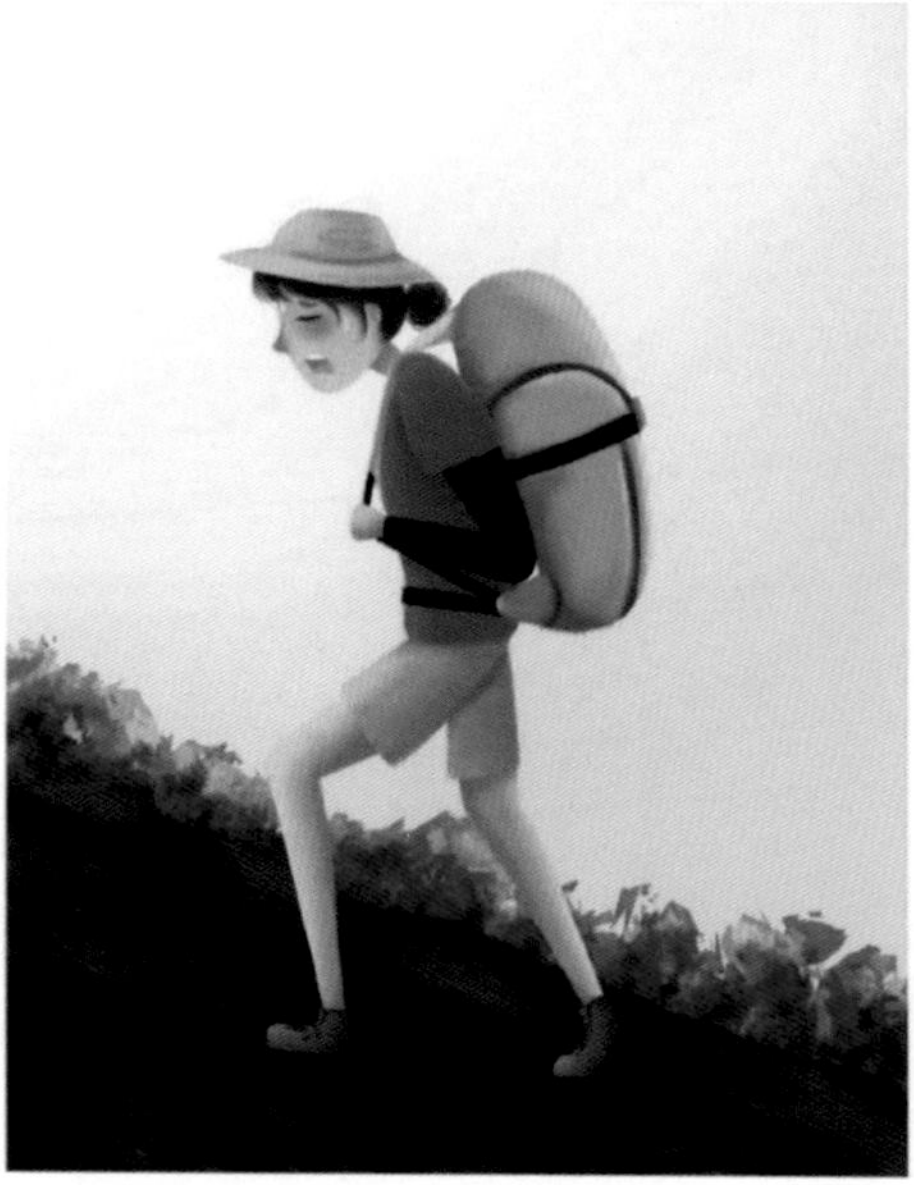

になると、父親との関係に変化が生じてきます。しかし怖い存在を忘れることはありません。今まで父親が鎮座していた怖い存在の席には父親の代わりに神様が座ることになりました。これが私の思う日本人の宗教観の出発点なのです。

したがって山に入る時には山の神をおまつりしている祠《ほこら》に手を合わせ、海開きの際には海の神を崇めて宮司様に祝詞《のりと》をあげてもらうのです。共通するのは無事を祈り、どうか神様にお怒りにならないように懇願する気持ちなのです。

〜神の愛〜

閑話休題。よく人生は背中に重い荷物を背負って山道を登るようなものだと言われますが、キリスト教のいう神は罪を背負った人間に対しても、決して悪意のある行為を施すことはありません。もしあなたがたとえその時は辛い経験をしたとしても、それらは時間が経てばきっと神の真意を汲み取ることができることでしょう。なぜなら神はあなたを愛しているからです。神は単なる支配者ではありません。愛の神なのです。

〜救世主〜

したがって愛の神は人間を創造する際、神自身と同じように創造しました。しかし人間は罪を犯し、だんだんと神から遠ざかっていくようになります。神はこの現状を憂い、滅びゆく人間を救うために一人の人間をこの世に送りました。これがイエス・キリストというわけです。

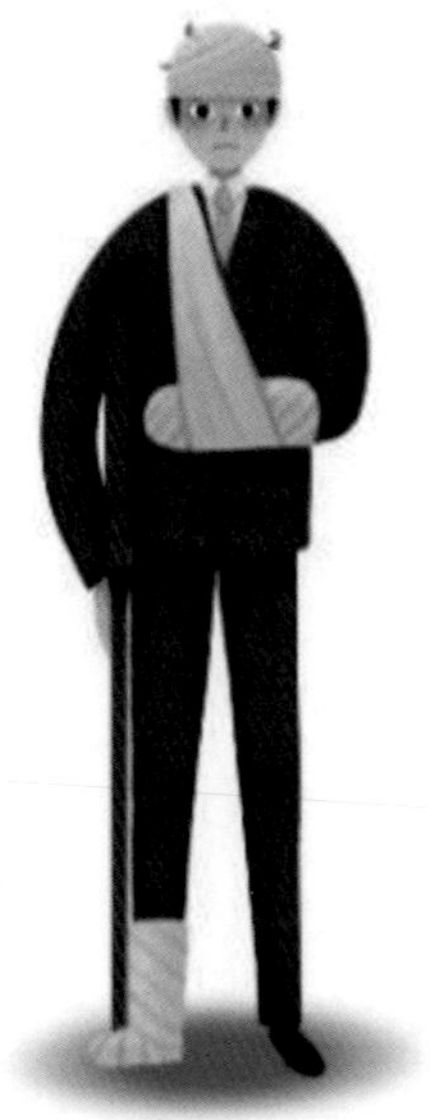

〜無償の愛〜
愛にはたくさんの種類があります。異性愛、隣人愛、家族愛などなど。この中でキリスト教が最も最上位に置く愛がアガペーと呼ばれるものです。これは相手に何か物品を与えたり施しをしても相手から何も見返りを求めない純粋な奉仕の愛のことで、日本語に訳すると無償の愛と訳することができるのではないでしょうか。
さらにその対象は一部の人に留まりません。あなたの前に現れる全ての人に対して慈悲の心を持って接しましょうとまで言っています。ここから「汝の敵を愛せよ」という教えにつながっていくのです。

〜自己否定〜
このようにこの世で最も尊いものは愛で、愛が全てであると説くキリスト教にとって自己否定は決して許される行為ではありません。容姿であれ性格であれ自分自身を好きになれないということは、自分自身を創造してくださった神への冒涜につながるからです。神はちゃんとした理由によって我々の容姿あるいは性格を個性的なものに創造してくださったのです。

〜信仰エネルギー〜
キリスト教を信仰する際に最も工ネルギーを使うことと言えば、自分を愛することと目には見えない神の存在を信じることではないでしょうか。

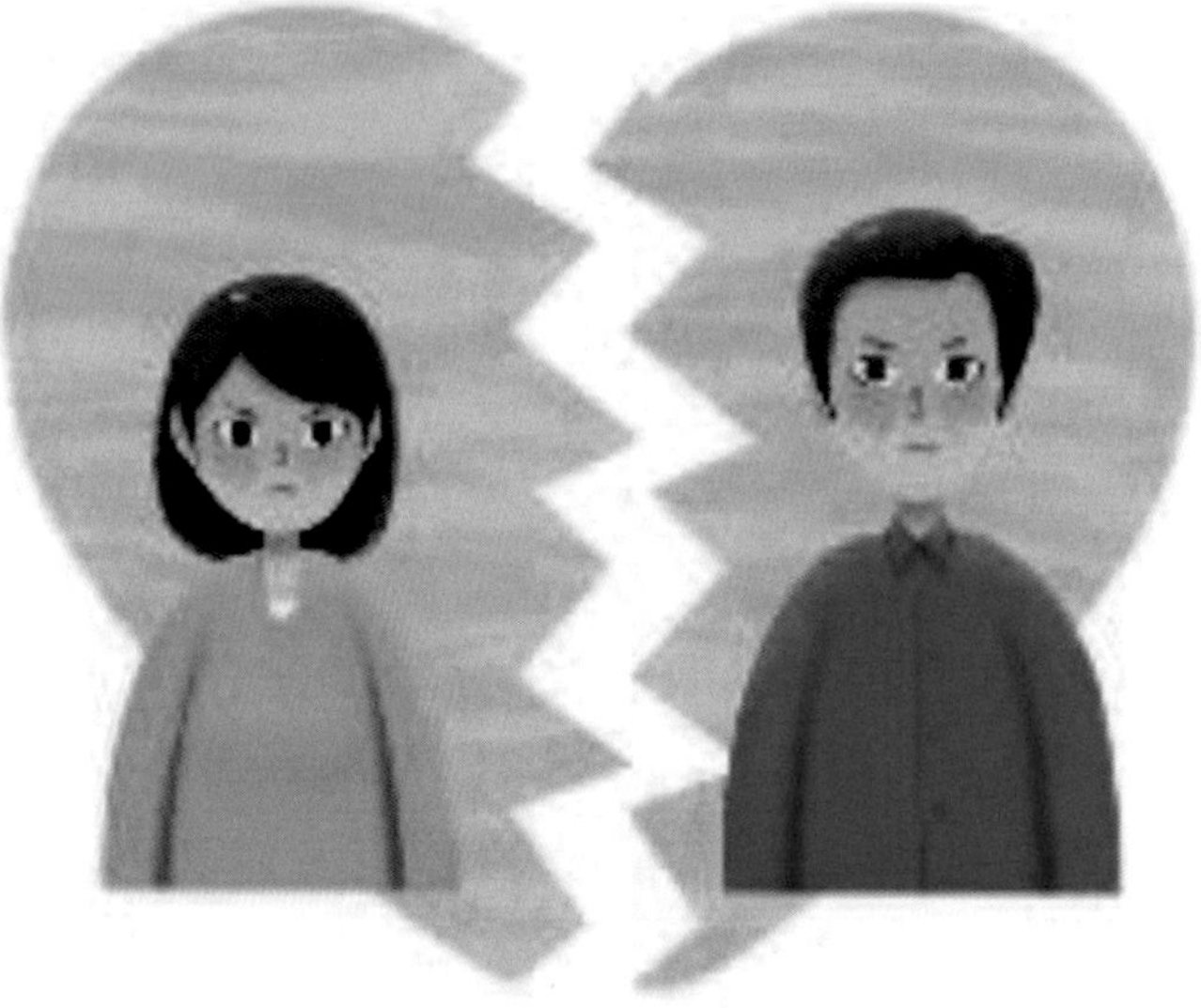

　自分を愛せよと言ってもなかなか容易なことではありません。人間誰しもコンプレックスを持って生きていますし、目には見えないものを信じて裏切られたらどうしようと不安になる心理も理解できます。自分の置かれている状態を愛することは容易ではありません。
　また、見えないものを見えているように思えと言われても容易ではありません。しかし近視眼的に物事をとらえず、もっと遠視眼的にとらえるとこれがかなり容易になるのです。神の愛とは想像以上に距離と幅と深さを持ったものだからです。そして神の愛が向かう先は罪を犯し迷い苦しんでいる我々なのです。

～過保護～

　しかし神がいくら我々を愛してくれているからと言っても、いわゆる過保護に育てるという意味ではありません。生まれてから死ぬまで私達がたった一回も苦労しないように、ちゃんと見てくださっていて、保護してくださっている存在が神だと思うのは間違いです。
　神様は私達が正しい道を歩むためならば、時には辛い経験も用意しているのです。その代表例が事故、怪我、病気、離婚、挫折などです。

～神への不信感～

　携帯電話を触りながら車を運転していたら事故を起こしてしまった。子供がデパートの中で走っていたら他人とぶつかって怪我をした。毎晩遅くまで飲み歩いていたら肝臓病になってしまった。配偶

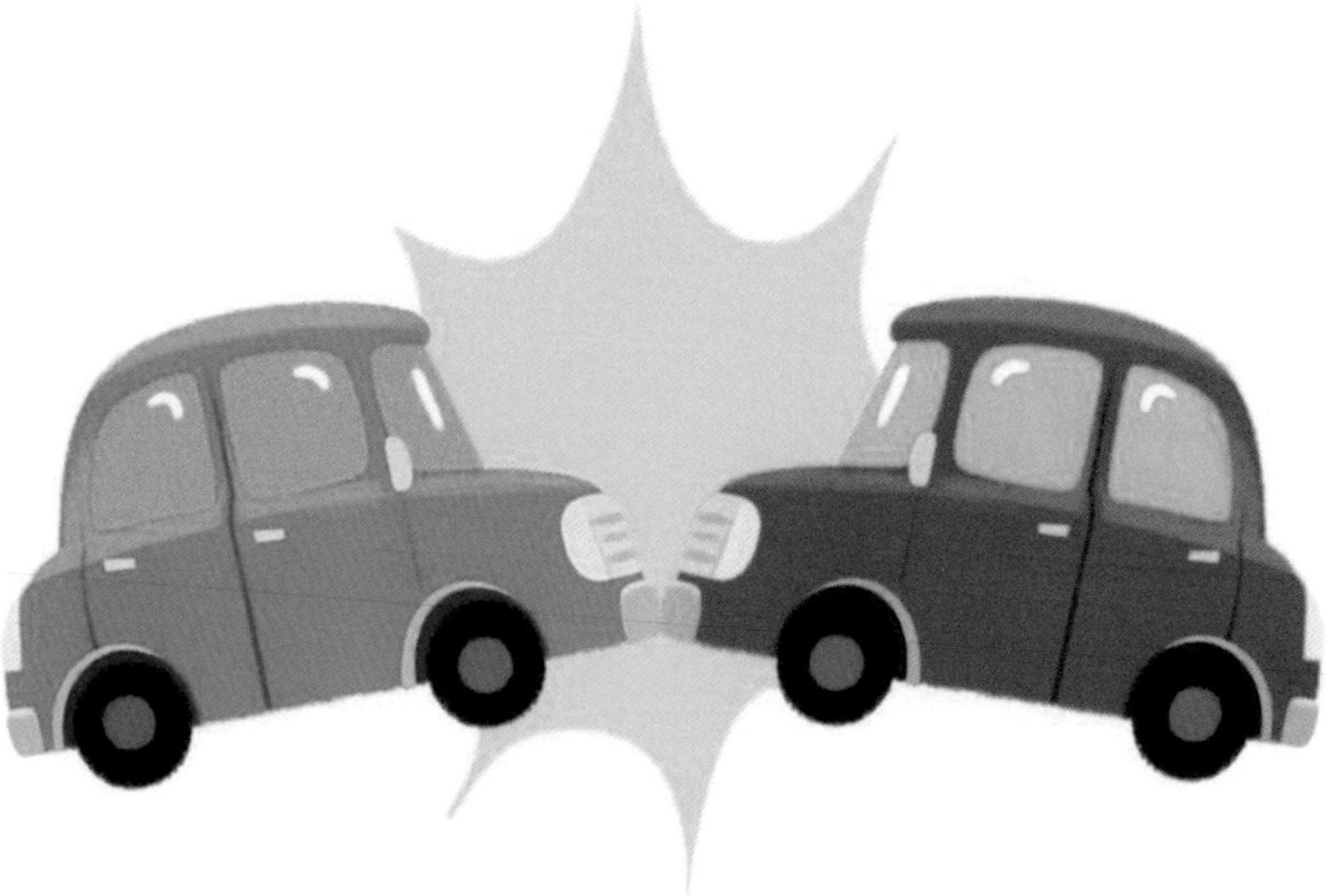

者を思いやる気持ちが欠けていたら離婚を言い渡された。夢ばかりが大きくそれに見合う努力が足りなかったら挫折してしまった。
このような経験は、誰にでも当てはまりそうですよね。こんな時、ほとんどの人はこう思うのではないでしょうか。「なぜ私だけ、こんな辛い目に合わなければいけないの？　どんなに神に祈ってみても、こんな辛い目に合うならば今後一切神に手を合わすことなんてやめよう。もう神様なんて信じない。信じられるのは自分だけだ」
しかし、神は決して我々を見捨てることはしません。なぜなら何度も申し上げるように、神とは愛の神だからです。

~最良の教師~

携帯電話を触りながら車を運転していて事故を起こしてしまったら、今後はそんな横着なことをしなくなるでしょう。子供がデパートの中で走っていて他人とぶつかって怪我をしたら、今後は周囲に注意して、むやみに走ることはしないでしょう。毎晩遅くまで飲み歩いていて肝臓病になってしまったら、今後は酒量を控えて休肝日を作るでしょう。配偶者を思いやる気持ちが欠けていて離婚を言い渡されたら、今度の結婚では相手を思いやる気持ちが芽生えることでしょう。夢ばかりが大きくそれに見合う努力が足りずに挫折してしまったとしたら、今後は今まで以上に努力するでしょう。
このように、辛い経験も時間が経てば最良の教師になります。これこそが私達を愛してくれている神からの教えなのです。

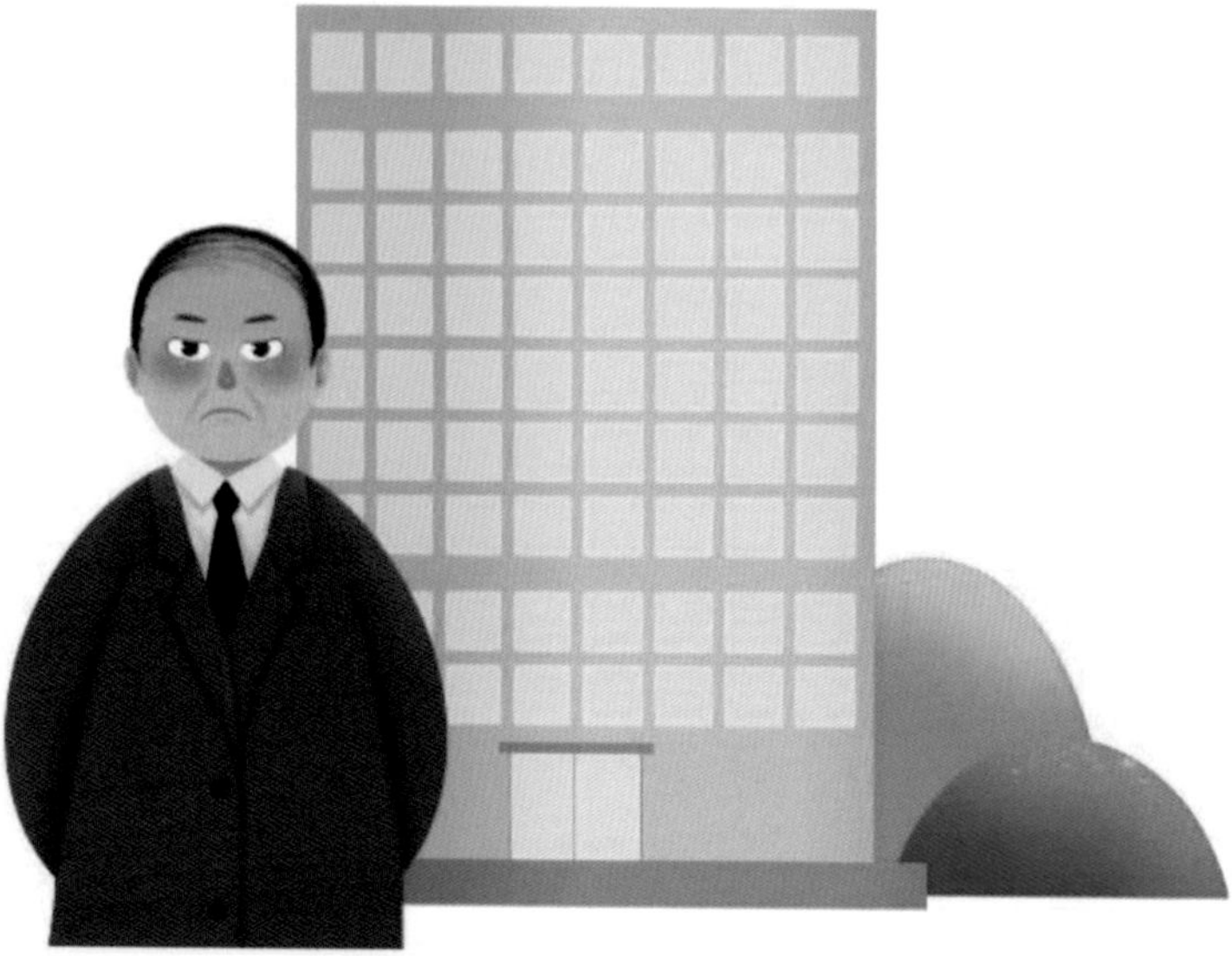

〜愛の形〜

神は私達の間違いを正し、長い人生でより多くの幸せな時間を送らせるために、時には苦しみを与えて懲らしめることもあります。大抵の場合、私達が望んでいる幸せの形と、神が与えてくれる幸せの形にはギャップがあるものです。

例えば、気が強く強烈なリーダーシップにより会社を引っ張っている社長がいたとしましょう。こんな性格の持ち主だから、もちろん敵も多く、毎日が戦闘モードです。しかしその性格の甲斐あって、この会社は創業時の苦難を乗り越え、お得意様も増えていき、商売は軌道に乗りました。しかし社長の性格は変わりません。いつまでも創業時のままの強引な発想で会社を牽引しようとします。

そんな時に、社長の胃にポリープが見つかり、長期入院を余儀なくされました。社長は思います。「なぜこんな大切な時に入院しなければいけないのだ。俺はなんて不運なのだろう」と。しかし、社長の長期入院によって、社員達の責任感が増し、専務をしている息子が先頭に立ち、社長のいない会社は新しい一歩を踏み出すことになりました。

〜災い転じて福となす〜

社長の思い描いている幸せというのは、いつまでも元気で社長として会社を経営し、いつか上場企業にすることでした。しかしこの路線から外れることが起こると、この社長はそれを不幸とみなしてしまいます。

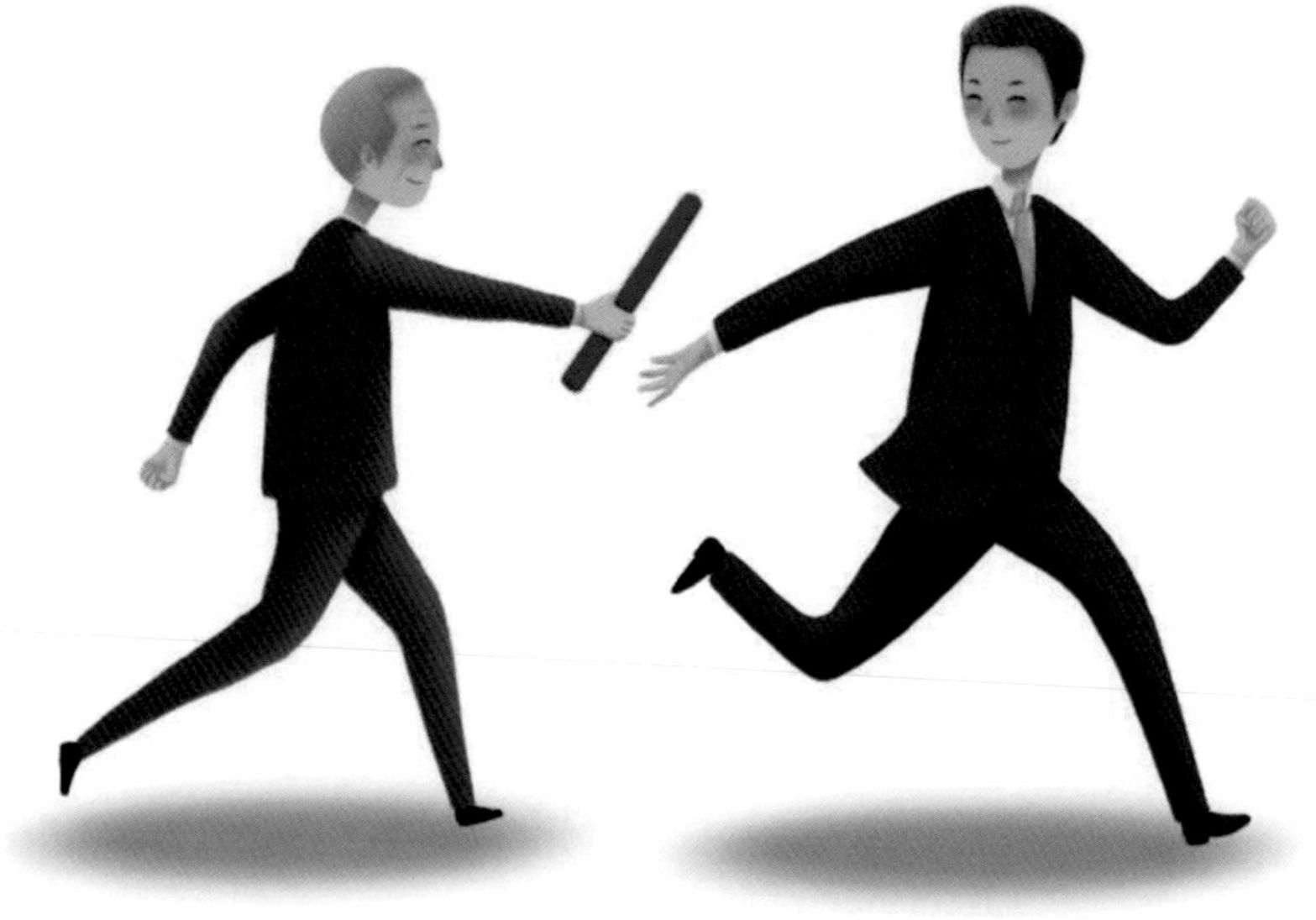

一方、神の用意している幸せというのは、この会社を永劫続く企業にさせたいがために、社長の思い描いていた路線とは違った形を用意していました。つまり起業時に必要だった社長の剛腕はすでにその役目を終えたので、これからは次世代の育成だと考え、社長には一線から引いてもらって、会長として若い経営者のアドバイスに専念してもらうことだったのです。

短期的にみると、社長の長期入院を凶事として捉えるかもしれませんが、長期的にみるとそうでもないかもしれません。「災い転じて福となす」。これが聖書の教えに沿った物事の見方なのです。

～全能なる神～

神は病気に対しても寛容です。病気になった者を健康からの脱落者とはとらえていません。なぜなら神は全能なので、まさか神が脱落者を創造するはずがないからなのです。

生まれたばかりの赤ちゃんに対しても大人は完成形として迎えます。神が創造したこの赤ちゃんに欠陥があるはずがないという発想です。したがって不完全な形でこの世に生を受けた赤ちゃんに罰が当たらないようにという親心によって、幼少の頃から厳しく躾ける日本人とは逆に、この完成された子供に対して手を上げてまで躾ける必要はなく、褒めて育てるのが妥当だと考えるのです。

～神への感謝～

神は私達を見捨てることなど絶対にありえません。そして、聖書

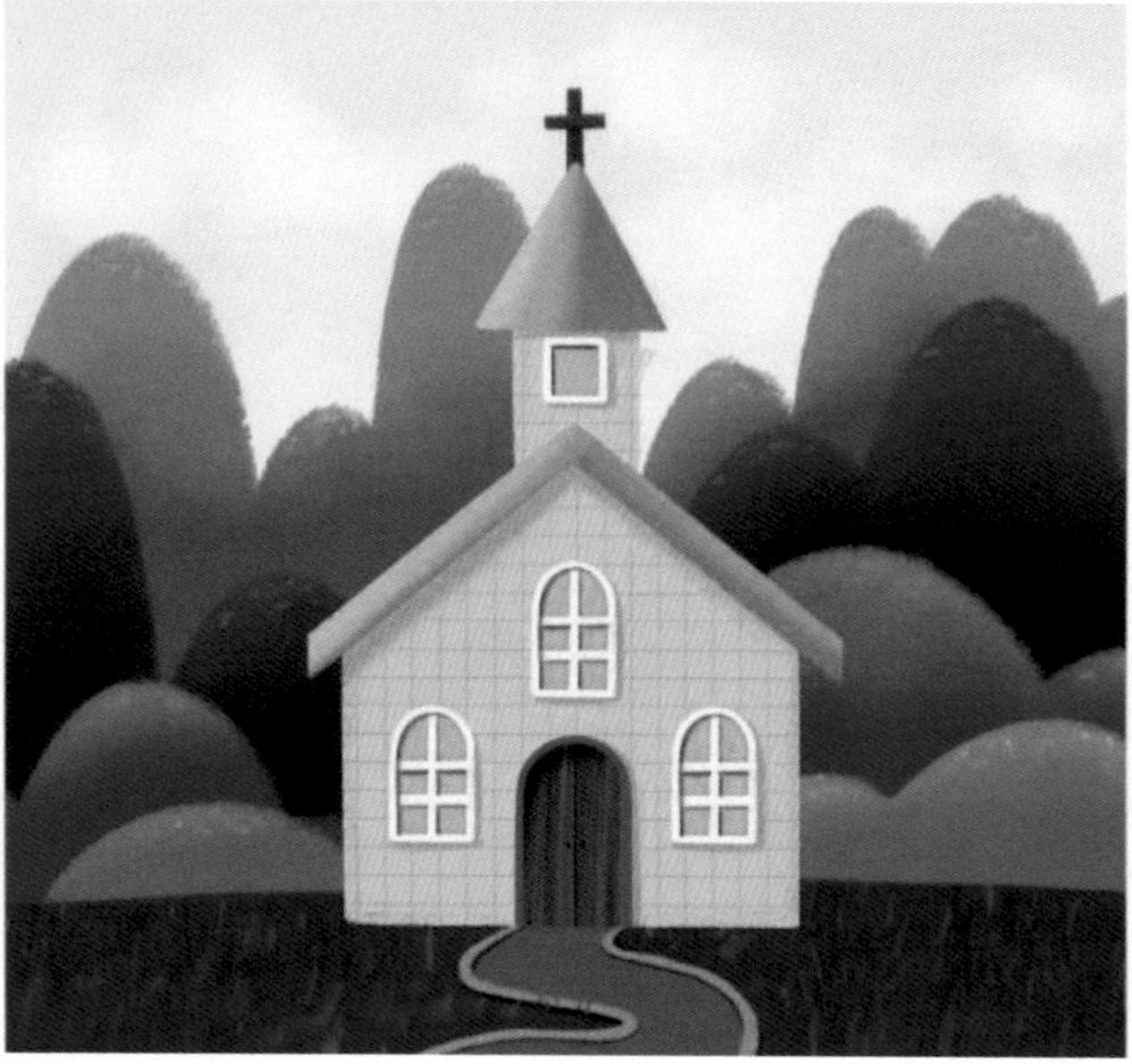

はこの世で起こる全ての事象に対して感謝しなさいと説いています。
　神は時には厳しく時には優しく私達に対して接してくれていています。それには例外がありません。もし病気になったとしても、そこには神からの尊いメッセージが込められているのです。そのメッセージはこれからの人生において、幸福へと導いてくれる水先案内人となるのですから、やはり神に感謝すべきであると説いているのです。

～愛の鞭～

　病気は脱落ではありません。今後の生活を改善するために、神が与えてくれたありがたい愛の鞭なのです。病気になったことによって、人は必ずといっていいほど過去を顧みて、今までの生活態度を改めるものではないでしょうか。ある者は食生活を改善するかもしれませんし、またある者は睡眠について改善することでしょう。いずれにせよ、病気になったことによって、人は良い方向に導かれるものなのです。これは神が病気を通して、我々に健やかな生活を送るように教えてくれているのです。

　癌との闘いを通してキリスト教の教えに興味を持たれ、癌を克服した暁に、キリスト教の教えを今後の人生に活かしていくことができれば、素晴らしい贈り物を頂戴したことになると思うのです。

第六章　仏教の教え

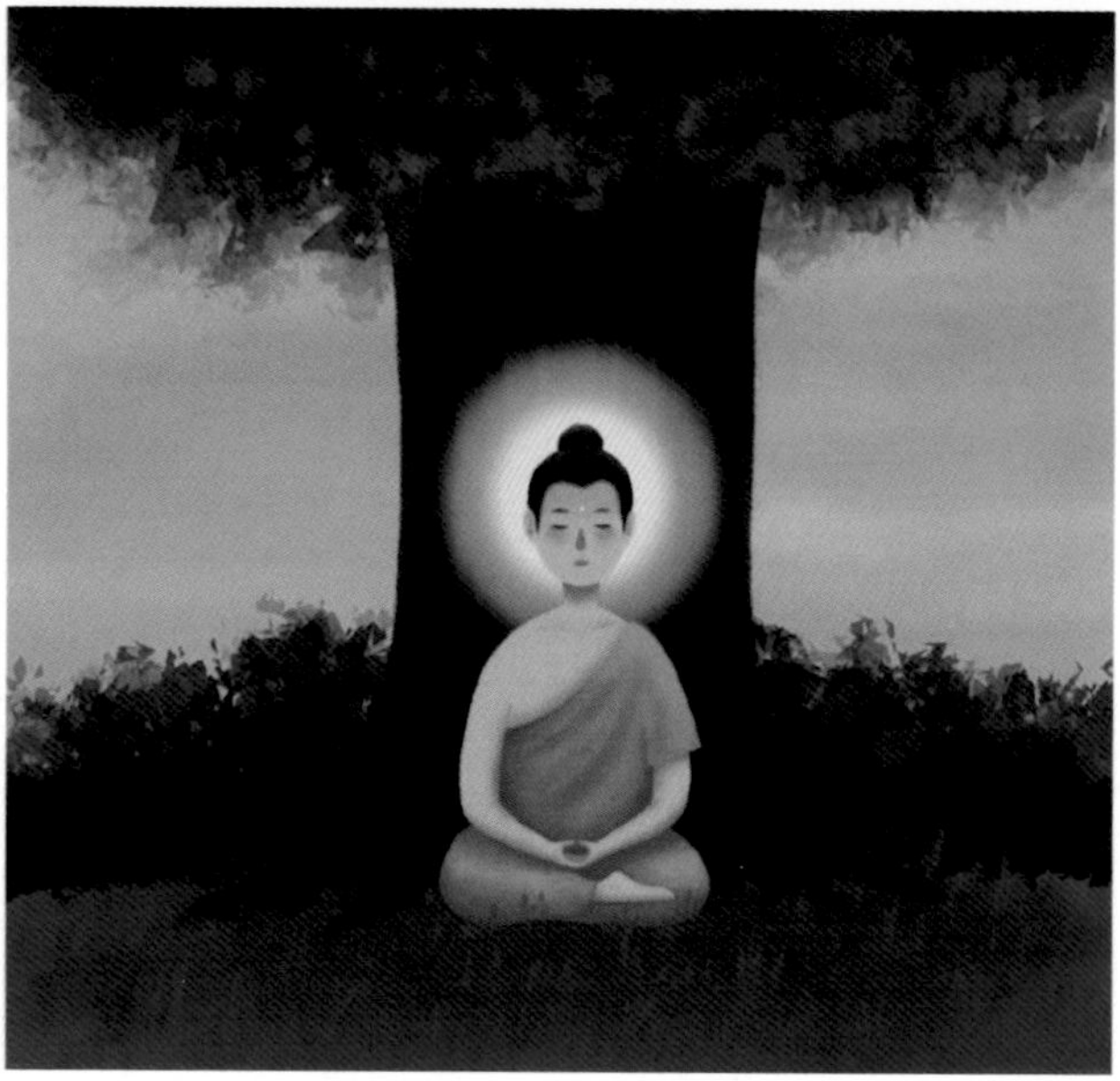

~お釈迦様の名前~

仏教を創始した人の名前は何と呼ばれているでしょうか？　一般的にはお釈迦様と呼ばれることが多いと思いますが、釈迦族の出身だからそう呼ばれているだけであって、本名はまた別に存在しています。しかしここで本名をカタカナで表記すると、何か堅苦しく感じてしまうかもしれませんので、本書では「シッダアルタ」とは呼ばないで、「お釈迦様」で通していきたいと思います。

~縁~

さて、お釈迦様は苦行の末に菩提樹という木の下で悟りを開いたと伝えられています。その内容を短い言葉で表すと「この世に存在する全てのものは、独立して存在しているのではなく、常に他のものと関係をもって存在している」となります。

これが「縁」と呼ばれるものです。縁起ともいい、刹那的なつながりであったとしても、その人は実は前世あるいはもっと前の世で何らかの関係があった相手だったと説きます。

~苦諦《くたい》~

また、仏教では人生は苦であると定義しています。そしてその種類は八種類あり、生、老、病、死、怨憎会苦《おんぞうえく》（会いたくない人と会うこと）、求不得苦《ぐふとっく》（求めても手に入らないこと）、愛別離苦《あいべつりく》（愛している人と別れること）、五蘊盛苦《ごうんじょうく》（五蘊が盛んになること）と呼ばれるものです。

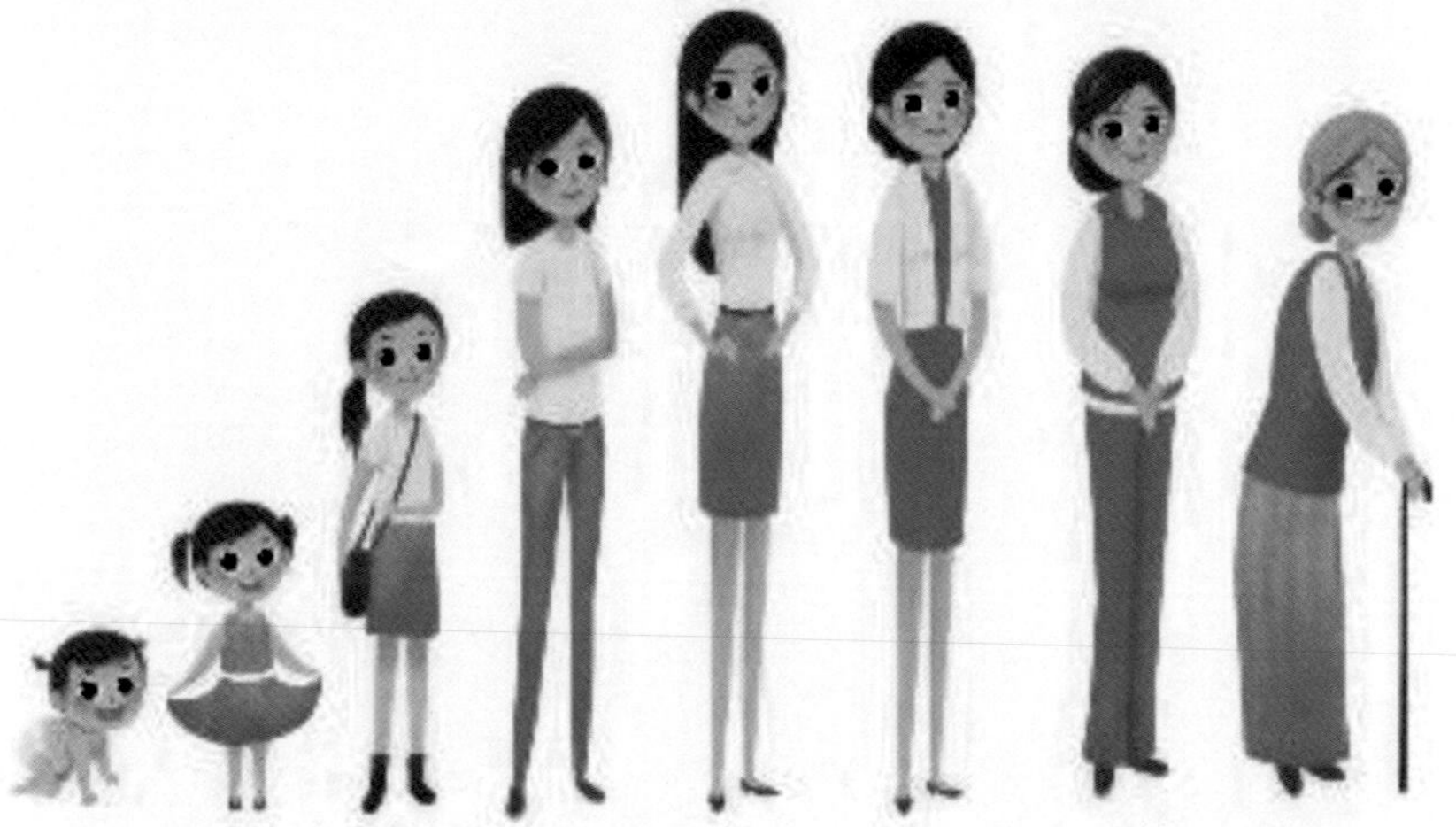

生を受けたことすら苦であると定義していることは仏教の大きな特徴とも言えます。つまり、苦が待ち構えている現世に生まれたくないと執着するから生も苦になり、いつまでも若さを保ちたいと思いに執着するから老が苦になり、いつまでも健康でいたいと願う気持ちに執着するから病が苦になり、もっと長生きをしたいと思う気持ちに執着するから死が苦になるのです。

〜集諦《じったい》〜

そして苦の原因となるものは物事への執着であると定義しています。ここでいう執着とは、我々が思っている執着と少しズレがあるような気がします。仏教の言う執着とはお金持ちになりたい、高価な車に乗りたい、豪邸に住みたい、有名になりたいという欲望を強く持つことではありません。もっと広い意味で使われています。例えば「苦労していればきっと良いことがある」とか、「他人に迷惑かけると必ず自分も迷惑をかけられる」なども執着なのです。この種の執着があるからこそ、真面目に生活しているにもかかわらず思わぬ苦が生じると悩むわけです。

〜滅諦《めったい》〜

滅諦とは、執着を断ち苦を滅することが悟りの世界であるという意味です。では、苦をもたらす執着を断ち切るにはどうすればいいのか？

仏教では琴の弦で例えられることが多いのですが、琴の弦を強く

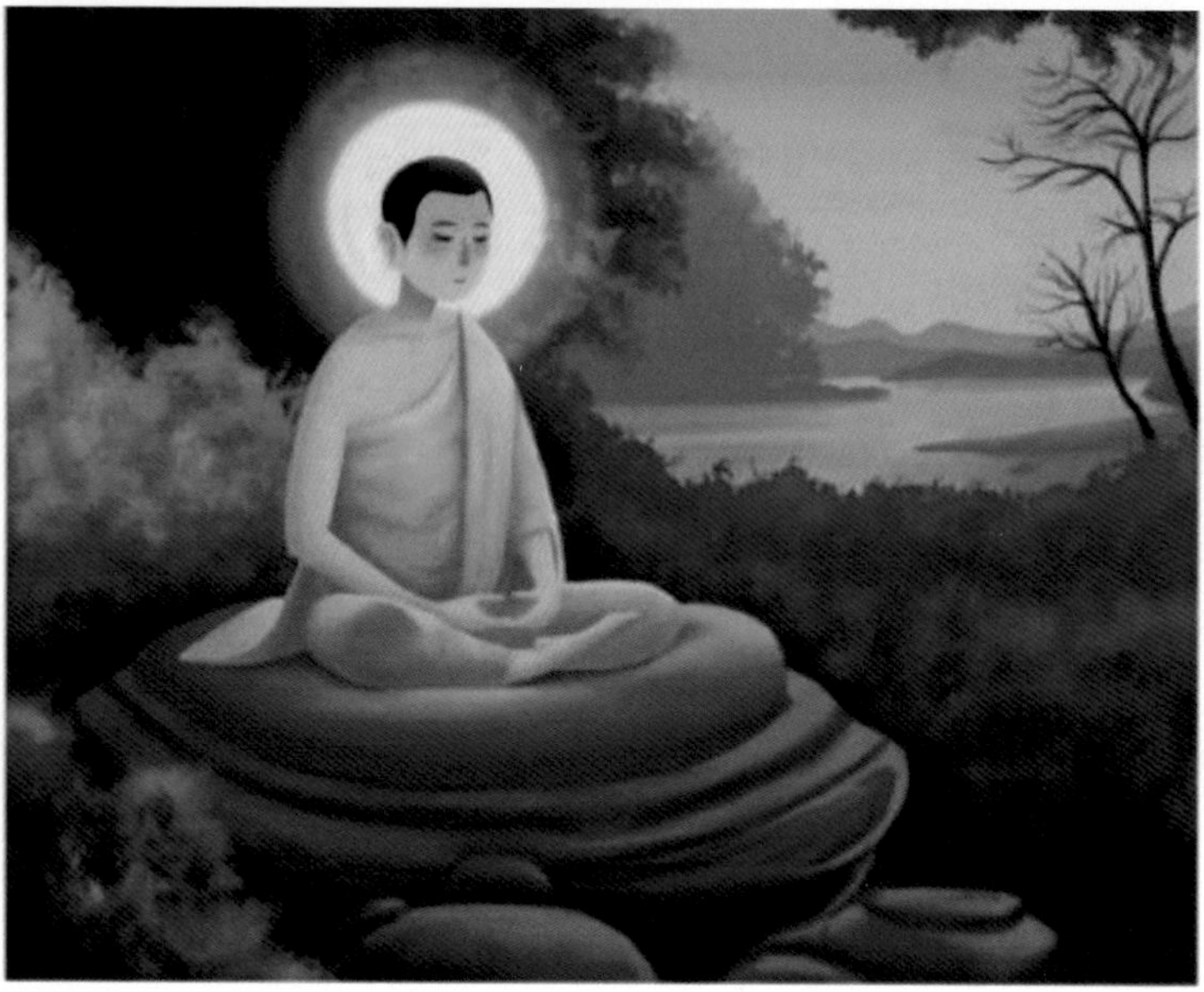

引っ張ると切れてしまいますし、だからといって緩すぎると音が出ません。まさにちょうどいい音が出る所が中道なのです。これはお釈迦様が修行時代、楽な修行でも苦しい修行でも悟りを得られなかったという経験から来ていると言われています。つまり、楽な修行でも苦しい修行でもない中道こそが執着を断って滅諦に至る道なのです。

〜修行〜

執着心を捨てるという修行を毎日行なうことによって、ようやく苦から逃れることが可能となります（ちなみに悟るために修行している人を菩薩と呼び、すでに悟った人を如来といいます）。

容易にこの修行ができない者は、南無阿弥陀仏と唱えればよいとされていますが、毎日お仏壇の前に座って両手を合わせながら、ただひたすら念仏を唱えることも広義の修行に分類してもいいのではないでしょうか。

中には座禅を組む方もいらっしゃるかもしれません。これも立派な修行だと思います。座禅を通して自分の内面に潜んでいる偏った考えを見つけ出し、それは間違いであると自分に言い聞かせる作業も、自力で行なう行為だからです。写経や写仏も同じで、心を落ち着かせるために費やす約一時間という時間は立派な修行と言えるでしょう。日々、多忙な仕事や煩雑な人間関係などによって邪悪な気持ちを抱きながら過ごす毎日を、正しい気持ちに回帰させてくれると思います。

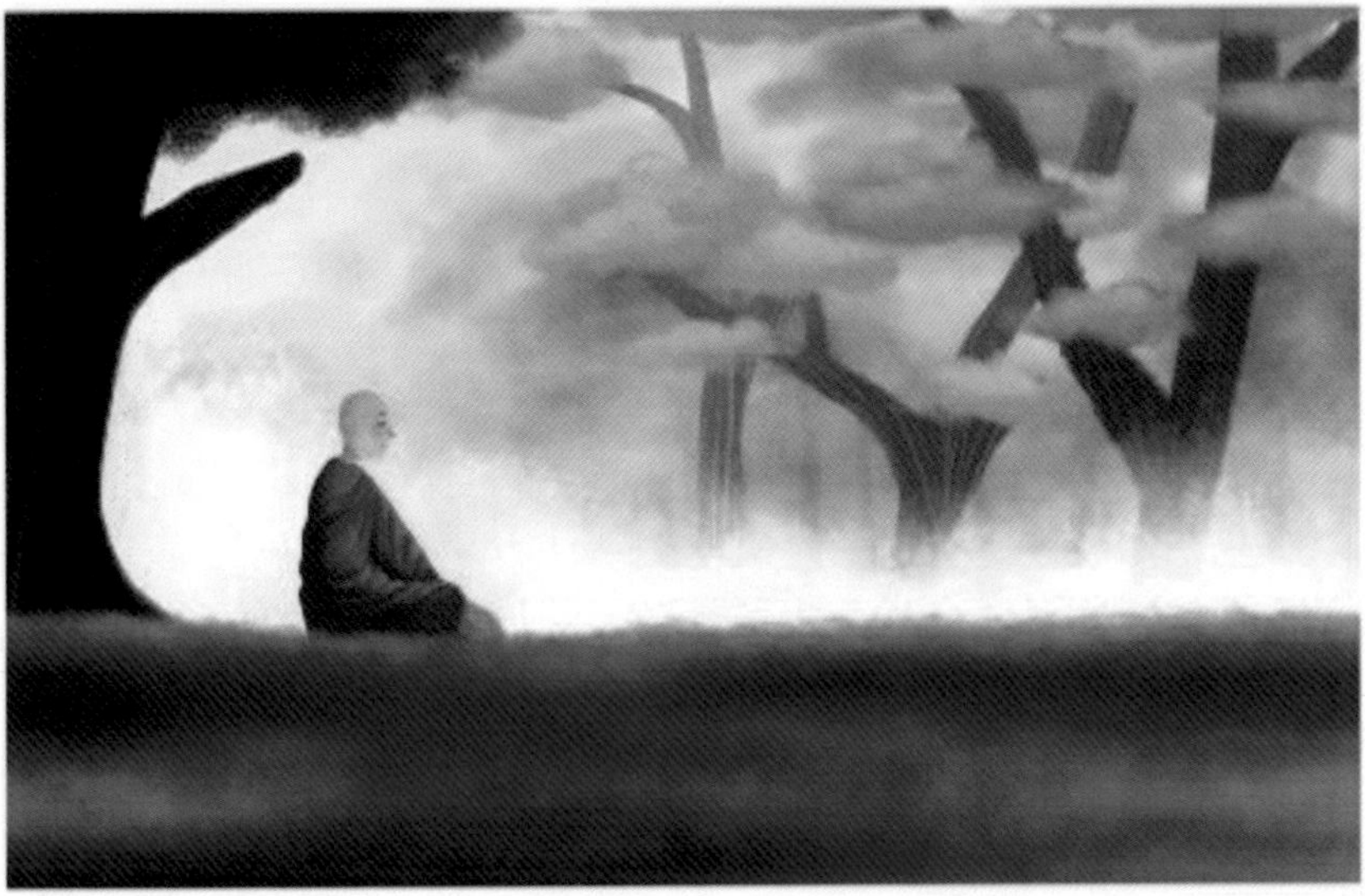

〜中道と中庸〜

ここで中道と中庸の説明をしておく必要があります。中庸とはまさに零と十の中間である五を指しますが、中道とは五である必要はありません。「左右極限を知らねば中道に入れず」が正に中道の明確な説明です。左と右という両極端を経験して初めて自分にとって適切な位置をつかむことができると説いています。したがって、そのつかんだ位置が五でなくてもよいのです。それが六であっても、その人にとって適切ならば六が中道になります。

〜道諦《どうたい》〜

道諦とは、煩悩を滅して悟りに至るために正しい修行を行わねばならないという真理のことです。その方法は八正道を実践することであると定義しています。八正道とは正見《しょうけん》（正しいものの見方を持つこと）、正思惟《しょうしゆい》（邪念に左右されずに正しい心で判断すること）、正語《しょうご》（嘘や悪口を言わないこと）、正業《しょうごう》（殺生や盗みをせずに正しく生きること）、正命《しょうみょう》（規則正しい生活をすること）、正精進《しょうしょうじん》（善に向けて正しく努力すること）、正念《しょうねん》（正しく自分を見ること）、正定《しょうじょう》（正しい心を持ち続けること）の八つを指します。

〜十二縁起〜

そして時が経ち、仏教も多くの弟子達の努力によりさらに論理的なものに磨きあげられていきました。八正道を身につけないと苦が生じてしまい、最初に生じた苦があるプロセスを経て次から次へと

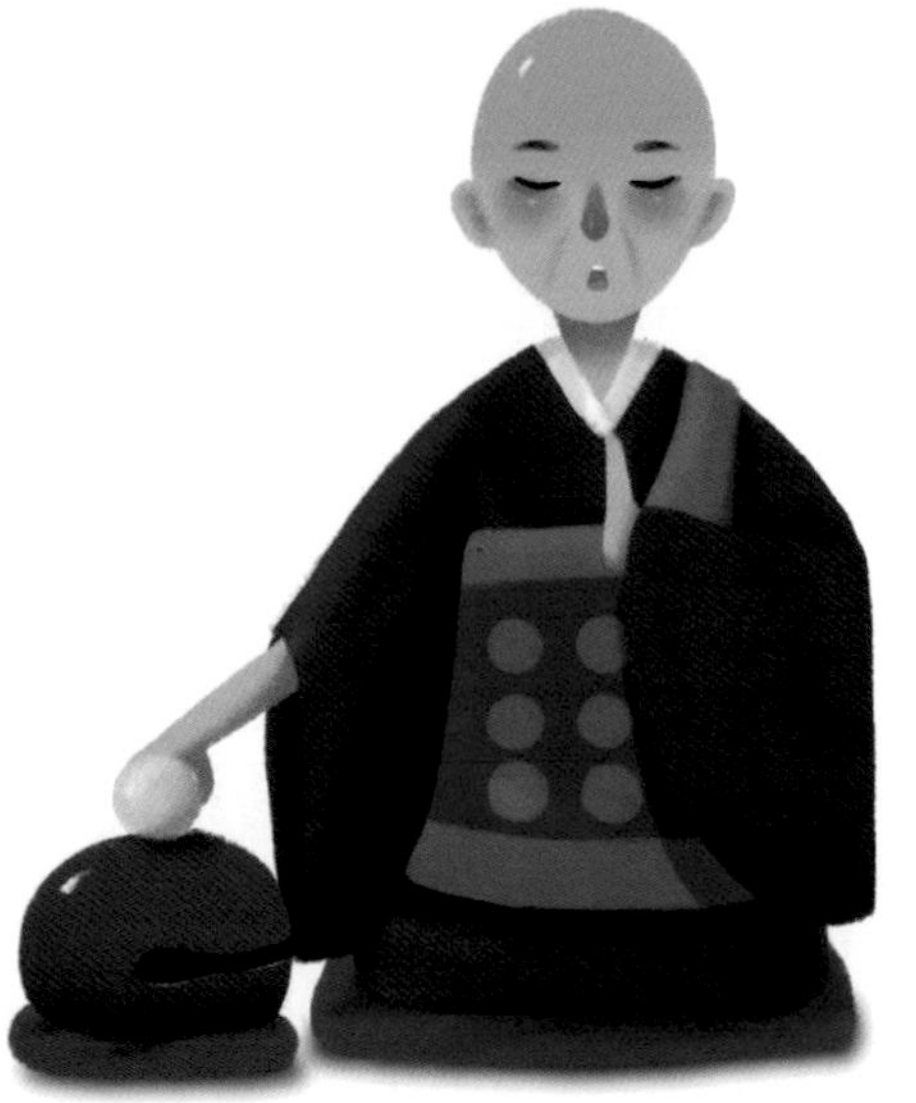

違う形の苦に変化していくと説いています。

このプロセスは十二ありますので十二縁起と呼ばれています。無明《むみょう》、行《ぎょう》、識《しき》、名色《みょうしき》、六処《ろくしょ》、触《そく》、受、愛、取、有、生、老死の十二になります。

~因果応報~

さて、仏教の死生観について触れておきたいと思います。仏教の教えによると、我々はたとえ死んだとしても、仏教が定める六つの世界である六道（地獄道、餓鬼道、畜生道、修羅道、人道、天道）のいずれかに生まれ変わって、また最初から人生をやり直すことになります。

しかしこの六つの世界は迷いと煩悩に溢れた世界であり、決しているべきではない世界であると定義しています。現世が天道に生まれたからと言っても、所詮は六つの世界の中の一つだという考え方です。功徳を積まなければ来世は地獄道や餓鬼道などに転落する可能性があります。これを「因果応報」という言葉で表現しています。

~解脱~

ところが、我々が持つ執着を根底から断ち切ることができれば、この六つの世界から外れることができ、今までにない新しい世界（涅槃）に行くことができると説いています。

これが「解脱」と呼ばれるものです。解脱はあくまでも他力ではなく自力によるもので、修行を積んだ結果それが可能となるとお釈

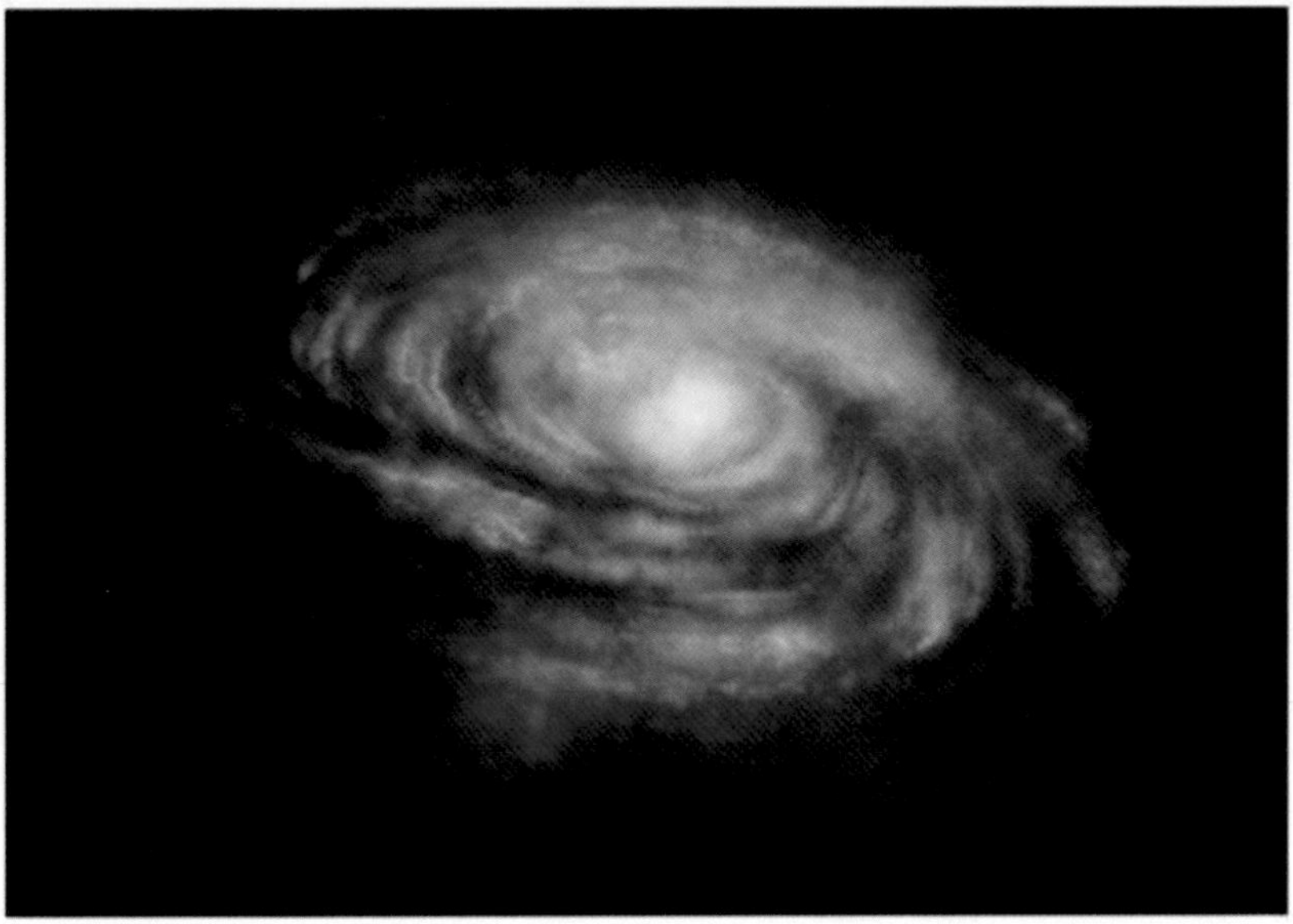

迦様は説いていたのですが、時代がこの考えを変えていきました。どうしても自力で解脱できない者に対しては、お釈迦様の他力によって解脱できるという考え方が台頭してきたのです。
その証しが「南無阿弥陀仏」という念仏です。「南無」とは「帰依すること（身を委ねること）」で、直訳すると「阿弥陀様に身を委ねます」となります。この念仏を唱えるだけで解脱できるというのです。

～死後の世界～

また人は亡くなると冥途への旅が始まると説いています。真っ暗な道を一人で歩いていると、一人の大王らしき人物に出くわすことから死後の世界がスタートします。

ここで、これまで生きてきた人生でどれほど徳を積んできたのかという審査を受けます。ここに到着するまで費やした日数は七日間。一回目の審査が終わってから再び七日間かけて真っ暗な道を歩きますと、二回目の審査が行われます。これを七回繰り返して四十九日目にようやく総合判定が下され、六つの中から次の世界が決定されるのです。そして次の世界に生まれ変わると、また煩悩と執着の世界で懸命にもがきながら人生を送ることになるのです。

仏教では決して善行が我々を幸福にする、といった理想論を説いているわけではないのです。

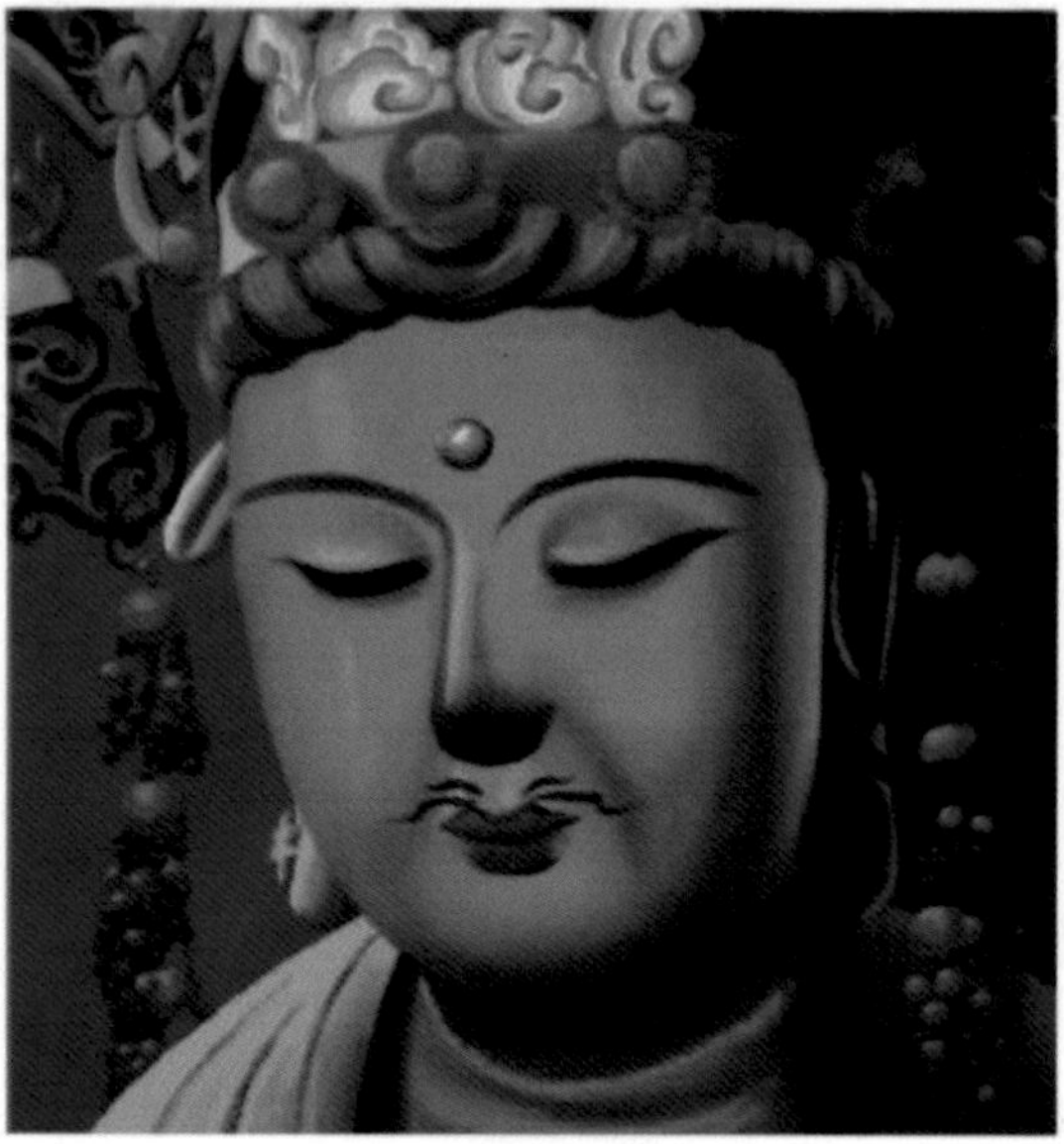

～エピソード～

こんなエピソードがあります。お釈迦様が布教の旅をしていると、ある母親がお釈迦様の前に現れて、「先日我が子を亡くしました。どうかお釈迦様の力でよみがえらせてください」と言いました。

この時お釈迦様は、「わかりました。では死人を出したことのない家から、ケシの実をもらってきなさい。それで薬を作ってあげよう」と言われました。その母親は村中を駆け回って探しましたが、死人を出したことのない家などあるはずがなく、とうとう諦めてしまいました。

お釈迦様は言いました。「この世は諸行無常なのだ。子供は親より長生きをするという固定観念があなたを苦しめている」と。仏教はとても現実的であるという有名なエピソードです。

～輪廻～

仏教では死の後に生があり、生の後に死があると考えていて、生と死が循環していると考えます。一年を三百六十日として捉えた場合、死を迎えてから四十九日間はまだ魂は現世にいて、五十日目に肉親の誰かのお腹に宿り、十月十日（三百十日間）をお腹の中で費やして三百六十日目に再びこの世に生まれてくるというのです。つまり我々の肉体が滅びることはあっても、魂は滅びず、また別の肉体を借りて生まれ変わってくると考えるのです。

したがって死とは終わりではなく、来世の始まりととらえているのです。

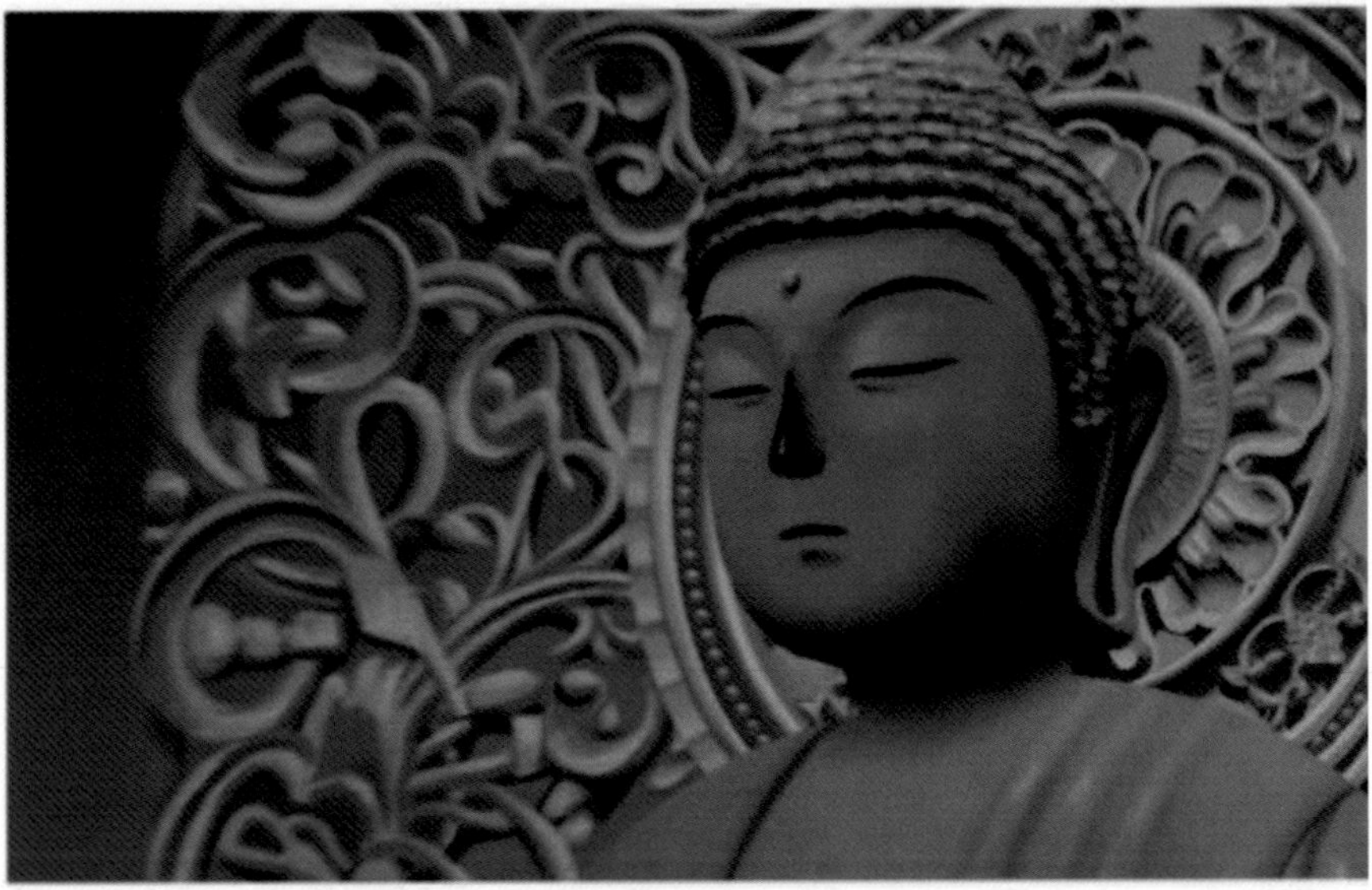

～仏教とキリスト教の違い～

仏教とキリスト教の大きく違う点の一つに、仏教は修行によって目的地点に到達しようとしますが、キリスト教は聖書を読んで、神の意向を理解することによって到達しようとする点があるのではないでしょうか。

仏教はこの世を四苦八苦という言葉で表現しています。ちなみに四×九＝三十六、八×九＝七十二の和が百八なので、これが除夜の鐘の数を百八回叩く理由だと言われています。八つの苦しみとは生苦、老苦、病苦、死苦、愛別離苦、怨憎会苦、求不得苦、五蘊盛苦であり、この苦しみが我々を待っているのだと説きます。

これをキリスト教信者から見たらどうなるでしょうか。「この世が苦ですって？　神は我々を愛してくれているのに、何故苦労をさせるのかな～。そんな否定的な発想で人生を送っていたら、せっかく神からもらった人生が楽しくならないじゃない～」と言われかねません。

逆に、仏教信者からキリスト教を見たらどうなるのでしょうか。「先日、可愛い我が子を交通事故で亡くしました。こんな辛い経験は他にはなく、毎日泣いて過ごしています。それでもこの耐えがたい出来事は神の愛とでもいうのですか？」となることでしょう。

～自力と他力～

さらにはこのような分析もできます。キリスト教とはそもそも神の言葉を素直に聞いて、その言葉通りに生きていれば幸福な人生を

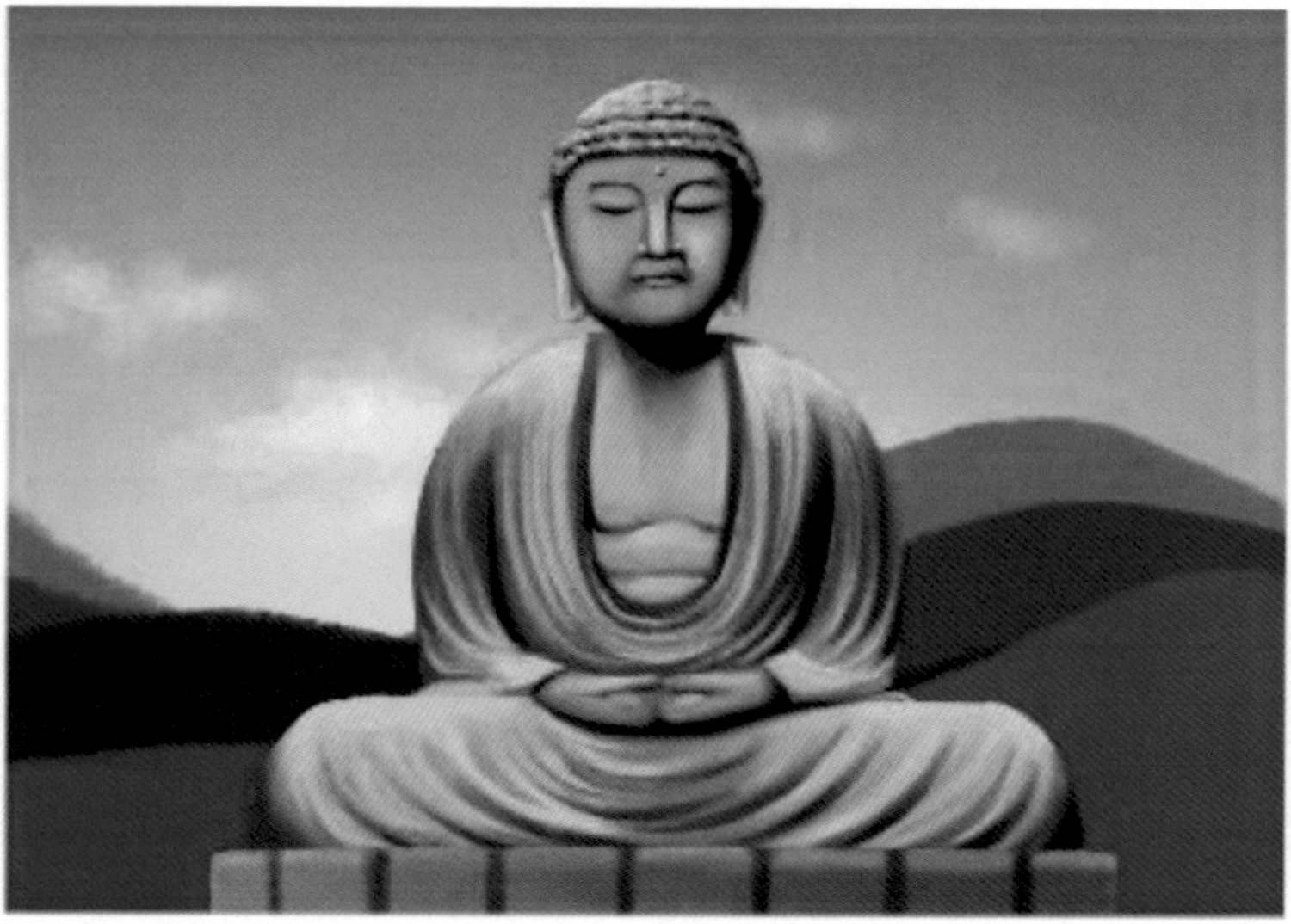

送ることができるという見方で、仏教とは幸福な人生を送りたければ自分で努力し、自分の力で悟らなければ何も得ることができないという見方だということです。

よって、仏教徒は山に籠り、滝に打たれ、不眠不休で山野を駆け巡るのですが、キリスト教徒はこういった行ないをしないでひたすら聖書を読むのです。

~磨石劫~

目の前の利益に一喜一憂しがちな我々にとって仏教による時間の捉え方は実に独特だと感じます。死が次の生の始まりと捉える考え方もそうですが、磨石劫という考え方も凡人には受け入れがたいと言えるでしょう。

縦四十里、横四十里の想像もつかない大きな岩があったとします。四十里とは現代の度量衡で計算しますと百六十キロメートル四方の大岩です。そこへ百年に一度天女が舞い降りてきて、着ている羽衣でその大岩を一回擦ってまた天に帰っていきます。そしてこの大岩が羽衣の一擦りで完全に擦り減ってしまうまでの時間を一劫と呼びます。そして阿弥陀如来が一切の衆生を救うために様々な思考を凝らした期間が五劫と言われています。

五劫とは、計算するのも困難な時間の長さですが、それだけ人間の罪が重く、お釈迦様の愛情が深いということでしょうか。

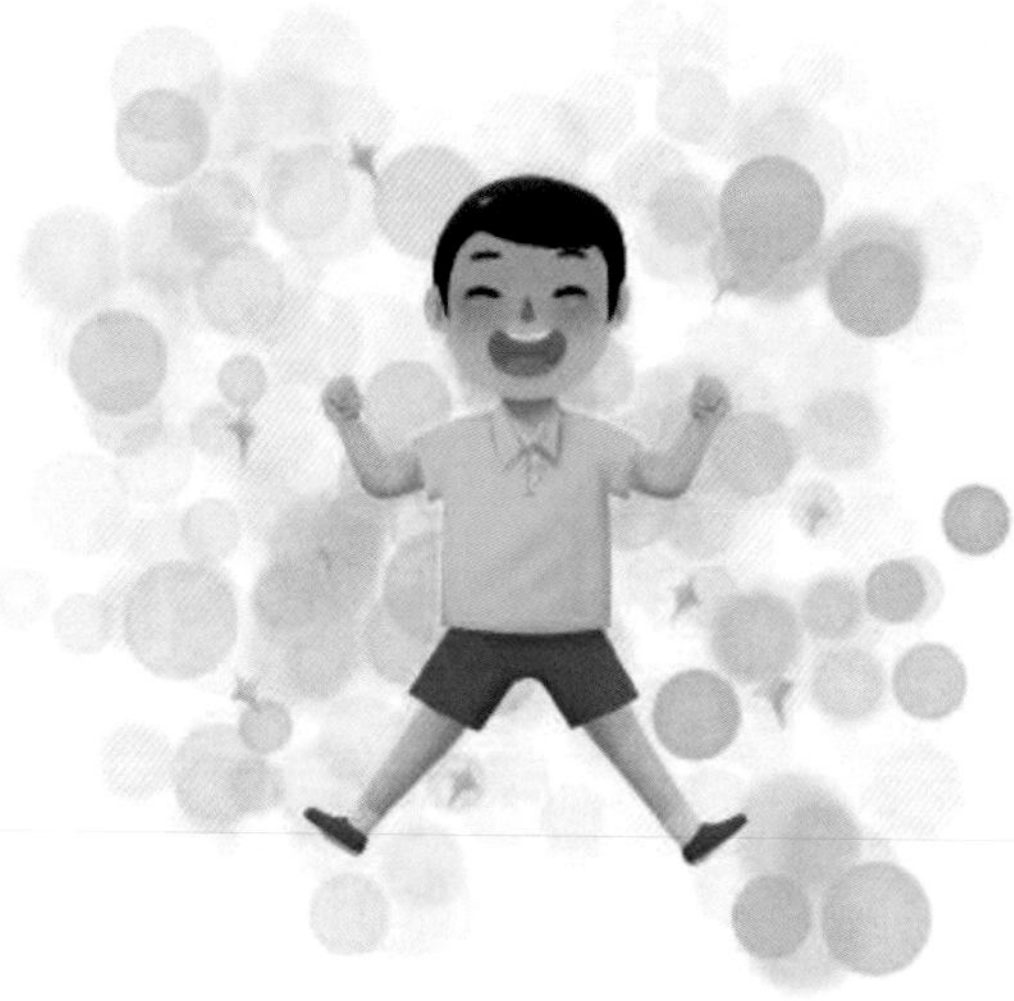

〜無量寿〜
皆様は一度くらい「じゅげむ　じゅげむ　ごこうのすりきれ…」という文言を聞かれたことがあると思います。これは実は仏教に関係していて、「寿限無　寿限無　五劫の擦り切れ…」と書きます。この五劫の擦りきれは磨石劫のことで、寿限無とは限りなく長く続く寿命を意味しています。
この寿限無を仏教用語では無量寿といい、無量寿はサンスクリット語でアミターユスと訳します。つまり無量寿とは阿弥陀如来のことなのです。五劫という気の遠くなる時間を費やして菩薩から如来になる修行を行い、ついに如来になった阿弥陀如来のことを意味しているのです。

〜経験済みの人生〜

つまり仏教では気の遠くなるような時間を費やして、今この世に存在しているのだという境地に我々を導きたいのではないでしょうか。

我々は何度も輪廻を繰り返して今があるのだ、我々がこの世で生きているのは決して初体験ではないのだと言いたいのです。この世に生まれて生きていることが初体験ではないにも関わらず、何故あなたは前世の反省を現世で活かそうとしないのかと訴えているように思います。


〜隠されたメッセージ〜

そうなのです。生老病死なんてものは全てすでに経験してきていることじゃありませんか！　それなのに何を恐れているのですか！　あれほど前世で次の世に生まれ変わってきたら陽気に元気にいきいきと生きて

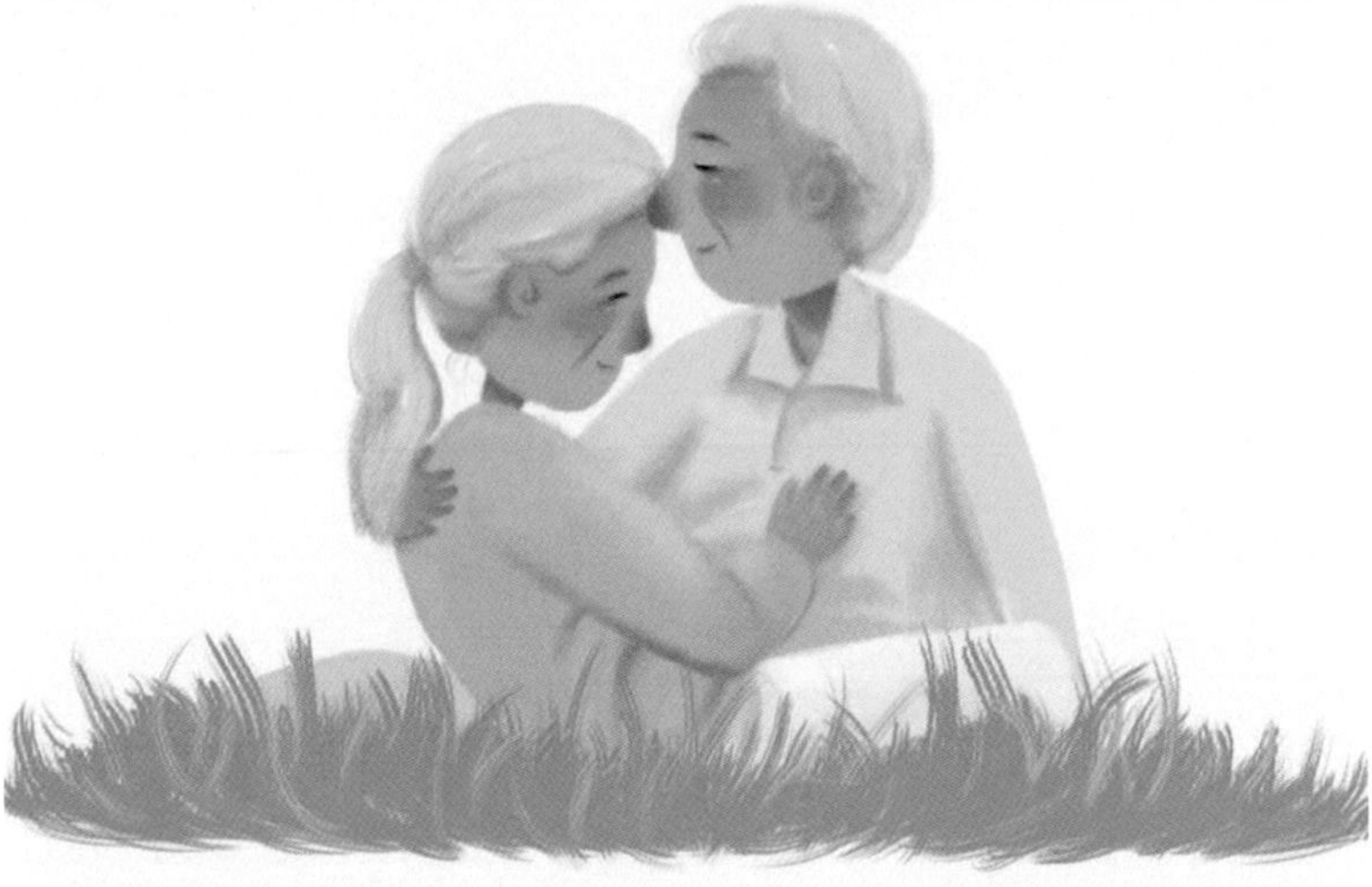

いこうと堅く心に誓ったではありませんか！　もう忘れたのですか！　今からでも遅くはありません。狭い所で小さく生きていないでもっとのびのびと生きましょう！

これが僧侶によって色々と語られる説法の、隠された仏教のメッセージなのです。

～やっぱり来たか～

以上の説明で仏教思想の要点をつかんでいただけましたでしょうか。もしも仏教の教えを忠実に守って癌との闘病生活を送るとすると次のようになります。

まず、人生は苦であるという発想から始まります。「何故私だけ癌になって苦しい闘病生活を送らなければならないの？」と嘆く方が多いと思いますが、そもそも人生とはそんなものだという所が出発地点になります。

「やっぱり来たか」くらいがちょうど良いのかもしれません。

～冷静な判断～

そしてこの苦を取り除くためには、正しい考えを持たなければなりません。ここでいう正しい考え方というのは、いわゆるこの世の「真実」を指します。

癌になった理由を正しい心で考えてみましょう。過去の生活はどうだったのでしょうか。体が悲鳴を上げているにも関わらず、無理な労働をしていませんでしたか。感情はどうでしたか。いつもイライラして、

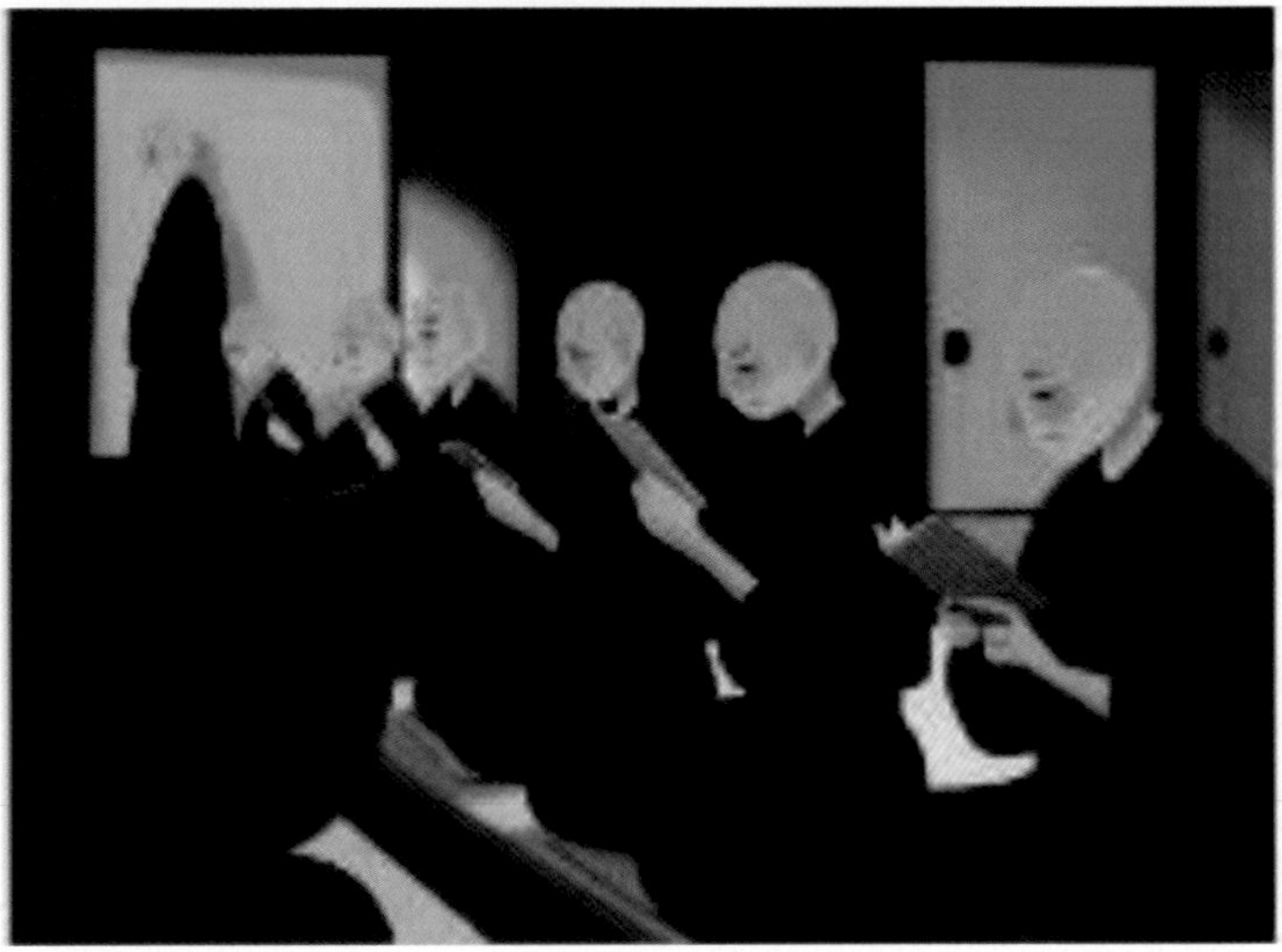

周囲を怒鳴りつけてばかりではなかったですか。感謝の気持ちを忘れて、つまらない争いに貴重な時間を費やしてきませんでしたか。
こういったことを冷静に見つめてみると、偏った自分の姿があぶり出されてくるというものです。そしてついには右でもなく左でもない、上でもなく下でもない中道の考え方にたどり着くことができます。
言い換えると、中道の考え方とは限りなく冷静な判断と言えるかもしれません。

~優しい気持ち~

中道の考え方が見えてくると次は執着心を断ち切る作業が待っています。元気な時にあれもしたかった、これもしたかった、何としてもあれを達成したいという執着心を断ち切るのです。

一見すると、「何としてもあれを達成したい」という思いは病を患う者にとって、心の励みになるように見えるかもしれません。病が回復傾向にある者にしてみれば確かにそうかもしれません。しかし逆に病が悪化している者にしてみれば、その思いが強ければ強いほどやはり苦につながってしまうのです。

執着心を捨てこの世は縁によって繋がっていると確信しましょう。そうすれば直面している苦しみに耐えて、他人に優しくする気持ちを養うことができます。そして他人に施した優しさは、やがてはどこかで良縁として返ってくると信じましょう。

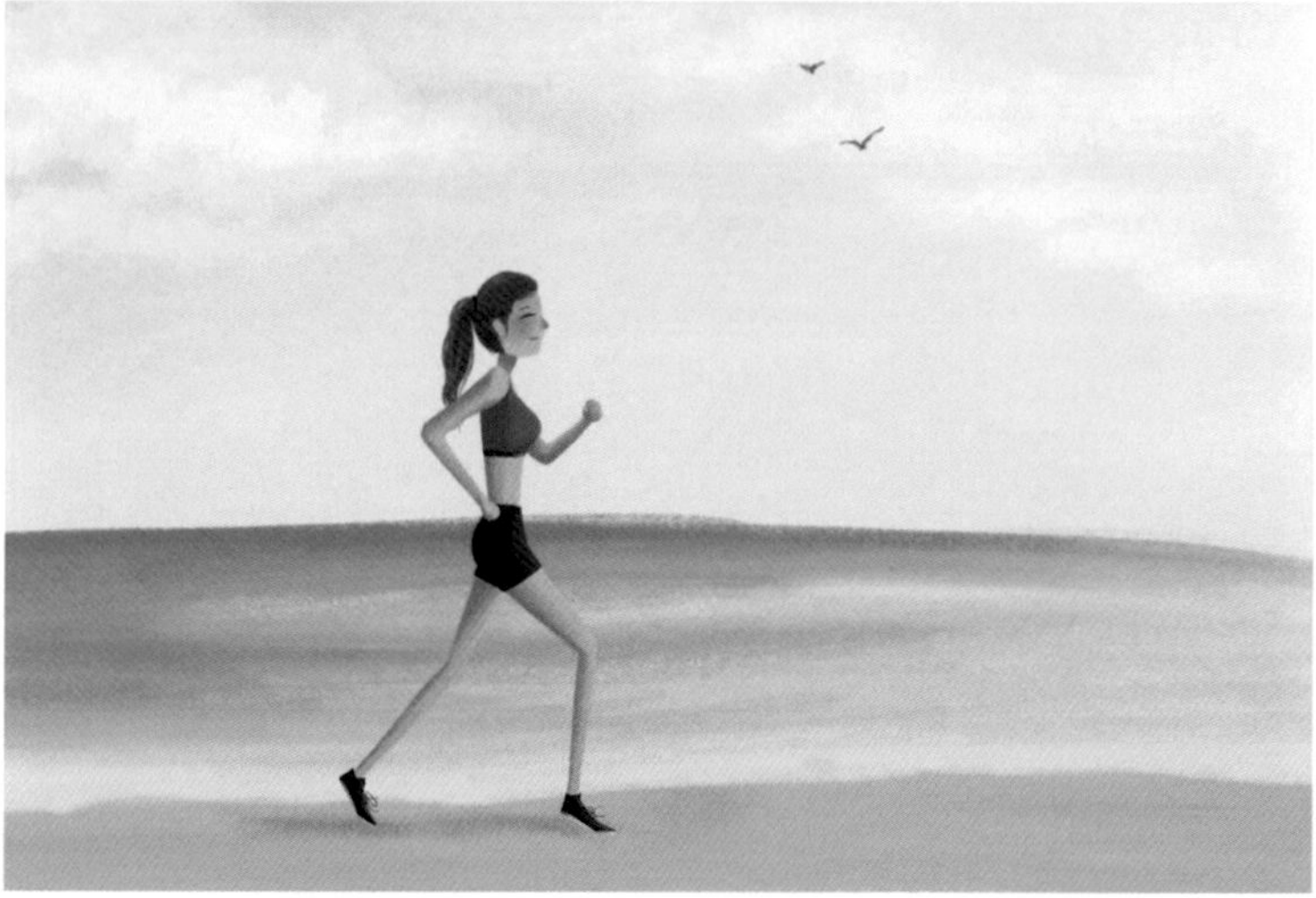

～開き直り～

とは言うものの、生への執着を捨てることは容易ではありません。いや、一生不可能かもしれません。しかし、開き直った人間の強さも私達は知っています。この強さに到達できたのも仏教の考え方を通して癌を捉え直したからです。

開き直りと諦めとは違います。諦めた者とは修行をしないで、ただ単に生きるということを簡単に放棄した人間という意味です。しかし、開き直った者とは修行をして自分なりの悟りの境地に達した人間を指します。結果的な言葉だけを聞くと同じように聞こえるかもしれませんが、両者の口から発せられる言葉の重みは天と地ほどの開きがあります。

～想定内～

仏教によって正しい物の考え方を身につけることができたならば、今後の人生を誤ることはないでしょう。そして人生は苦であるということに気付くことができましたので、たとえ苦難に遭遇したとしても、この苦難は想定内だと思えば心が折れてしまうことはありません。

そして生きるということは縁であるということを再認識すれば、今現在自分の周りにいる者に対しての配慮が増してくるに違いありません。親孝行、配偶者への気配り、子育ての情熱などの濃度が確実に上がります。

癌との闘病生活中に仏教の教えに興味を持たれ、癌を克服した暁に、そのまま引き続いて仏教の教えを人生の教訓として活かそうと思われたならば、癌から素晴らしい贈り物を頂戴したことになると思うのです。

第七章　般若心経の教え

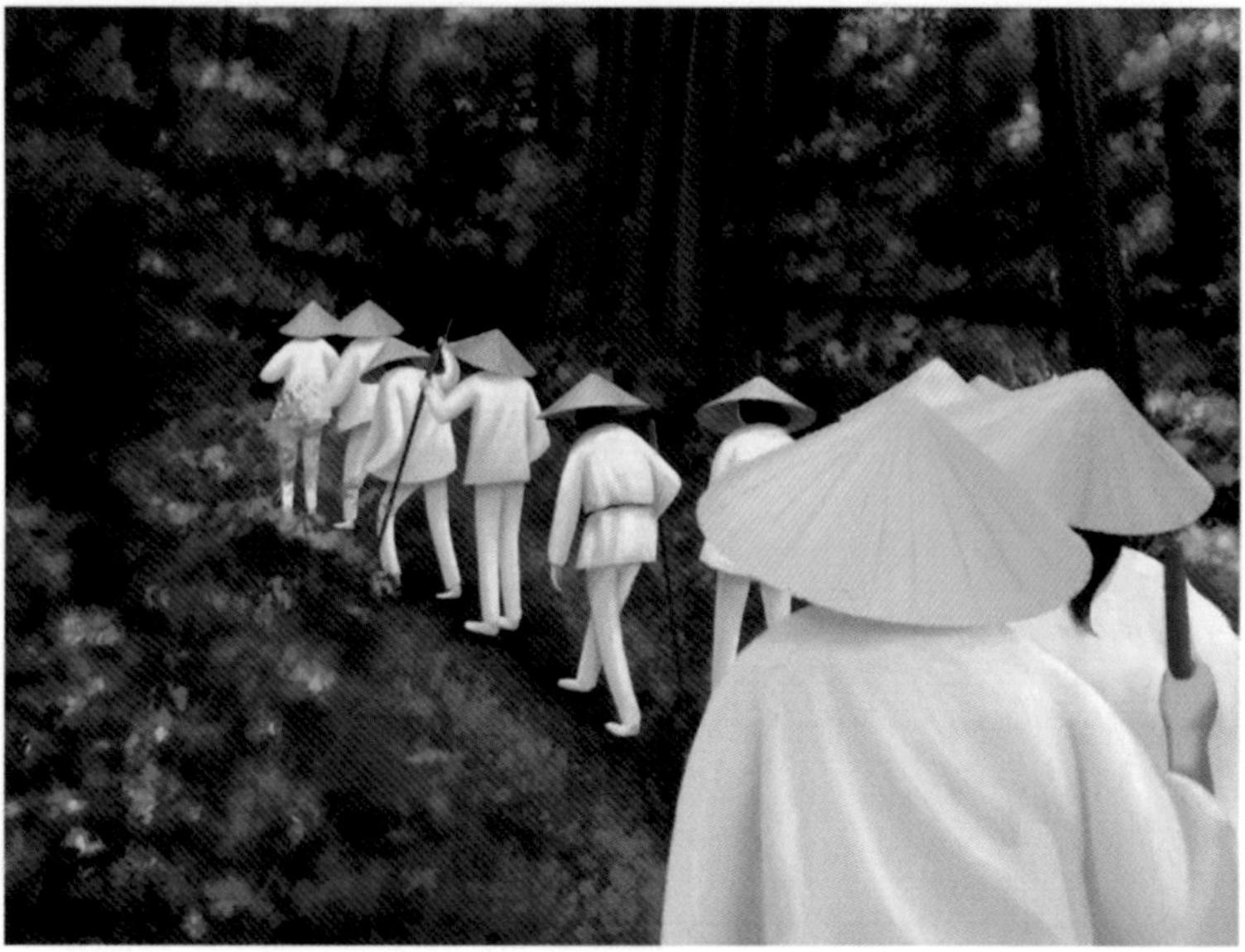

～般若心経とは～
皆様御存じのように般若心経とは、二六二文字からなる人々を苦から解放させることのできる仏教の教典です。お釈迦様が書いたものではなく、観自在菩薩（観音菩薩）による教えが書かれたものであると伝えられています。

～観音菩薩～

お釈迦様と観音菩薩、そしてシャーリプトラを筆頭とした多くの弟子達が山に登り、瞑想にふけっていました。その折、シャーリプトラが観音菩薩にこの世の真実を教えてくださいと懇願した回答が般若心経というわけです。

観音菩薩という人物ですが、釈迦やシャーリプトラのように実在したのかどうかは諸説あり、明らかではありません。私は実在したと信じたいのですが。


～霊場巡りで菩薩になる～

菩薩とは如来（悟った者という意味で、釈迦を釈迦如来と表現しても間違いではありません）になるために日々修行している者を指し、衆生と如来の間に立って衆生の願いなどを聞き入れてくれている者を指します。したがって四国八十八ヶ所巡りや西国三十三所巡りに参加している方々は、如来になろうとしているのだから菩薩であると言われます。

この般若心経は元々、インドのサンスクリット語で書かれていて、

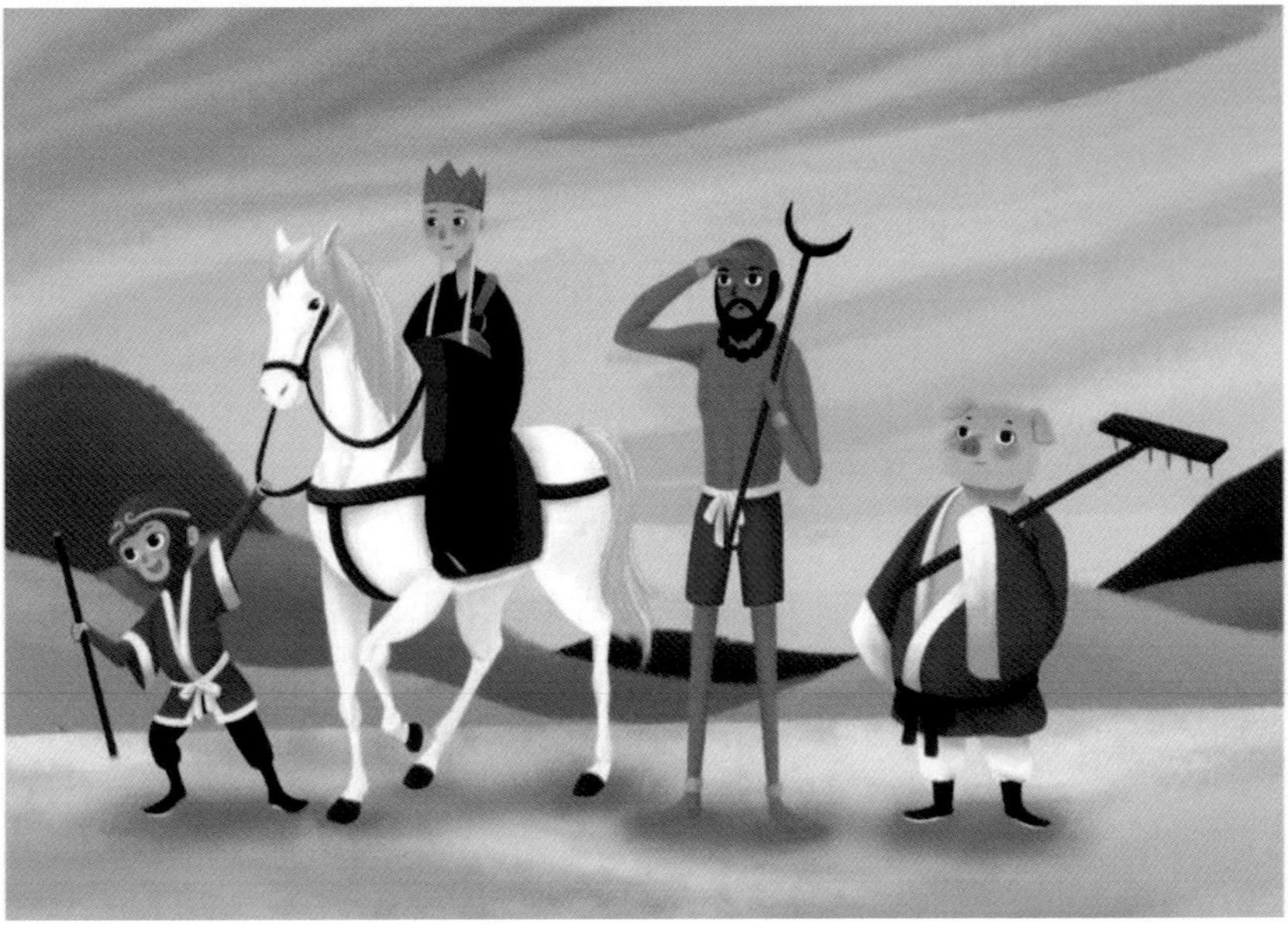

ある中国の高僧が自国に持ち帰り、漢字に翻訳したものを言います。この中国の高僧が「西遊記」で有名な玄奘三蔵（三蔵法師）です。

～般若心経と仏教の関係～

ここで、般若心経と仏教との関係性を再確認しておきたいと思います。なぜなら仏教の教えと般若心経の教えには若干の違いがあるからです。

仏教ではまずこの世は苦であると定義して、その苦から抜け出す方法を教えてくれているのに対して、般若心経ではこの世の全てが空であると定義していて、我々の苦を取り除く方法については触れていません。

つまり般若心経とはこの世の真理を述べている段階に留まっているのです。つまり苦しみにいる衆生の心を励まし、大丈夫だよと優しいお声掛けをする宗教とは違って、般若心経とは、この世の真理がわかったから皆様にお披露目した書物であるという点が大きく異なる点なのです。

また、般若心経では仏教の説く執着心や執着心を捨てて解脱することなども全てが空、つまり「無いに等しい」と言っています。この部分は見方によっては仏教を否定しているように受け取る方もいらっしゃいます。

～般若心経の内容～

さて我々は普段、「般若心経」と呼んでいますが、正式には「般

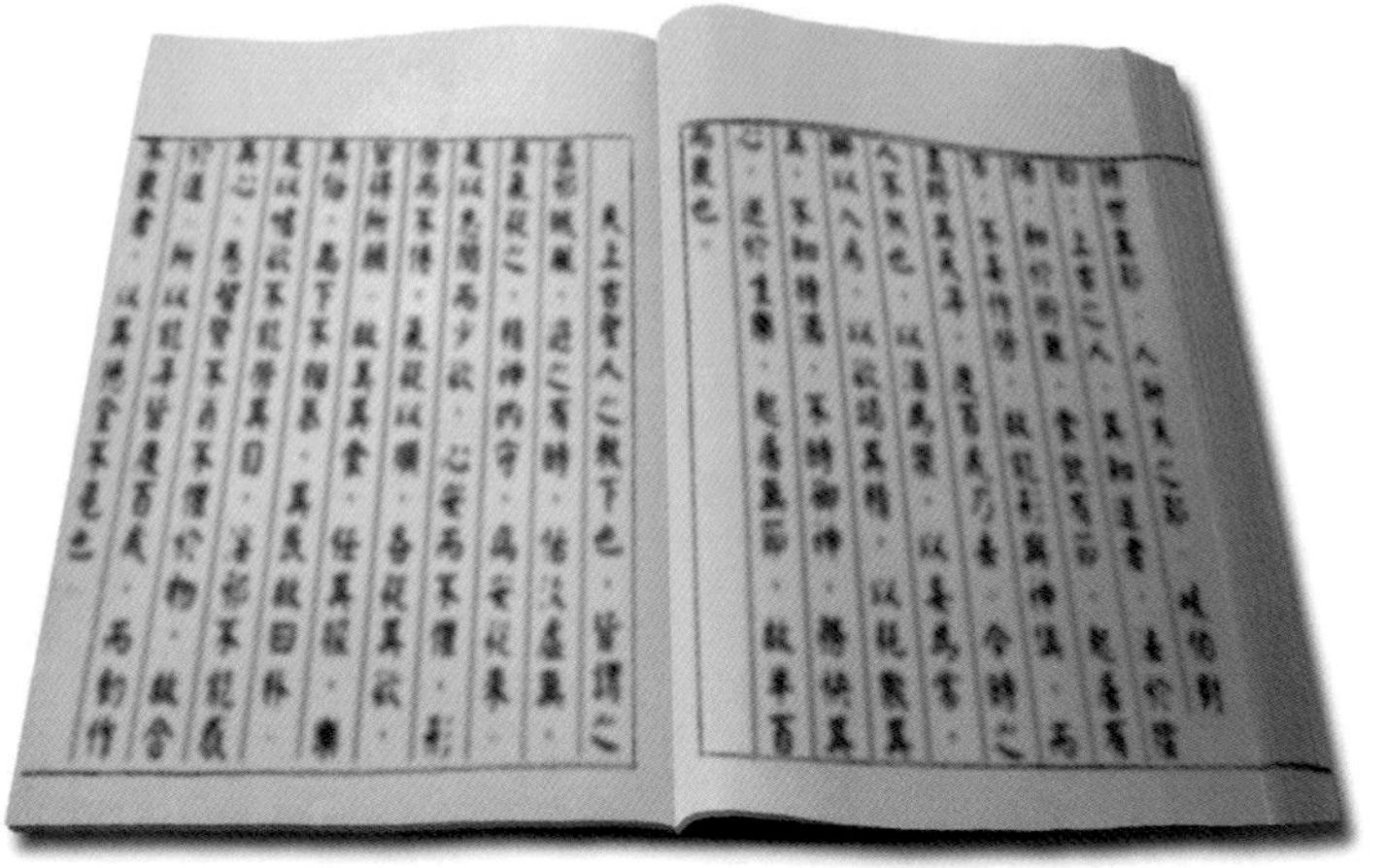

若波羅蜜多心経」と呼びます。
般若波羅蜜多心経の般若とは「知恵」、波羅蜜多とは「完成」と訳されることが多いことから、般若波羅蜜多心経とは「真理を追究してきた長年の行ないによってようやく得た悟りを書き記したもの」ということになります。
ではここに般若心経を書き記し、あらためてその意味をさぐっていきたいと思います。

般若波羅蜜多心経（漢文）

観自在菩薩　行深般若波羅蜜多時　照見五蘊皆空　度一切苦厄
舎利子　色不異空
空不異色　色即是空　空即是色　受想行識亦復如是　舎利子
是諸法空相　不生不滅
不垢不浄　不増不減　是故空中　無色　無受想行識　無眼耳鼻
舌身意　無職馨香味觸法
無眼界　乃至無意識界　無無明　亦無無明盡　乃至無老死　亦
無老死盡　無苦集滅道
無智亦無得　以無所得故　菩提薩埵　依般若波羅蜜多故　心無
罣礙　無罣礙故
無有恐怖　遠離一切顚倒夢想　究竟涅槃　三世諸佛　依般若波
羅蜜多故
得阿耨多羅三藐三菩提　故知般若波羅蜜多　是大神咒　是大明

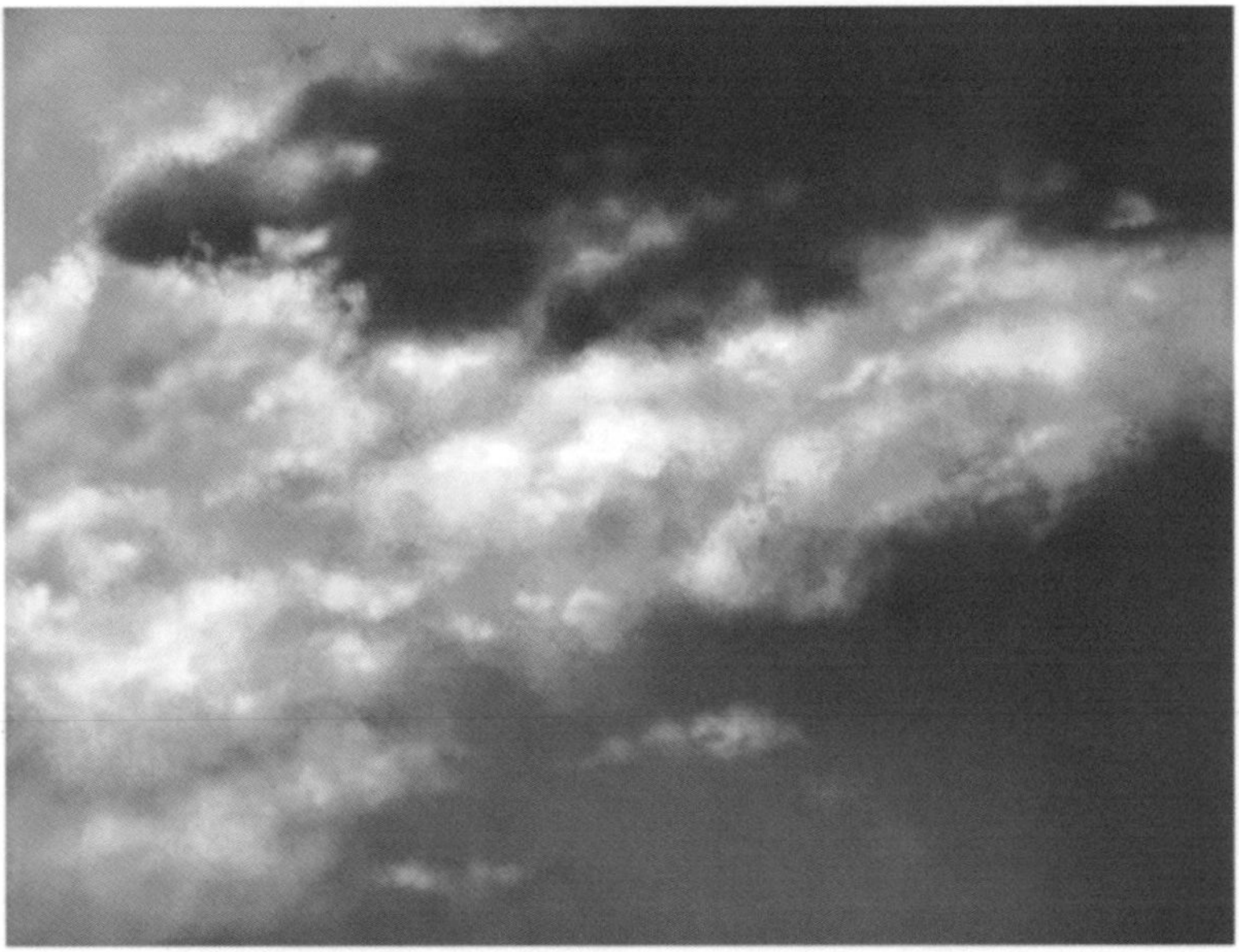

咒　是無上咒
是無等等咒　能除一切苦　眞實不虛故　説般若波羅蜜多咒　即
説咒曰　羯諦　羯諦
波羅羯諦　波羅僧羯諦　菩提僧莎訶　般若波羅蜜多心経

般若波羅蜜多心経（日本語訳）

観音菩薩がこの世の真理を見極めようと修行した結果、ある一つの悟りにたどり着いた。それはまずこの世を構成するものは五蘊（意味は後述します）というものだということである。しかしそれら五蘊は全て「空（意味は後述します）」であると見抜いた。この悟りによってこの世の全ての苦しみや災厄から逃れることができたのである。

シャーリプトラよ、物質は空だし、空は物質なのだ。つまり形あるように見えても実は全て空であり、空だからこそ形になり得るのである。空が見えるものに変化したものこそが物質という言い方もできる。これと同じように心の中にある受（感覚）、想（想像）、行（意志）、識（認識）もまた永久的に存在することのない空なのである。

シャーリプトラよ、何度でも言う。この世に存在するもの全てが空なのだ。故に新しいものが生まれることもなく、消えて無くなることもなく、汚れることもなく、綺麗になることもなく、減ることもなく、増えることもない。これが空なのである。無いのは物質だけではない。受、想、行、識もないのだ。さらに目、耳、鼻、舌、体などいわゆる五感で感じることもなければ、心で感じることすら

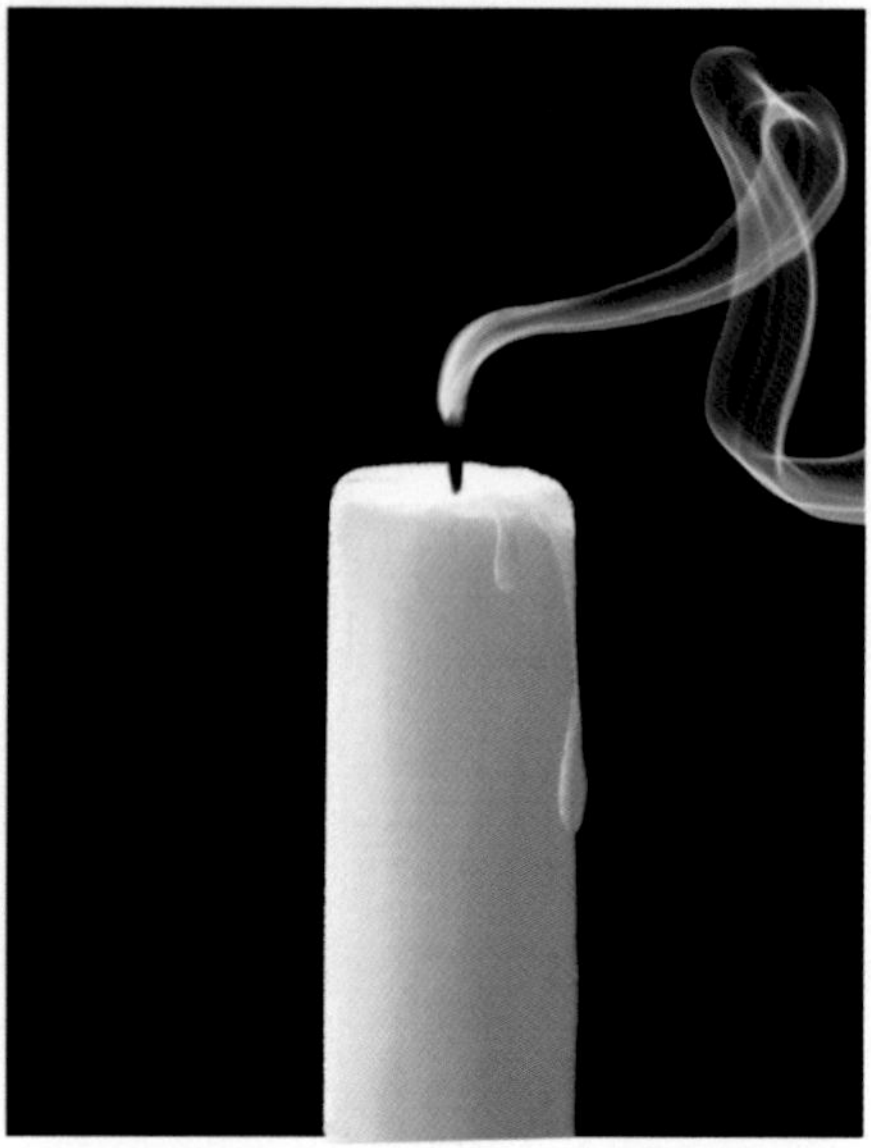

ない。もちろんそれらがないということは、色、声、香、味、触、法もない。目で見えるものもなければ、目で見えないものも一切ないということである。そして無明（十二ある因縁の最初に書かれているもので、迷いの根本となっている無知のこと）というものもないし、無明がなくなることもない。老いも死もないし、老いや死がなくなることもない。四諦（仏教が説く四つの真理）を構成する苦諦（人生は苦である）、集諦（苦の原因は執着である）、滅諦（執着を絶つこと）、道諦（悟りに至るために為す正しい行いである八正道を身につけること）もない。つまり苦しみも、苦しみの原因も、その苦しみをなくすことも、なくす方法もないのである。さらには真実を見極める知恵というものもないし、その知恵を得るようなこともない。

人間は多くの物を得たいという煩悩によって生きているのだが、得ることなんて何もないということを理解した菩薩（悟ろうと精進する者）は、般若波羅蜜多というこの世の真実に則って生きているから、邪心に心を奪われることのない生活を送ることができるのである。心を奪われることがないので恐れがない。このような者は一切間違った思想を持たないので、涅槃という悟りの境地へ確実にたどり着くことができるのである。繰り返すが過去（前世）、現在（現世）、未来（来世）を問わず、世の中を悟った者はこの般若波羅蜜多のおかげで悟りを得ることができたのである。したがってあなた達も般若波羅蜜多を知り、そして実践しなさい。この般若波羅蜜多は偉大な教えであり、光明を照らしてくれる教えで、これ以上のも

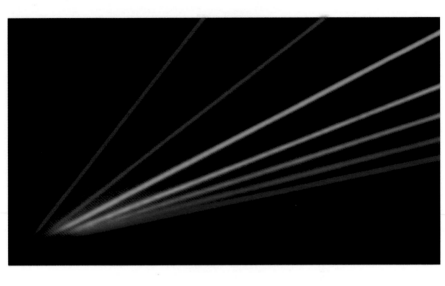

のはないくらい最高の教えである。この般若波羅蜜多に並ぶほどの偉大な教えは他にはないのである。般若波羅蜜多こそが全ての苦を取り除くことができる教えであり、一点の曇りのない真実なのだ。
さて今から般若波羅蜜多の呪文を教えるので、すぐにこの呪文を唱えて一日も早く悟りの境地へ行きなさい。「さぁ行こう、我々を悩ますものを乗り超えて、目指すところへ行こう。一心不乱に進んでいけば、悟りの境地に行けるのだから」以上で般若波羅蜜多心経を終わります。

~般若心経の解説~

これが私流の般若心経の日本語訳です。いかがでしたでしょうか。それでは縷々解説させていただきます。まず最初に観音菩薩はこの世を構成しているものは五蘊であると悟りました。五蘊とは「色」「受」「想」「行」「識」のことで、人間に置き換えると色とは肉体、受とは感情、想とは想像、行とは意志、識とは認識を意味しています。

もっとわかりやすく言えば色とは形として目に見える肉体、手足、体幹などがこれに当たります。受とは痛いとか痒いとかで表現するように、感覚神経を通して行われる感覚のことです。想とはないものをあるかのように思うことができる力です。行とは願望に決意を込めた心の動きです。識とは経験によって学習することです。

受想行識の四つは心の中の動きなので目で見ることができません。しかし、観音菩薩はさらに深遠なる所にこの世の真理があるということに気が付かれました。それが空なのです。せっかく辿り着

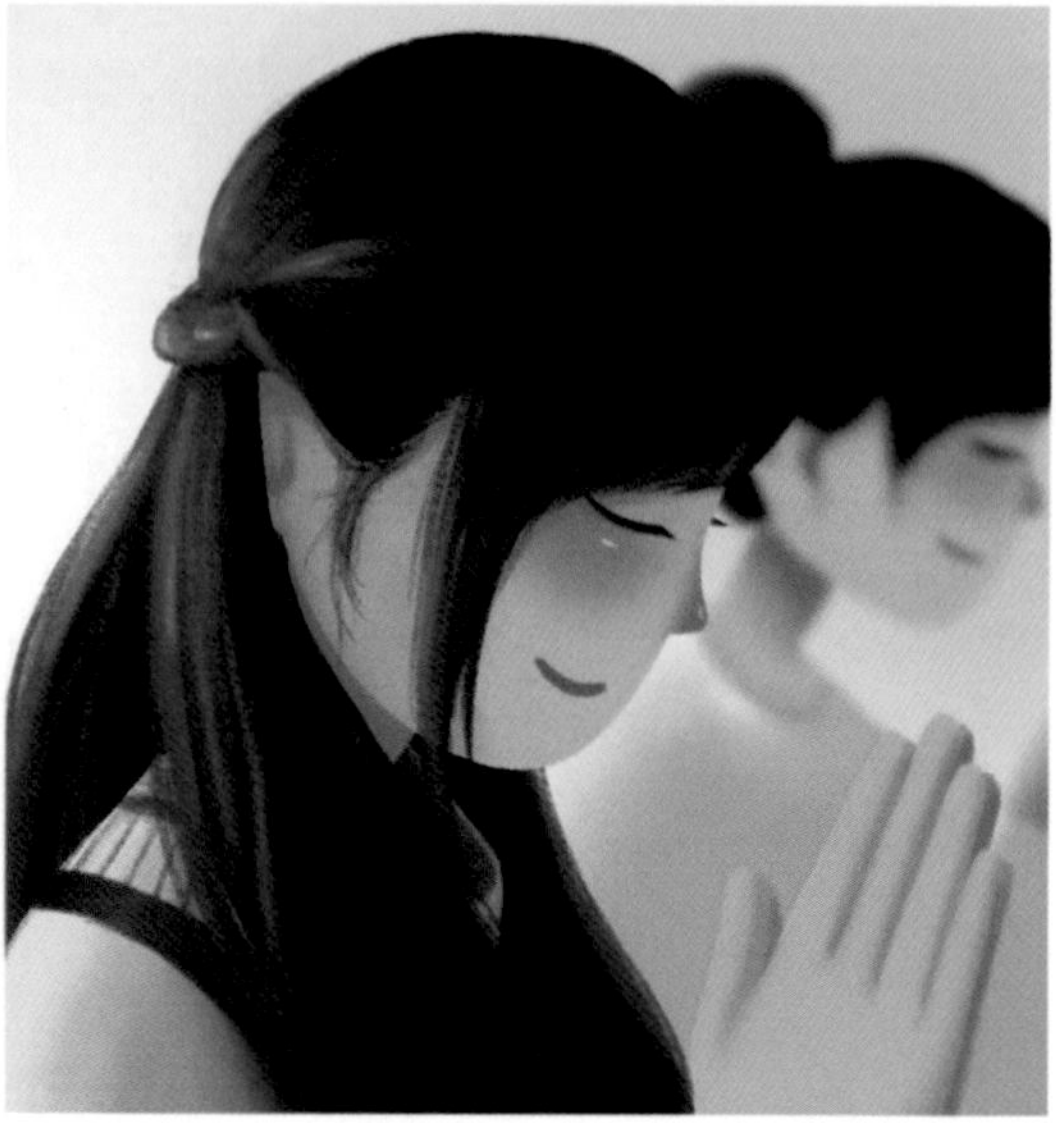

いた五蘊という真理も空であると悟られた観音菩薩は、ついにはこの世の全てが空であるという境地に至ります。
　しかし、現実には五蘊って存在しますよね。見ての通り我々には走ったり歩いたりする時に使える肉体があるのですから。五官によって周囲の情報を感じとることもできますし、小説などを読んで感動する時のように想像することだってできます。人生を賭けてやりたいことを貫徹しようとする意志もあれば、物体や現象に対する名前も常識の範囲内で知っています。ほら、受想行織はちゃんと存在していますよ。
　しかし般若心経はそれら全てが空であると説いて、真理を追究する旅が終ったというのです。これが知恵（真理を追究する行為によって得た悟り）の完成と表現されている般若心経の正体です。
　さらに五蘊だけでなく、なんと煩悩というものもなければ、煩悩が消えてなくなることもないと説いています。さらには老いて死ぬということもなければ、私達が望む悟りというものにたどり着く手段や知恵すら存在せず、そもそも望んでいる悟りなんていうもの自体が存在しないと説いて、私達の持つ既成概念を完全に否定しています。

〜空とは〜
　そこまで存在を否定する「空」とはいったい何なのでしょうか。空の定義を説明することは非常に困難なのですが、まずは「あって無きが如しのことです」という説明から入りたいと思います。

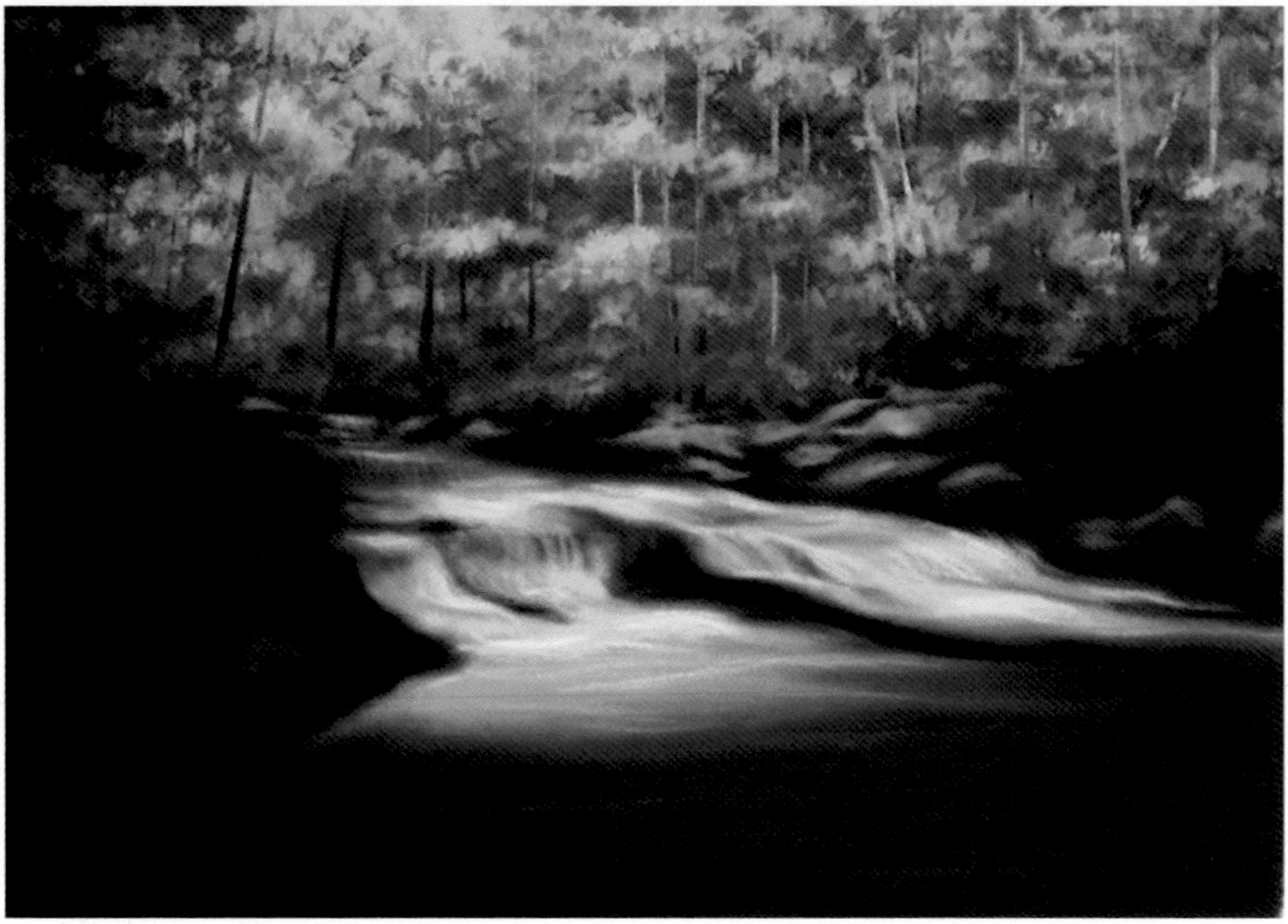

存在はするのですが、ほぼ無いに等しい存在という意味で、「無」ではありません。無とはまさしく無いのですが、空とは無ではなく、あることはあるのです。存在度合でいうと、全く無いのが「無」、あることはあるのですが、ほぼ無いに等しいのが「空」、ちゃんと存在していて、その存在を誰もが確認できるのが「有」というわけです。

よくマイナスイオンという言葉を口にしますが、滝のような大量の水でもなく空気でもなく、目に見えないくらい微量の水であるマイナスイオンも空に近いと言えるでしょう。

空が意味するように、この世の全てがほぼ無ならば、いったい私達のこの手足や頭は何なのでしょうか。誰から見てもちゃんと存在していますし、痛みだってちゃんと感じることができます。あるじゃないですか。多くの者はこの空の理解につまずき、「仏教だけでなく宗教は難しいものだ。何も考えない方がいい」と、その人なりの〝悟り〟に到着してしまうかもしれません。

空をわかりやすく言うと「ゼロ」のことなのです。ゼロは無いという意味を表す数字ですが、全く無いということを意味しているのではありません。十と百を比較しますと、百の方が数字の世界では数が多いということになりますよね。これはゼロのおかげと言えますね。ゼロが意味を持って存在するからこそ十と百の違いを我々は表現することができるのです。もしゼロが無いという意味になると、十と百は同じ数字ということになってしまいます。十と百を比べるとあるのは一だけという理論になってしまうのです。この「あるの

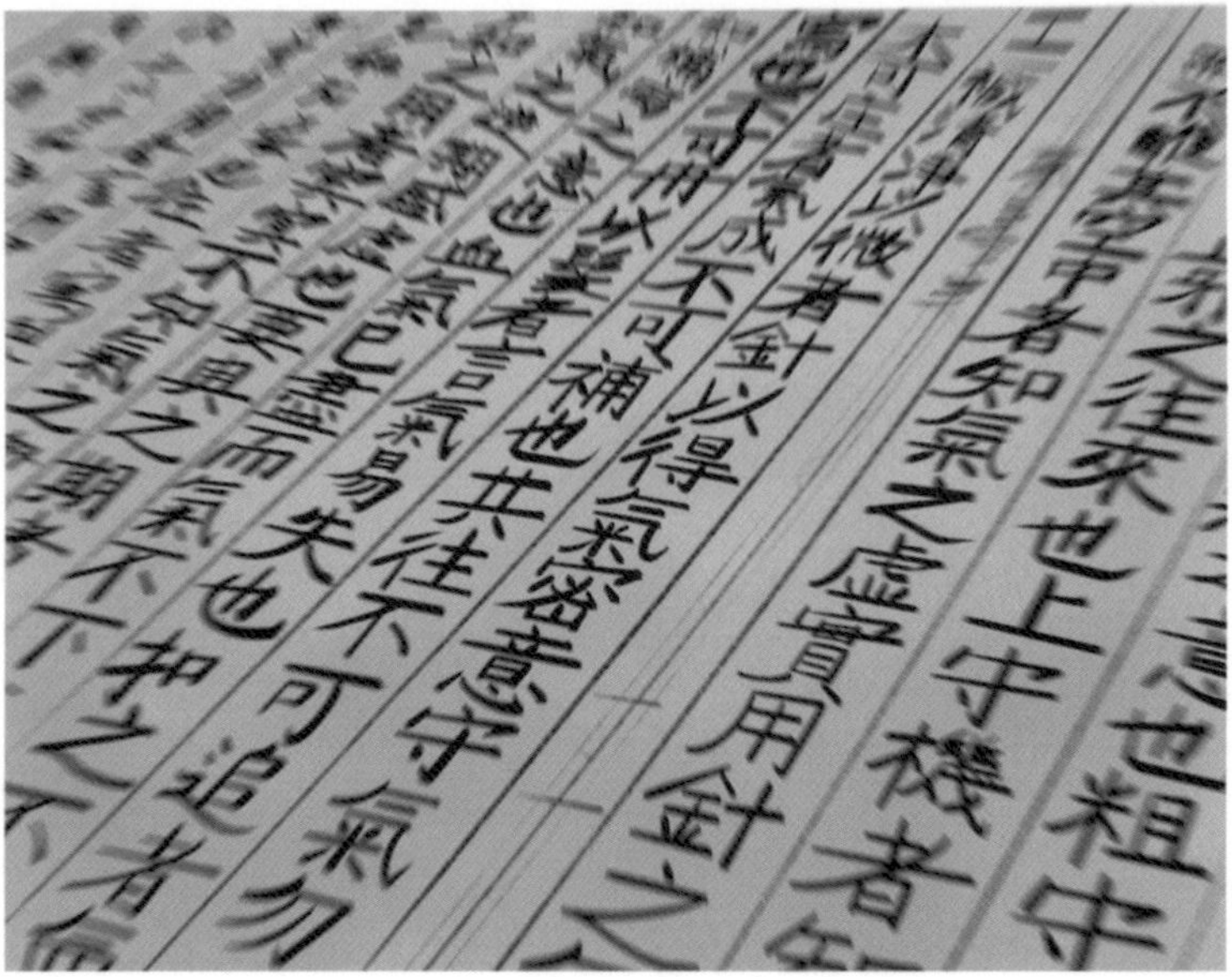

だけれど無い」という意味を表すゼロこそが空なのです。

あるいは雲と表現できるかもしれません。遠くから見ると、ある形を呈していて、それを私達は雲と呼んでいます。しかし雲の中に入ってしまうと、それは単なる水蒸気しか感じることができませんね。遠くから見ると雲は存在しますが、近くに行くと雲と呼べるものではなくなってしまいます。

また風もそうかもしれません。強烈な台風が過ぎ去り、店先の看板が飛ばされてしまいました。確かに看板を壊したのは風ですが、ではその風を目の前に連れてこいと言っても無理ですよね。たまたま強風が吹いたとして、「お前か、俺の店の看板を壊したのは！」と風に叫んでみても、「僕じゃないですよ。僕はここを吹くのって初めてですから」と言われてしまいかねません。看板を破壊したことからして、風は確実に存在するのですが、実体がありません。これが空なのです。

～空の強調～

ここで「色即是空　空即是色」のように「AはBであり、BはAである」と念を押している点に注目してみました。もしここで「色即是空」だけならば、「レモンは果物である」のように、レモンは多くある果物の中の一つにすぎないという意味となります。しかし「色即是空　空即是色」の論法は「レモンは果物であり、果物はレモンなのだ」となります。つまりレモン以外に果物は存在せず、レモンと果物は全く同じもので、レモンこそが唯一の果物なのだとい

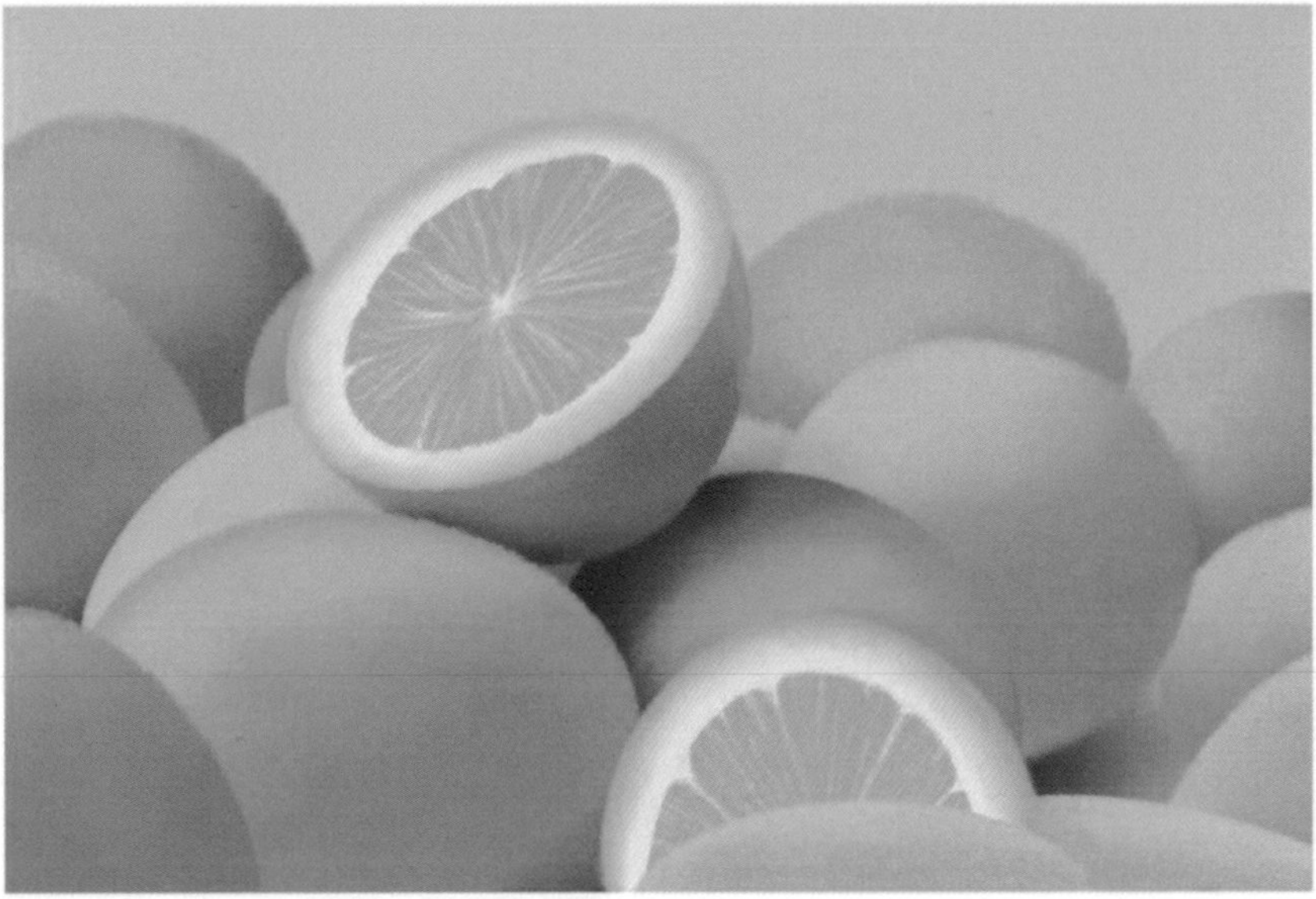

うことを強調しているのです。
そしてさらに般若心経をよく読みますと、「色即是空　空即是色」の前に、「色不異空　空不異色」と書かれています。これも言葉は違いますが、色イコール空だということをひたすら訴えているのです。

～般若心経の目指すもの～

これほど我々が想像している森羅万象全てのものを「空」という言葉を使って「一切のものは無である」と断言しているのですが、ではいったい般若心経は私達にどのようにすれば良いといっているのでしょうか。

それは「羯諦羯諦　波羅羯諦　波羅僧羯諦　菩提薩婆訶」という呪文を唱えなさいと説いています。この呪文を日本語で翻訳すると意味が限定してしまう恐れがありますので、固定的な言葉で訳さない方が良いという意見もありますが、一般的に訳されている意味としては、「羯諦」とは「行くこと」、「波羅」とは「彼岸」、「僧」とは「正しい・一所懸命」、「菩提」とは「悟りの境地」、「薩婆訶」とは「（感嘆詞として）やったー！　ばんざいー！」となります。ここで出てきた「彼岸」とは「悟りに至るために越えるべき煩悩を川に例えて、その川の向こう岸」のことを指しています。この部分を敢えて訳すならば、私は「羯諦羯諦　波羅羯諦　波羅僧羯諦　菩提薩婆訶」を「さぁ行こう、我々を悩ますものを超えて、目指すところへ行こう。一心不乱に進んでいけば、悟りの境地に行けるのだから」と訳しま

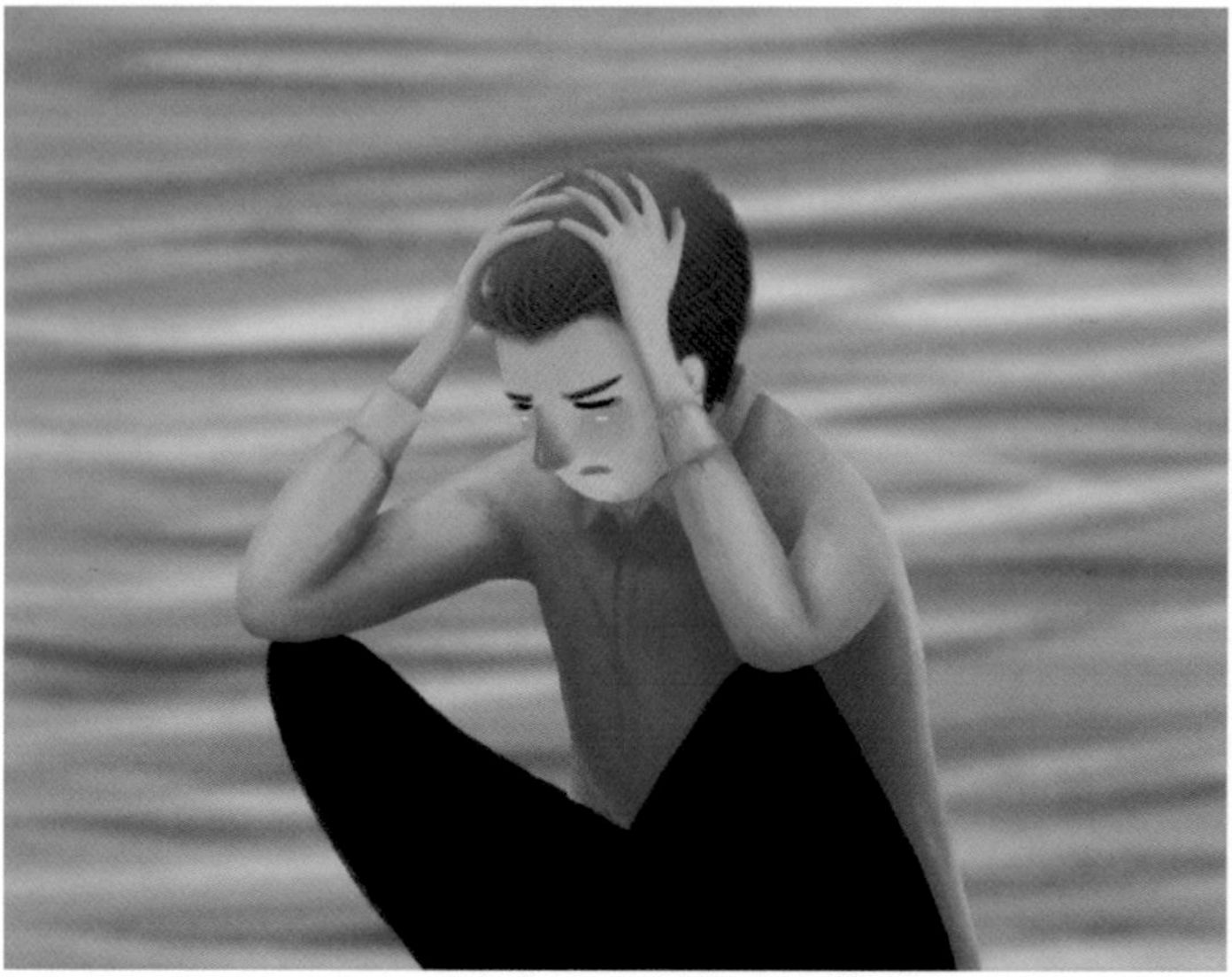

したが、いかがでしょうか。

般若心経を基にして、癌に対する理解へのアプローチはどのようにすればよいのでしょうか、あるいはどのような結論に落ち着けばよいのでしょうか。

~般若心経と癌~

般若心経によると、この世の全てのものは空ということですので、私達を苦しめていた癌も空だったということになります。こんなに私達を苦しめていた癌が空、つまり実在しなかったなんてさすがの般若心経もいささか真実から外れている。こう思われるのではないでしょうか。しかし、般若心経は独特の理解で、私達に癌からの贈り物を説明してくれています。

般若心経は癌も空であると説きます。癌は確かに存在して、我々を苦しめていた事実は否定できませんが、それは空、つまり有ることはありましたが、実際はなかったことに等しいものだったというのです。

空とは有るか無いかの意味もありますが、永遠に続かないという意味も含んでいます。癌自体が空(ほぼ存在しなかった、あるいは永遠に続かない)なのですから、原因を追究するまでもないということになり、またなくす方法も考えなくてもよいということになります。

永遠に続くものではなかったのに永遠に苦しめるものと思って執着したから、悩みの原因にしてなってしまったのです。今から思え

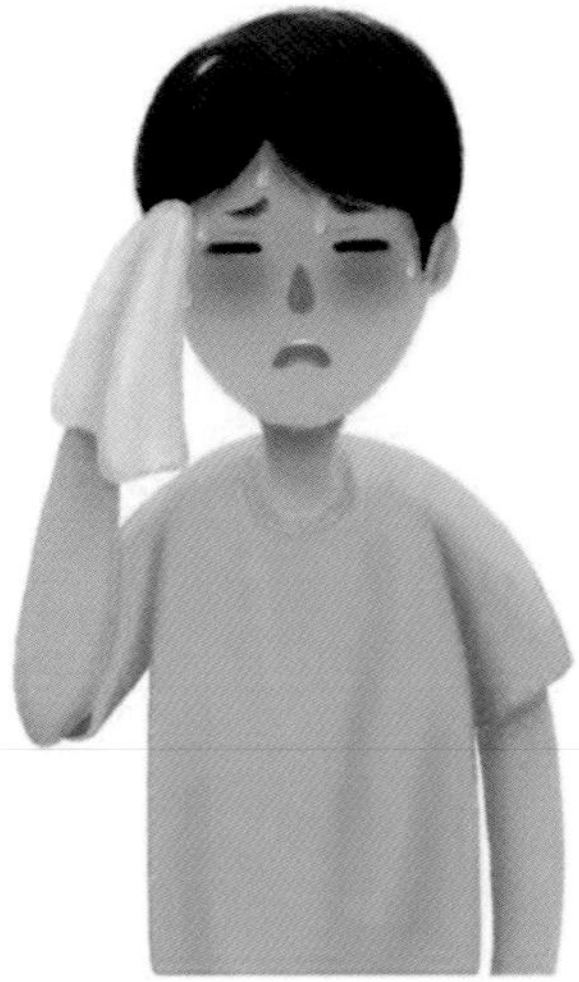

ばあなたを苦しめた癌はあなたの人生を終わらせる癌ではなかったのです。全てが空なので、「な〜んだ、あれだけ悩んだ癌も、そう大したものではなかったのか〜」ということになります。
あれだけ悩んだ癌でさえも空なのですから、これから先の人生、もう怖いものなんてありません。もし将来、恐れていることが起こっても、それは空なので何ら恐れることはないのです。
癌を克服した暁に、もし般若心経に興味を持たれ、今後の人生に活かしていけば素晴らしい贈り物を頂戴したことになると思うのです。

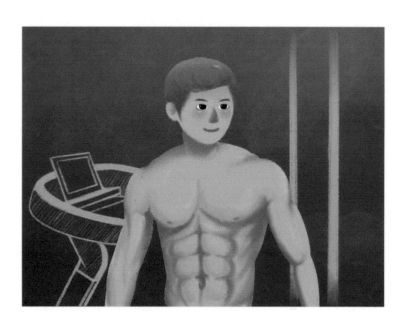

第八章　中医学の教え

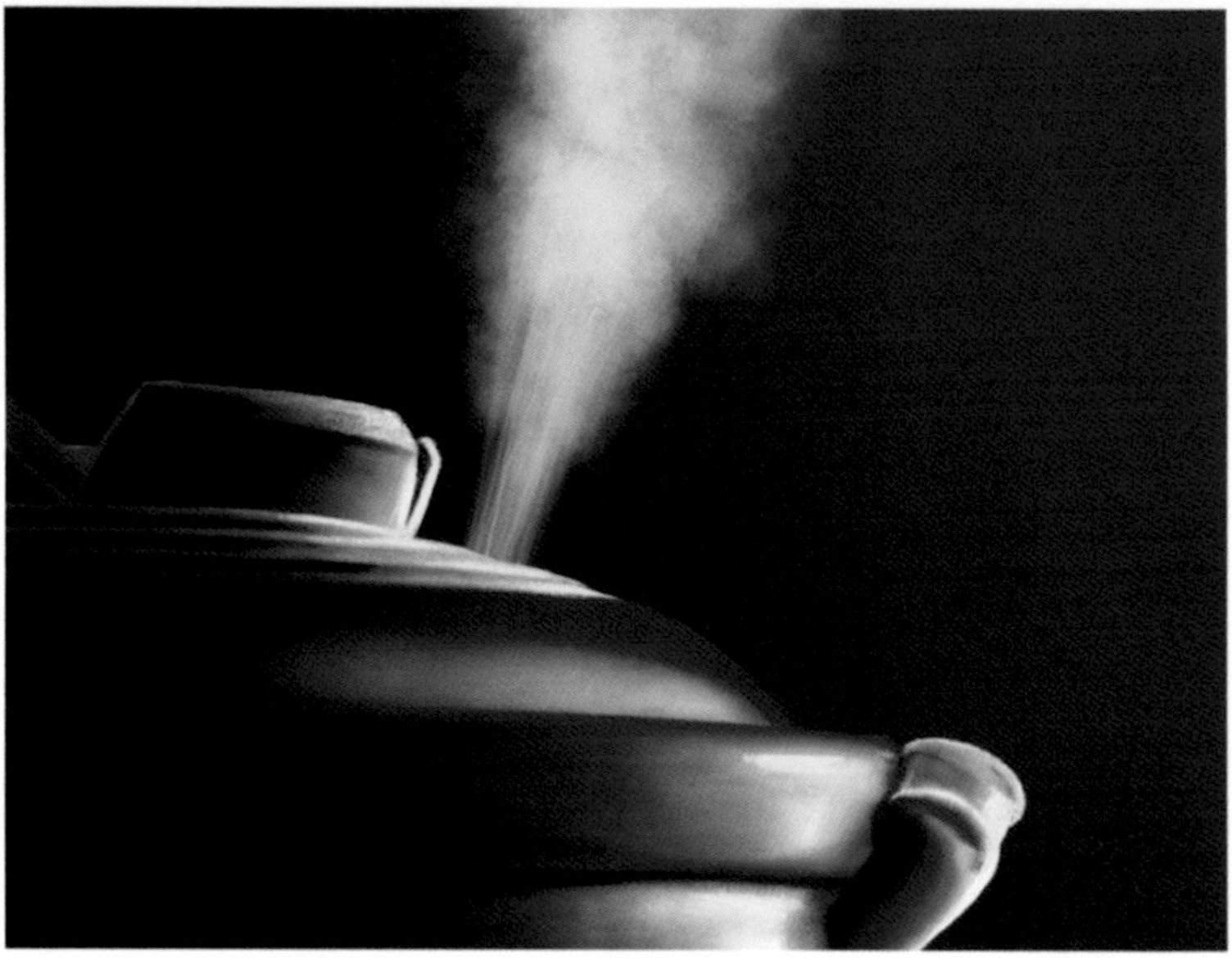

～中医学の教え～

般若心経はこの世の全てのものは空であると説きましたが、中医学はなんと説いているのでしょうか。最初に結論を言うと、中医学は「気」と説いているのです。気が森羅万象（全宇宙に存在する事物や現象）を構成する基となるものであると主張しています。ここから、宇宙を構成しているものは気であると同時に、人間を構成しているものも同じく気なので、人体は小宇宙なのだという結論へ導いています。

例えば暖かい、暑い、涼しい、寒いという気の変化が四季を作り、正気、衛気《えき》、営気が人間の活動を作り、邪気が人間を病へと導き、行気《こうき》（気の循りを良くすること）が鍼灸やマッサージの目的とされています。このように中医学にとって気の概念は無くてはならないものなのです。

～気とは～

それではいったい気とはどのようなものなのでしょうか。まずはこの素朴な疑問から解明していきたいと思います。

気は元々「氣」と書いて、お米を炊く時に出る水蒸気を意味しています。簡単に言うと、固体や液体ではなく気体のことを指していると言えます。このことから宇宙から人体までありとあらゆるものは気体からできていると結論づけるのは早計です。確かに地球は空気がないと植物や動物を生存させることができませんし、人体も酸素がないとエネルギーを産生できません。しかし中医学のいう気と

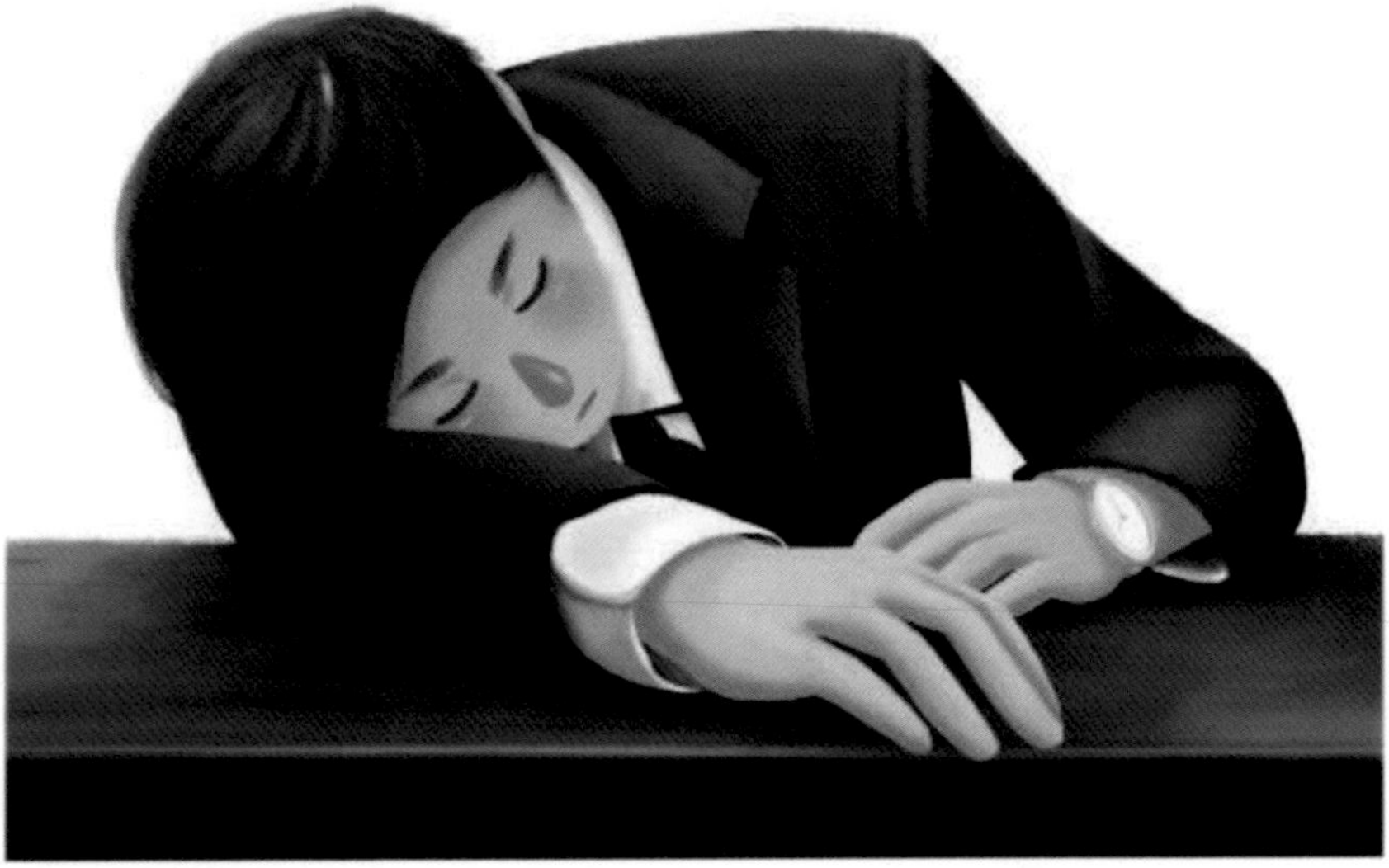

いうものはもっと深遠なる意味を含んでいるのです。
ただし、お断りしておかなければならないのは、いくらここで気について延々と説明したとしても、ある程度までの理解しか得ることができないということです。おそらく「気」の真髄までは理解していただけないでしょう。なぜなら、気というものを文字で説明すること自体が不可能だからです。本当に気の正体に触れたいと思われたならば、この道を熟知された師匠による口伝をおすすめ致します。

～気の基礎理論～


中医学には「気虚」という概念があります。気が虚している（不足していること）状態を言うのですが、この時にパルスオキシメーターのような検査器械を使って体内の酸素濃度を測定してもわかるものではありません。

これは現代科学が、中医学のいう気が酸素ではないことを証明してくれたようなものです。

では、気虚を呈している方の症状を見てみましょう。気虚証と診断（中医学では弁証と呼びます）されたら、元気がない、自汗（何もしないのに汗が出ること）、食欲がない、疲れやすい、体が引き締まらずにぶよぶよと太っているなどが代表的な症状となります。ここからさらに臓腑に絞って見ていくもできますが、ここでは深追いしないで留めておきます。

逆に気の実証という概念もあります。気が実している（充満して

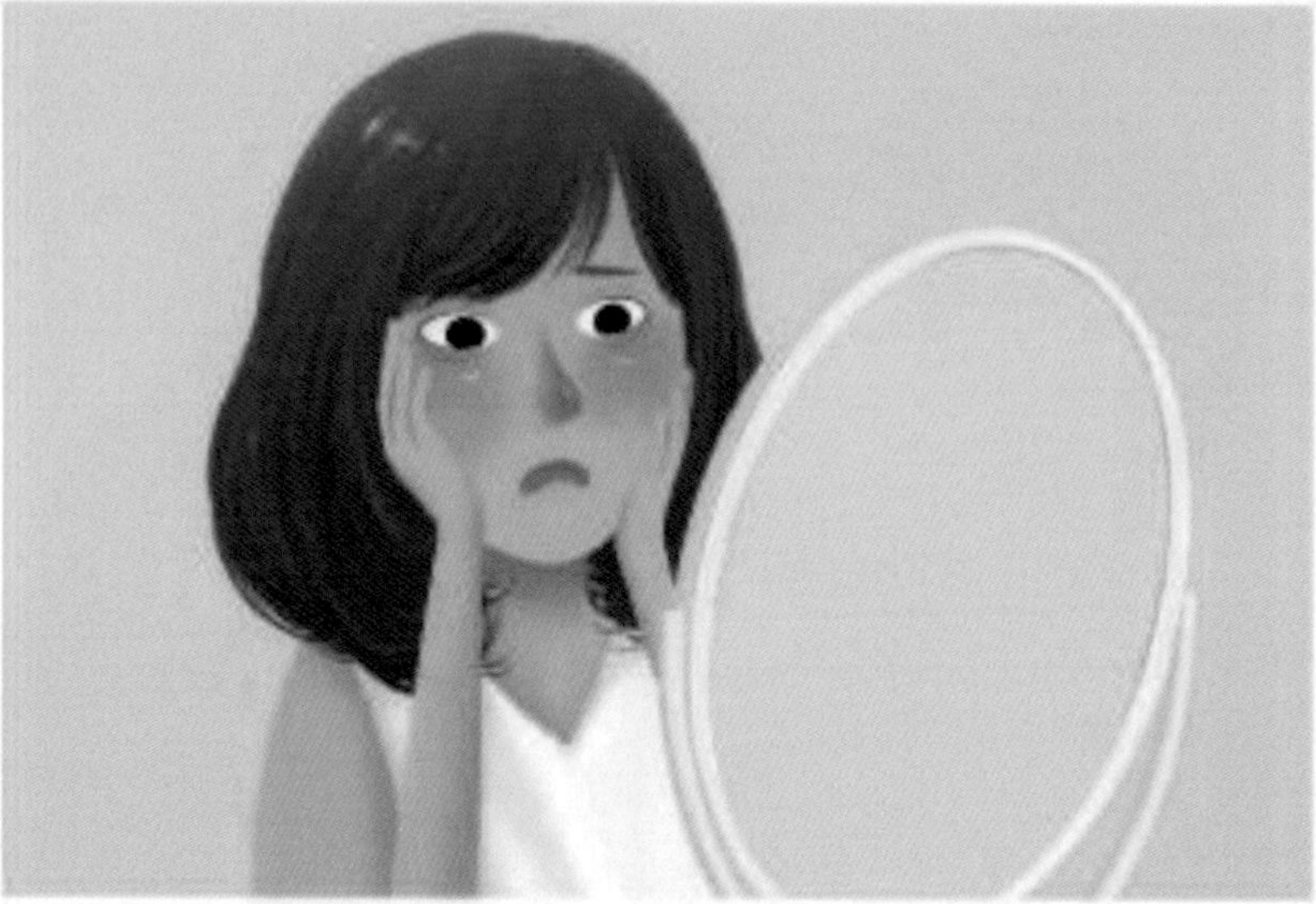

いること）状態をいうのですが、一般的には「気滞」と称することが多いと思います。充満しているからといって別に太ることもありませんし、顔が丸くなることもありません。ただし、気滞は読んで字のごとく、体内の「気」の流れが「滞った」状態を意味し、様々な不調を招くことがあります。

〜気の作用〜

人体における気の作用は次の五つが定義されていて、失調するとさらに次の四つが定義されています。気の虚実をベースにして、この五つの作用と四つの失調状態を理解することができれば、おそらく気とは何であるかがわかっていただけると思います。まずは五つある気の作用です。

①推動作用（全身を流れている血液は気の推動作用によって循環する）
②温煦作用（気そのものに熱があるとして、気のある所は温かい）
③固摂作用（血や津液が漏れ出るのを防いでいる）
④気化作用（食物が元気や血液に変化する）
⑤防御作用（細菌やウィルスの侵入を防いでいる）

〜気の失調〜

そして、次に四つある気の失調です。
①気虚（気を得られず元気がないこと）
②気滞（気が出せず詰まること）

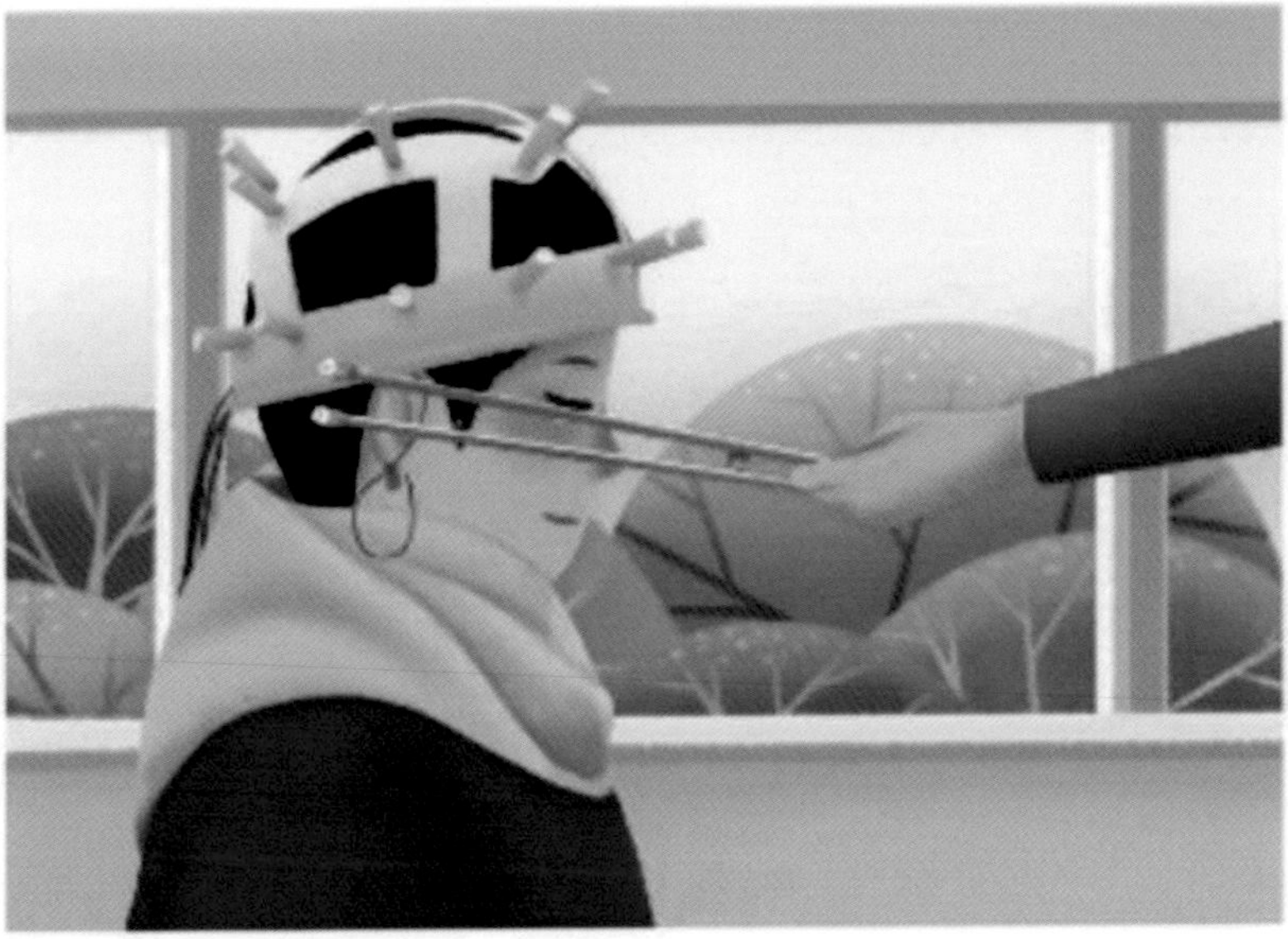

③気逆（気が降りないこと）
④気陥（気が昇らないこと）
以上が気のおおよその説明となります。おわかり頂けたでしょうか。

中医学のいう気とは単なる体内の酸素量という意味ではないのです。これを先人達は何とか後世に残すべく、適切な言葉を選んで気の本質に迫ろうと試みました。これまでに、おそらく色々な言葉が出たと思いますが、その中から「働き」や「エネルギー」などの言葉が最大公約数的に選ばれたと思われます。

～気の可視化～

さてここで、中医学に従事する者を困らせる一つの言葉に触れてみたいと思います。
それは「その気というものを見せて欲しい。目に見ることができないと科学的ではない」との言葉です。これは存在するものは見えて、見えないものはこの世には存在しないという固定観念が言わせていると思います。そこでこの場を借りて「気」の本質を断言し、一切の誤解から解放してさしあげたいと思います。

～無ではない気～

レントゲンで見ても大して変形や損傷がないのに痛みを覚えることがあります。癌細胞を発見したのに特に痛みが出てこないこともあります。切断して無くなったはずの片腕に痛みが走ることだって

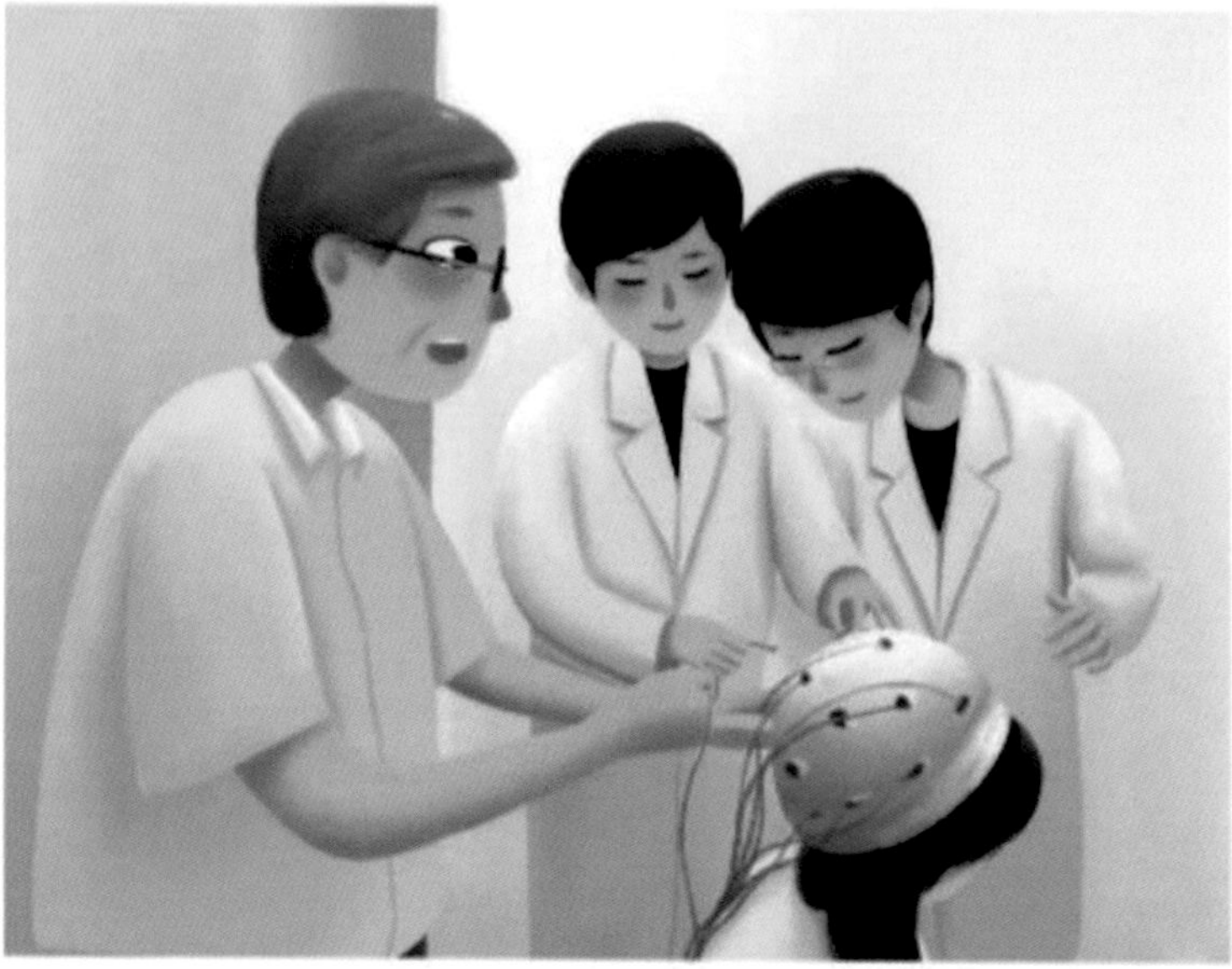

珍しいことではありません。他に、毎日痛みが消えてなくならないこと、いつの間にか急に痛みが消えたこと、年寄りは若者よりも痛みが出やすいこと、痛い所を擦れば痛みはなくなることなど、まさしく気とは捉えどころがなく、見えないからといって無なのかといえばそうではありません。

気を実際に見ることはできませんが、あることはあります。

死体と生体を分けるもの、それは「気の有無」です。そして老人と若者を分けるもの、それは「気の量」です。「あの人は元気だ」「今日は元気がない」などのように、見えませんし、臭いもありませんが、元気を感じることは可能です。

そうなのです。そもそも気とは目に見えるものではないのです。言い換えれば、気とは感覚器で確認できるものではないのです。しかし、目で見えるものしか信じないという人にとっては「気とは無」なのでしょう。

では、本当に「気とは無」なのかと言えばそうではありません。気は見ることはできませんが感じることはできるはずです。気の流れを良くする物理療法、例えば鍼灸マッサージなどがこれに該当します。これらの施術を行なっていただくと、誰もが気持ちが良くなり痛みが緩和される経験はおありだろうと思います。これは気が無ではないという証しに他ならないと思うのですが、いかがでしょうか。

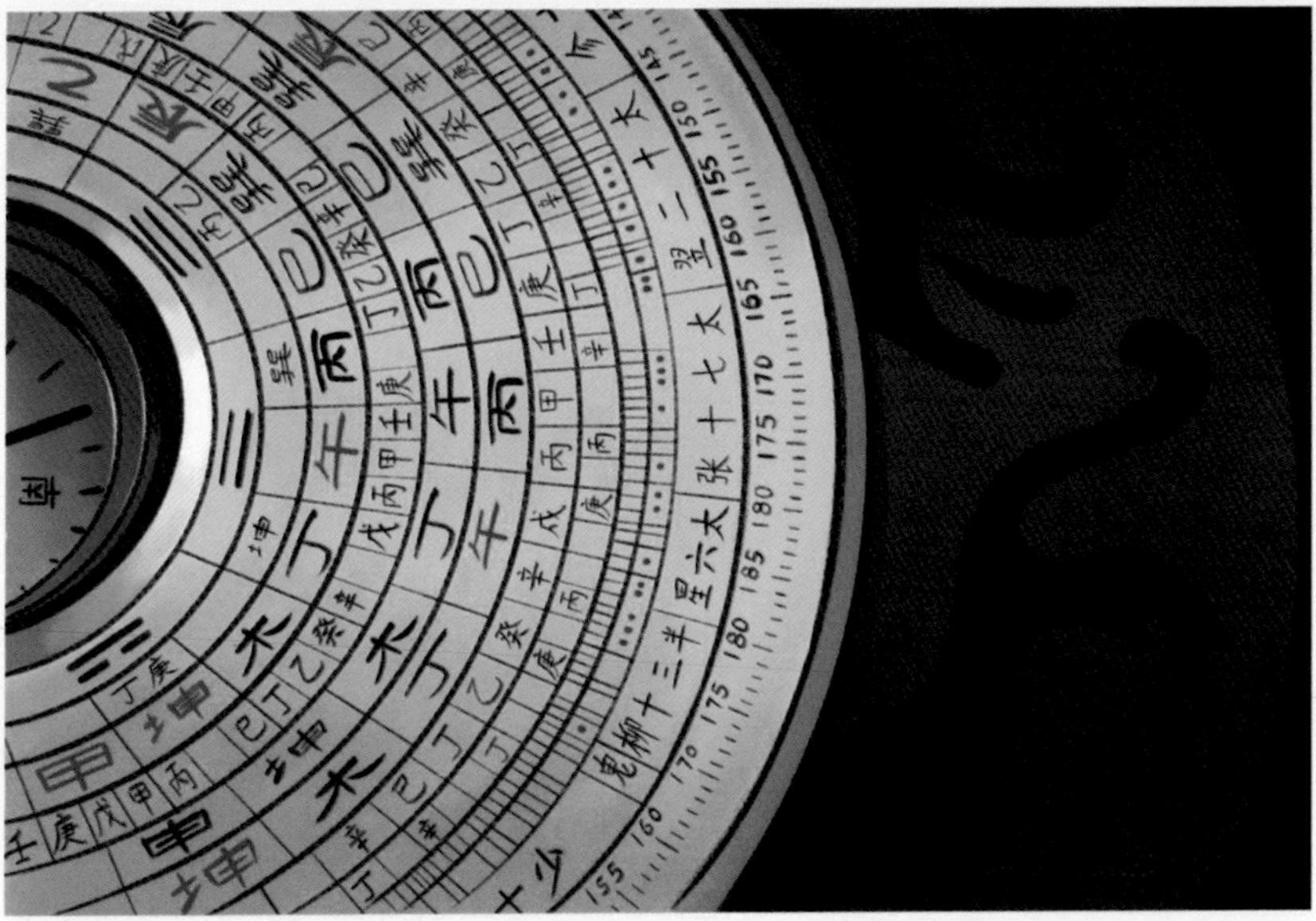

～気の科学～

よく「気を科学する」といったことが行なわれます。とにかく科学者は、気というものを五官を通して確認したいのでしょう。科学しようと試みるわけですから、気の存在を否定していないことになります。しかしその実態をつかみきれていないというのが現実ではないでしょうか。

つかみきれないから存在しないという結論で締めくくる科学者もいらっしゃいます。しかし気とは実体こそありませんが、我々の人体において確実に作用していますし機能しています。

～気と空～

先に書いたように、般若心経の背骨は「空」です。そして中医学のそれは「気」なのです。空と気という両者はあるのだけれども実体としてありません。逆に無いのだけれども機能としてあります。インドを発症の地とする般若心経と、中国を発症の地とする中医学の共通点を私はここに見い出しています。

もし、空もしくは気を科学的に分析しようと試みるならば、実体を追うのではなく機能を追う必要があると思っています。

～気の法則～

気とは機能であると一旦は仮定しておきましょう。

それでは、気はいったいどのような法則で機能しているのでしょうか。気が機能しているものを列記してみると思わぬ共通点を見つ

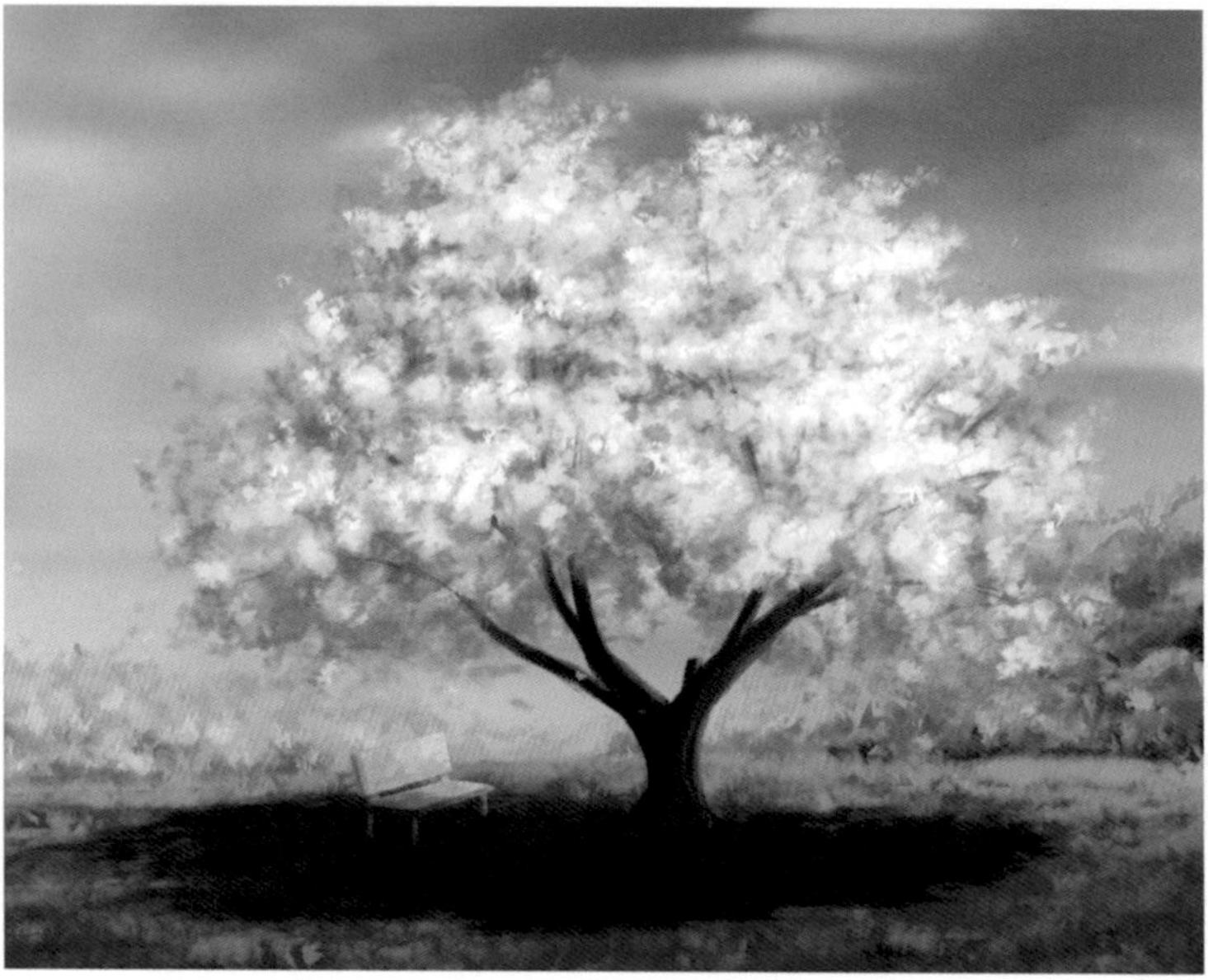

けることができます。気が機能しているものの代表として経絡、五行、四季、昼夜、十干十二支、月の満ち欠け、易、などが思いつきます。それぞれ見ていきましょう。

～経絡～

経絡は肺経から始まり、肝経に至ると再び肺経に戻ってまた同じように肝経を目指します。このように肺経から肝経まで気が全身をめぐっているからこそ我々は生存していると考えるのです。

～五行～

五行も木から始まり、火土金を経て水に至ると再び木に戻ってまた同じように水を目指します。この五行はあらゆる所で自然界の代用として利用されています。例えば木は春、火は夏、土は土用、金は秋、水は冬などです。

～四季～

四季の始まりはいつなのでしょうか。ある日ある時に始まったのですから起点を定めることはできませんが、仮に春に始まったとしたら夏秋を経て冬に至り、再び春に戻って同じように冬を目指します。

現実に我々に最も大きく気が作用しているのはこの四季だと言われています。

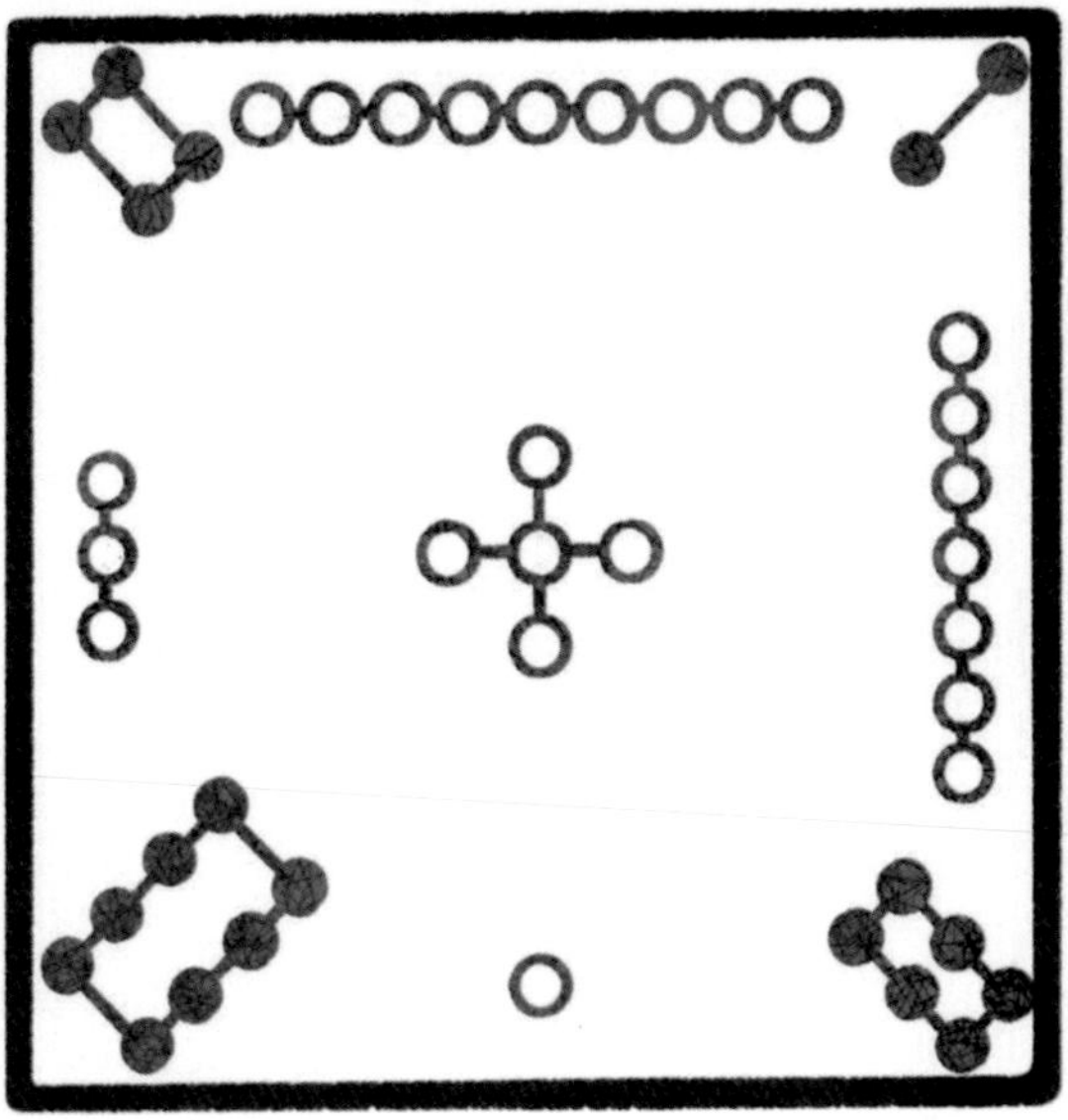

～昼夜～

昼夜もその始まりを定めることはできませんが、朝に始まったとしたら昼を経て夜に至り、再び朝を迎えてまた夜を目指します。気の作用が最も身近に感じることができるものが昼夜ではないでしょうか。

～十干十二支～

十干とは甲乙丙丁戊己庚辛壬癸の十個をいい、十二支とは子丑寅卯辰巳午未申酉戌亥の十二個を言います。これも十干ならば甲、十二支ならば子から始まり最後の癸と亥を目指して進み、最後の十干や十二支に到達したら再び最初の甲と子に戻ってまた同じように癸と亥を目指します。この気はよく四柱推命で利用されます。

～月の満ち欠け～

月は一定の周期(二十七・三日)で地球の周りを回っています。我々からみて最も大きい月を望月（満月）、全く消えている月を朔日（新月）と呼びます。望月の日は人間の気が旺盛になり、逆に朔日の日は衰退すると言われています。

～易～

易は乾兌離震巽坎艮坤を自在に振り分けることによって森羅万象の法則を見抜こうとするものですが、並べ方は拙著『拝啓、未来の鍼灸師へ』を参考にしていただければ幸いです。

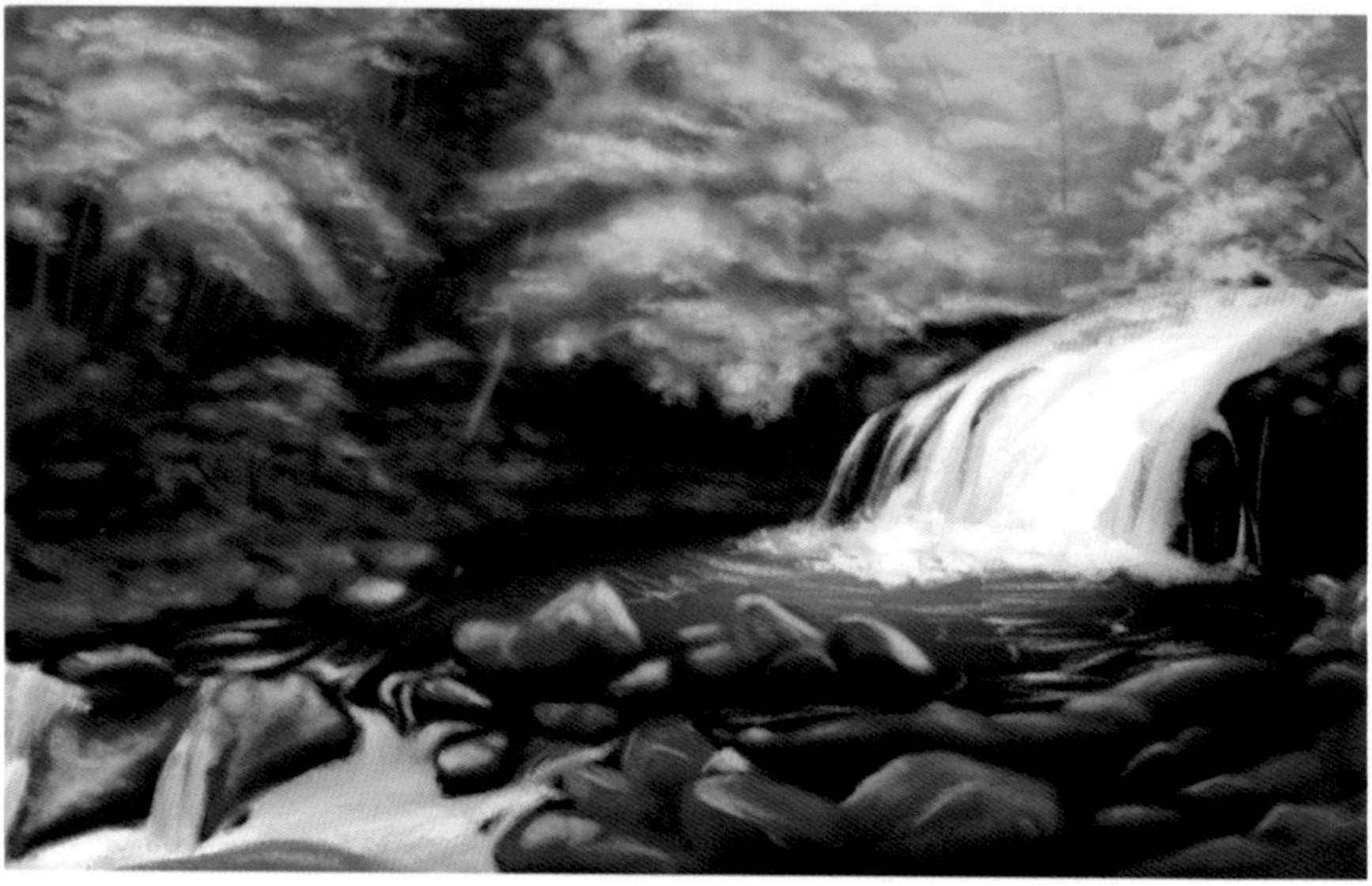

とにかくこの乾兌離震巽坎艮坤も最初の卦から最後の卦を目指し、最後の卦に到達すると再び最初の卦に戻ってまた同じように最後の卦を目指していきます。

～七つの共通点～

今挙げた七つに共通することはいったい何でしょうか。全て目には見えないという点をまず挙げることができます。

四季も月の満ち欠けも目に見えると錯覚しそうですが、それは単なる事象であって気の機能を見ているわけではありません。経絡の正体を血流あるいは神経と位置付ける方もいらっしゃるようですが、血流や神経だけでは説明がつかない点が多くあります。

この七つの共通点は目には見えないという点を除けば全て循環しているということが挙げられます。

～循環する気～

気は循環していて終着点はありません。海の水が蒸発して雲となり、雨として大地に降り注いでやがては海に下り、そして再び蒸発する循環と全く同じなのです。

換言すると循環しているからこそこの世に存在できるのです。

この世を支配しているのが気ですので、この世に起こる全てのことが循環していると断言できます。あんなに楽しかった時間があっという間に過ぎてしまった。もう二度とあんな楽しい時間は来ないだろうなと悲観的にならなくても良いのです。待っていればまた楽

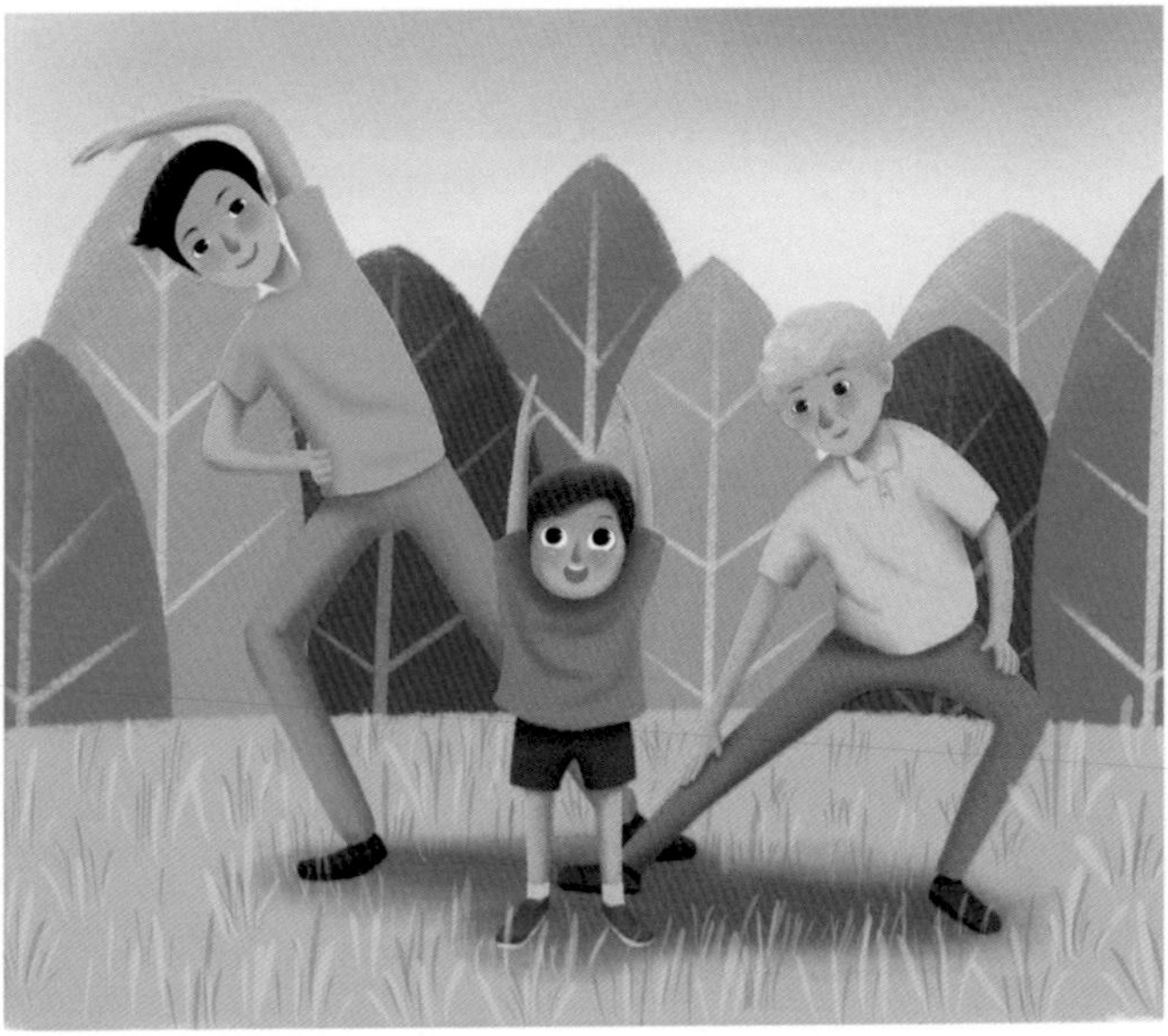

しい時間がめぐってきます。あの時代はバブル景気でいっぱい儲かった。もう二度とあんな好景気は来ないだろうなと思わなくても良いです。またバブル景気はやってきます。もちろんその逆も再び体験することになりますが。

〜生きる意義〜

昨日があったから今日がある。昨年があって今年がある。ここまでは誰でも理解できると思います。なぜなら経験して知っているからです。では前世があって現世がある。そして現世の次は来世が来る。これを理解できますでしょうか？

「オレは信じるよ」「私はそうは思わないわ」と意見が分かれるかもしれません。なぜ意見が分かれるかと言うと実際に経験していないからです。しかし、この世を支配する気は循環しているという大前提から言えば、前世、現世、来世そして来来世とずっと循環していることになります。したがって「何故生きているの？」「なんのために生きているの？」と問われると、「来世のために生きている」ということになります。

〜次への配慮〜

身近な例えで言いますと、明日の出張のために今日中に荷物の用意をすることと原理は同じです。今日スーツケースに下着や書類などの荷物を入れ夜早めに寝るのは、明日の重要な会議が行われる出張先で失態を演じないためではないでしょうか。

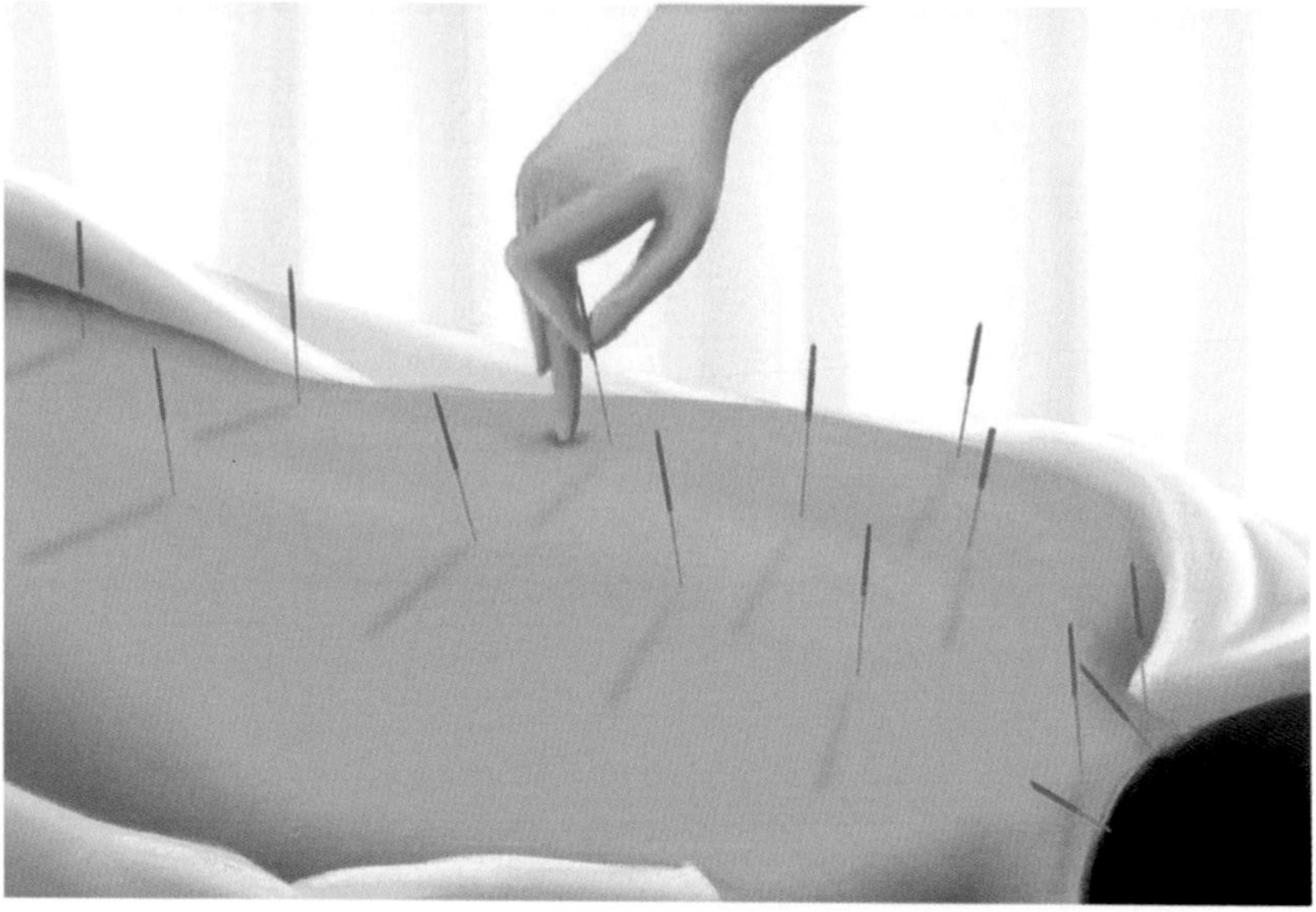

あるいは、こうとも言えます。今日の重要会議で上司から準備不足を叱責された。なぜなら、昨日夜更かしして同僚とお酒を飲んでいたことが原因だったなどです。我々は今を生きていると言いますが、やはりそのほとんどは次のために生きていると言えるでしょう。貯金、買い物、子育て、先祖供養、去り際の挨拶など全ては次のことを考えての行いです。

~循環する生命~

誰しも死は恐ろしく思うものです。今まで積み上げてきたものが終わってしまう恐怖というものは、悔しさを含んでおり、あまり経験したくないことです。

まだ目的を達成していないのに道半ばで人生が終わってしまうのか！　と悔しがり、いくらお金があっても、いくら頑張っても死という大事件は避けることはできません。寂しい、悔しい、腹立たしいと色々な負の感情でこの小さくて弱い心が満ちていくことでしょう。しかし、生命も気の支配を受けているから循環するのだということに気付けば、この複雑な心境も少しは緩和できるかもしれません。

~中医学の目的~

中医学は宗教的もしくは哲学的ではありますが、それがそもそもの目的ではありません。中医学の目的は人間の体をいかにして癒すかにあります。病を治し心を癒すのが本来の目的です。

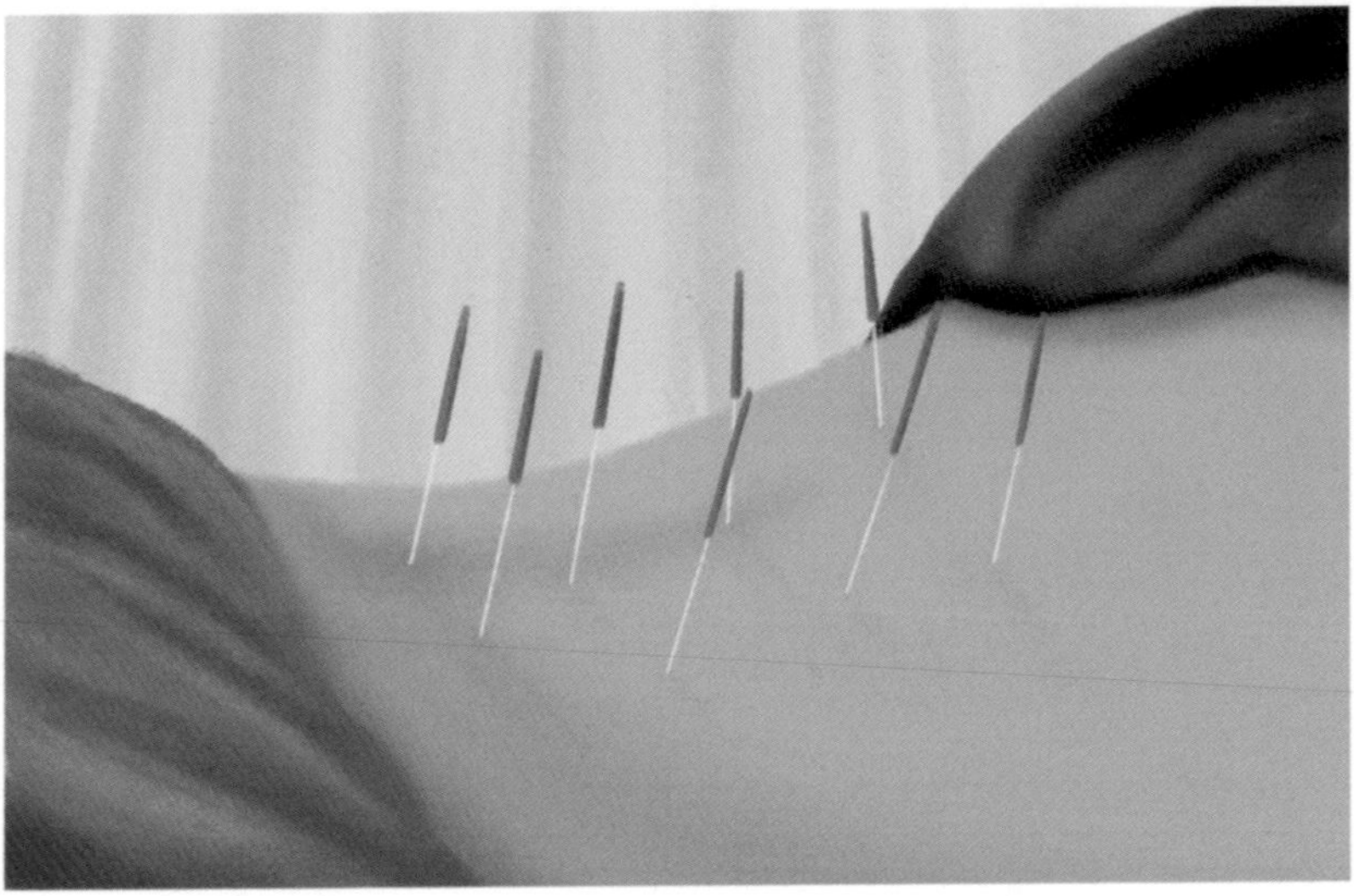

その目的を達成するためには人体に何をすればよいのか。これを中医学に携わってきた先人達は永遠の課題として取り組んできました。そしてその答えが鍼、灸、マッサージなのです。またこの三つから発展させたのが中医薬、導引、安蹻なのです。

～いつまでも若い～

人体を循環している経絡の流れを円滑にすることが中医学にとって峰に掲げられた一本の目指すべき旗です。経絡に流れている気を円滑にさえすることができれば、永久不滅の生命を保証することはできませんが、「あの人はいつまでも若く見えますね」「私の両親はこの年齢まで全く病気になりませんでした」が実現するのです。

生きている間は若さを保ち、その時が来たら苦しまずに逝ったという人生なんて最高ではありませんか。


～陰陽の法則～

中医学を学ぶことによってこの世の道理を知り、経絡の流れを円滑にするために鍼、灸、マッサージを利用する。ここまで理解できればさらに高度な次のステップが待っています。

それは森羅万象を主っているある法則に則って生きるということです。この世を主っているある法則、それは陰陽の法則と呼ばれるものです。陰陽の法則とは、静的で目立たない陰と、動的で目立つ陽の両者がひとつになることです。この全宇宙を支配する法則である陰陽の法則に同調することができれば、災難にあうこともなけれ

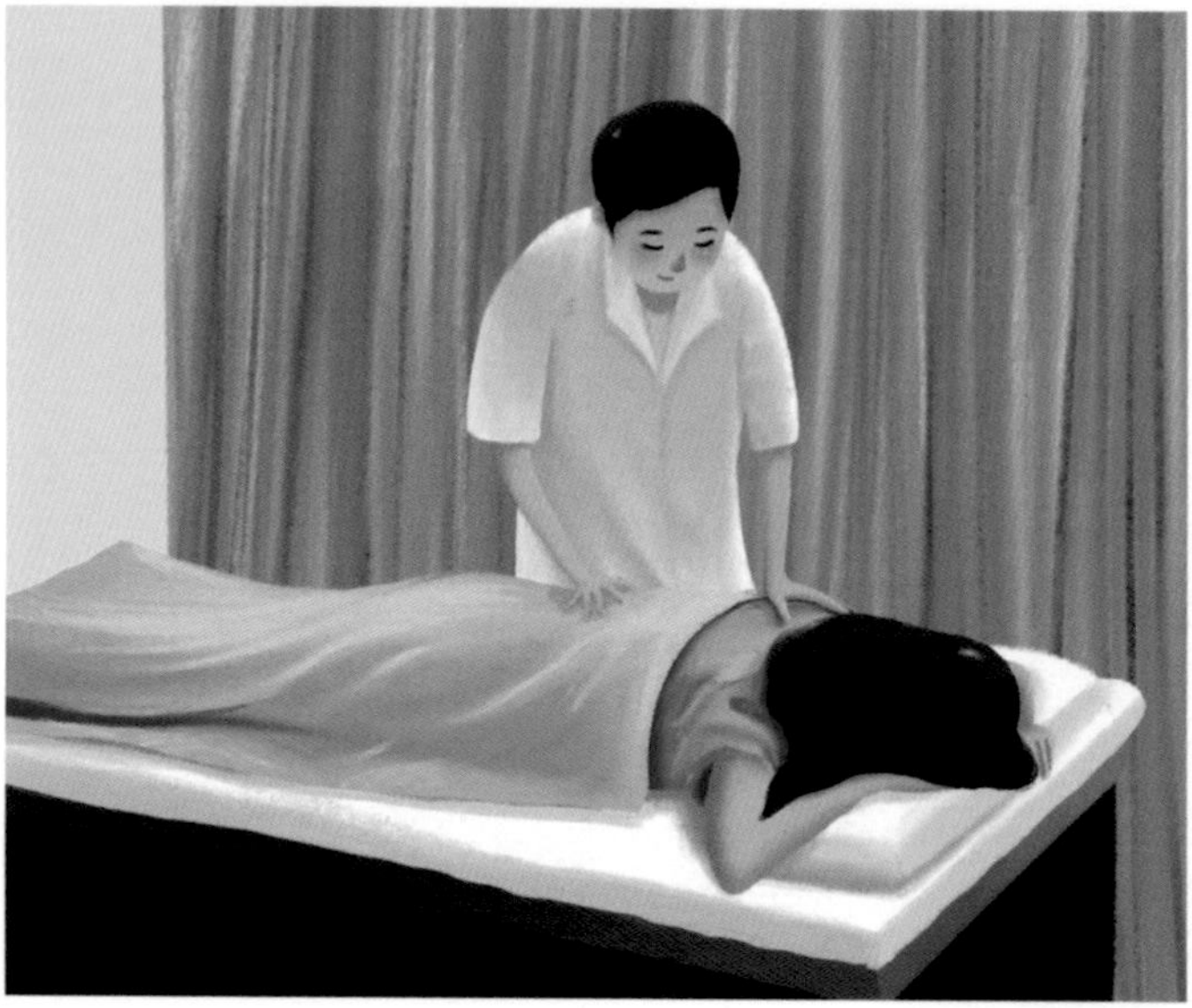

ば、病気になることもありません。
そう、神とは人物ではなく、陰陽の法則を指しているのです。

~陽の夫と陰の妻~

陰陽の法則を簡単に申し上げると次のようになります。「陰と陽は、対立する正反対の性質だが、根っこの部分は同じで、目指す所も同じである。そして一方が盛んになると他方が衰える。また時には陰と陽の立場が逆転することもある」これの非常にわかりやすい例えが陽を夫、陰を妻とした夫婦と言われています。

癌を患い、辛い手術や抗癌剤治療を経験して一度は興味を持たれたであろう自然療法の代表格である中医学の世界。難しい学問なので入口付近で引き返した方も少なくないはずだと思いますが、癌を克服した後、継続的な鍼灸及びマッサージ施術を毎日の生活に取り入れ、体内を循環している気、そして目に見える血の流れを円滑にすることに主眼を置いた生活を送れば充実した人生、喜びに満たされた人生を送ることができるはずです。

癌と闘い、そして克服した過程で、中医学に興味を持っていただき、今後の人生に中医学を活かそうと思っていただければ、癌から素晴らしい贈り物を頂戴したことになると思うのです。

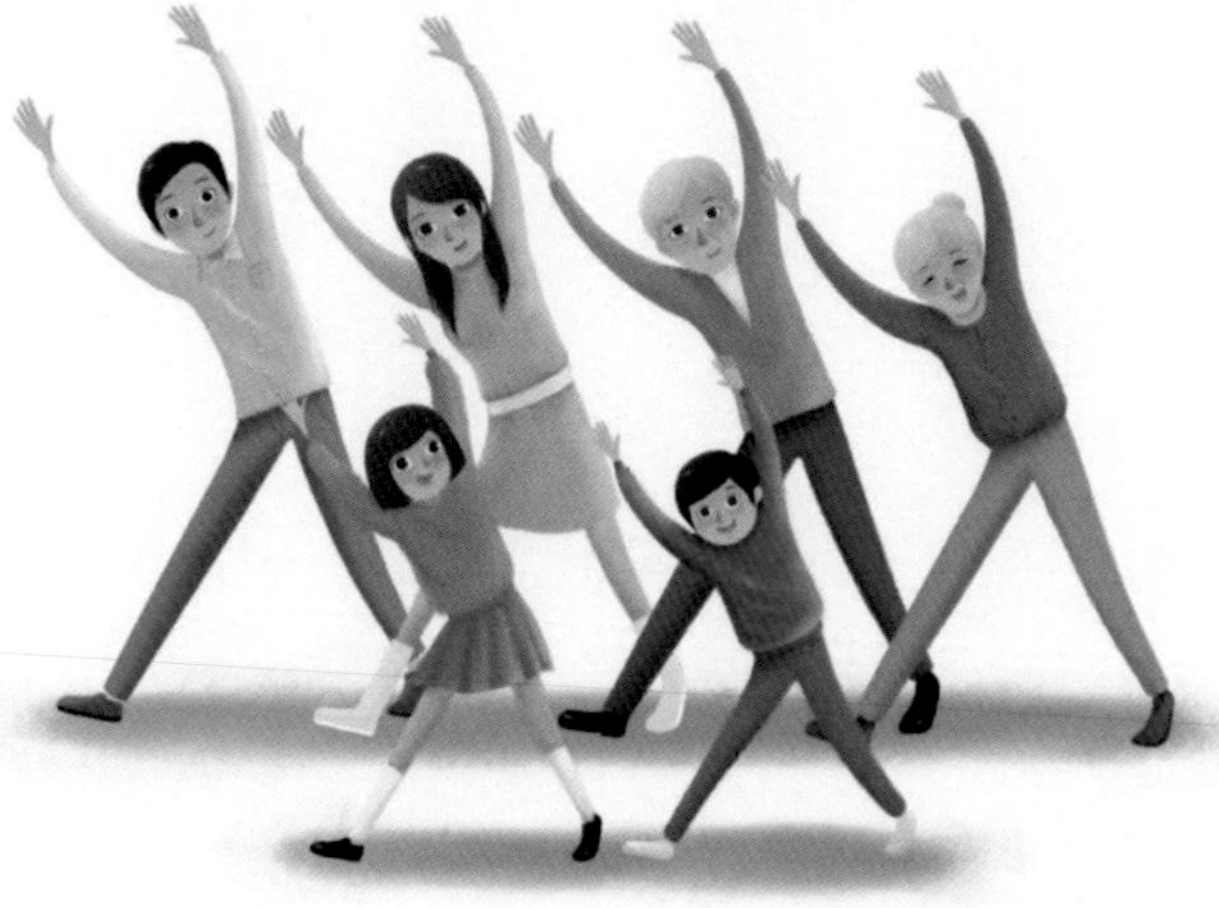

おわりに

誰しも癌にはなりたくありません。手術の技術が進歩したからと言っても、やはり全身麻酔で眠らされ、眠りから覚めたら体にメスの痕が残っています。一生消えることのないその傷は、肉体だけでなく、時には心の傷として残る可能性が非常に高いと思います。

いくら養生に努めていても癌は強敵です。私達のわずかな隙を狙ってこの健康な体の中に入ってきます。そしていったん体内に入れば、あとは癌のペースで体を侵食してくる。それはこちら側の都合など一切気にしない、情無用の世界なのです。

私は癌に関してこう主張させていただきます。


——癌を乗り越えることができた暁には、癌からの贈り物をいただくことができる——


癌になり、それを乗り越え、治癒を現実のものにすればいったい何を得ることができるのか。それは今まであまり興味を示さなかった哲学や宗教等の精神世界、現代科学では未だに解明されていない伝統医学を心眼によって見ることができるようになることなのです。

近代になると人類は西洋医学という、はっきりと目に見える行為によってあらゆる病気を治そうと試みました。西洋医学を進歩させることが人生を豊かにすることだと信じていたのです。しかし皮肉

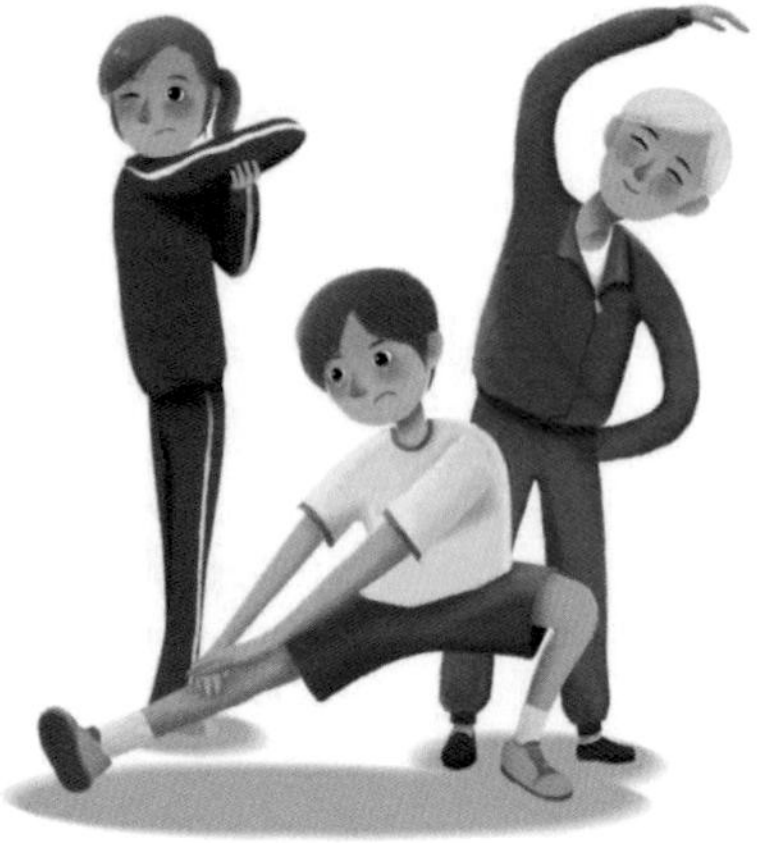

なことにこの作業を行なう過程において、目に見える行為には限界が存在することに気付き、人生を豊かにするためには、目に見えない心の世界の必要性に気づきました。これが哲学であり宗教というわけです。

そして普段から養生を疎かにし、病気になったら病院で切るか薬を飲めば治るということが安易な発想だったことをあらためて気づいたのです。人体をまるで自動車のようにイメージしていて、不調ならばパーツを変えるか補修さえすればまた新車のような体になれるという誤った考え方です。自動車は人間が作りましたが人体は人間が作ったのではありません。人体は全宇宙を支配する法則によって作られています。それが陰陽の法則なのです。

ただし断っておかなければいけないことが二つあります。

一つは宗教に没頭したからといって癌が治るとは断言できないことです。検査によって明らかに癌が見つかり、急を要する状態ならば頼るのは宗教ではなく西洋医学だということは今さら言うまでもありません。

そしてもう一つは、ここで哲学や宗教の話をしたからといって宗教団体に所属することを勧めているのではないということです。ある宗教団体に所属して熱心に布教活動をしたからといって、これから先、癌にならないという保証は何もありません。その人なりに得た哲学や宗教はあくまでも癌を乗り越えた者の戦利品であって、癌を治すための道具ではないということです。

癌を乗り越えるその過程において生とは何か、死とは何かを真剣に考えた方の心中に哲学または宗教が宿れば、きっと生きるという喜びを発見するに違いありません。そう、生きるということは喜び、つまりフロイデなのです。美味しいものを食べ、仲間と楽しい時間を過ごし、仕事や趣味で達成感を味わい、世の中の役に立って感謝されるために生まれてきたのです。

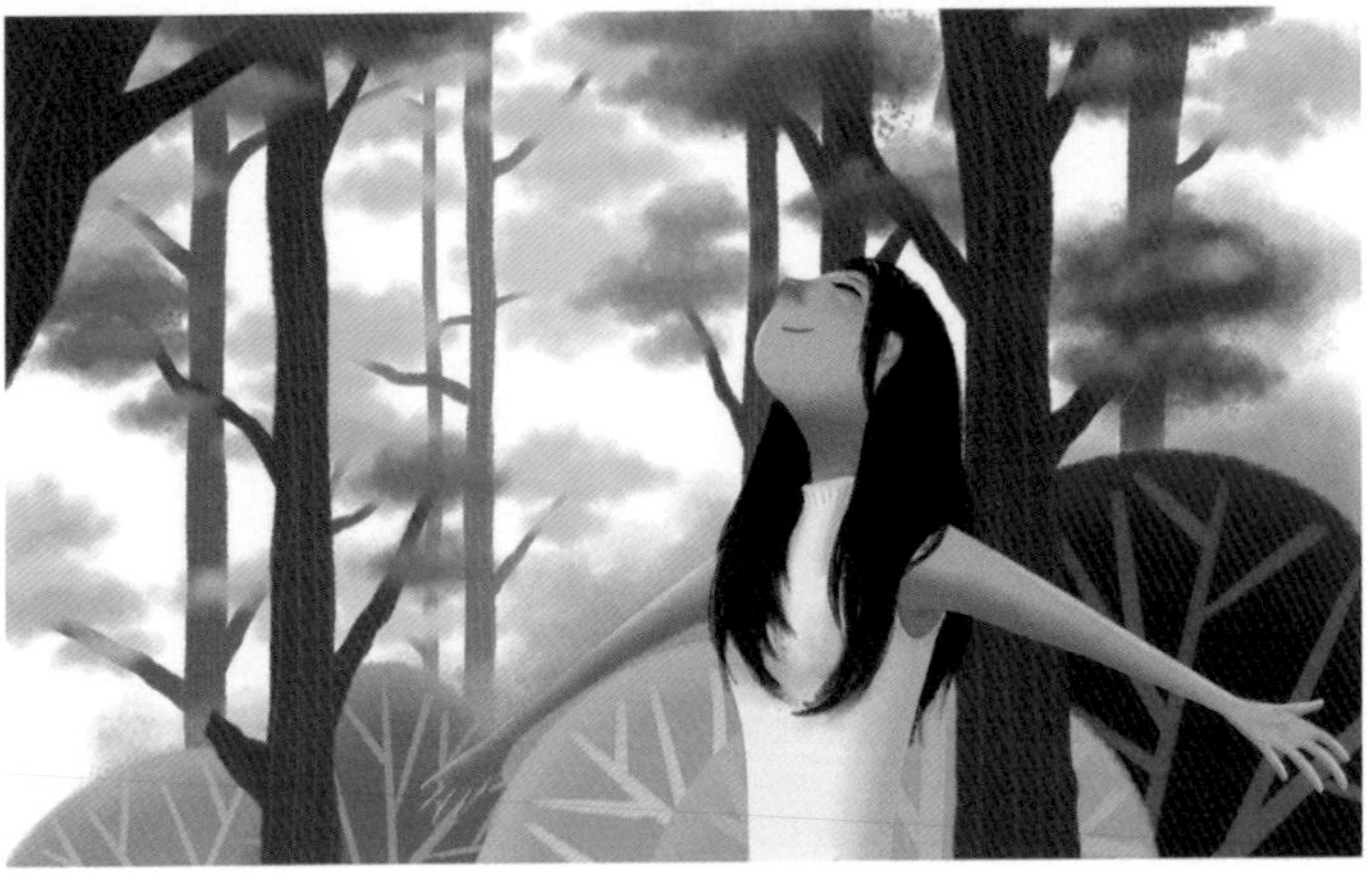

どんな境遇にあっても人生というものは喜びを発見するようにできていると、私は思っています。逆にそれができないようであれば、人類はとっくに滅亡しているのではないでしょうか。他人からみればささやかでちっぽけな喜びであったとしても、本人にとって心を満たすものであれば、それがこの世の最高の喜びです。そしてさらに言えば、人生の喜びを見いだした者同士が手を取り合えば、無駄な争いなんて存在するはずがないと私は信じています。

繰り返すようですが、癌とは実に厄介なものです。しかし乗り越えた暁には、生きるということを真剣に考え抜いた人だけが持つ、いきいきとした表情を身につけることができると思っています。その手助けとして、先人がそれこそ命がけになって残してくれた哲学あるいは宗教、そして五千年間、生の人体を通してその成果を試みてきた中医学というものが存在しているのです。

世界のあらゆる宗教や哲学にはある共通したテーマがあります。それは「孤独からの解放」です。人間が最も恐れるもの、それは孤独ではないでしょうか。ここで申し上げる孤独とは我々が普段から使う意味の孤独より、さらに広く理解した方が分かりやすいと思います。つまり集団（群れ）から離れること全般を指すのです。

「もしあなたが他人とは違う容姿、行動、能力だとしても、決して悲観したり悩む必要はありませんよ。あなたはあなたで良いのです。世の中はあなたのことを必要としています。宗教や哲学の存在意義というものは、あなた方が苦悩から解放された境地に到達するお手伝いのためにあるのです。」

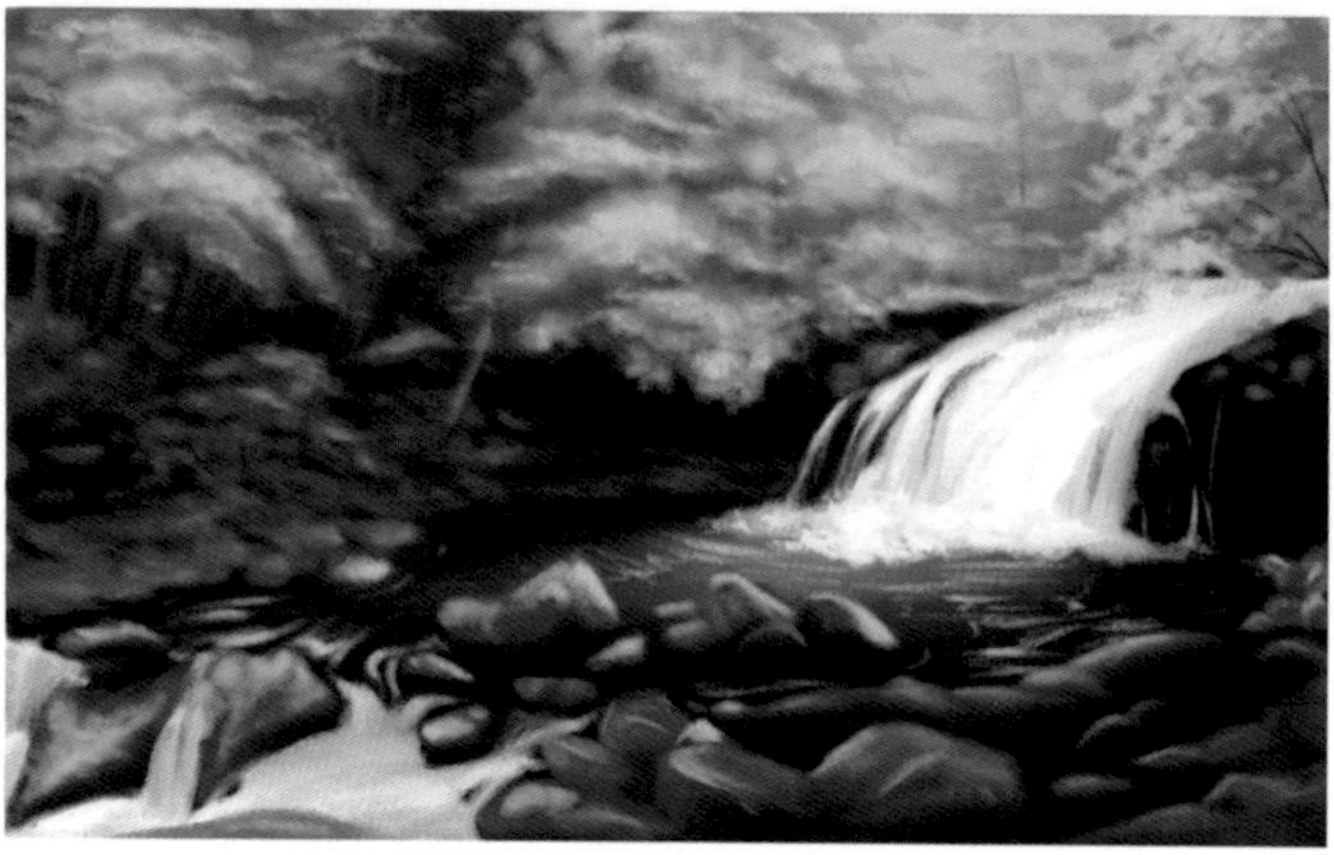

宗教や哲学というものは、いわば精神が疲弊した時に訪れる病院のようなものではないでしょうか。今まで思想精神論に振り向きもしなかった方も、癌サバイバーとして思想精神の分野を経験されたならば、まさに絶好の機会ととらえていただき、内面の世界を深く感じていただきたいと願います。

同時に鍼灸、マッサージ、中医薬などのいわゆる伝統医学が唱える自然治癒力の偉大さを認識していただきたく思います。一度の治療で期待する効果はわずかかも知れませんが、継続は力なりの言葉が表すように日々の積み重ねによって、札束を積んでも買えない健やかな体を手にしていただき、生まれてきた喜びを常に感じていただければ至上の喜びです。

私は「請看一掬泉巌水　流作汪洋万里波」という言葉を好んで使わせていただいています。「こう　みよ　いっきくせんがんのみず　ながれておうよう　ばんりのなみとなる」と読みます。「見よ。小さな泉から湧き出ている微量の水も、山を下り、周囲の水と合わさって最終的には大海に注ぐのだ」という意味です。この言葉こそ鍼灸師として癌を乗り越えてこられた方々に知っていただきたい言葉です。

麻酔をかけ、人体を開き、メスで切除するという大仕事ではありませんが、中医学は皆様のそばにそっと寄り添っています。必要とあらばどうぞ声をかけてください。

私、梅野にとって二作目になる本書を出版するに当たり、多くの方のご支援をいただきました。今回のテーマは、少し重いものではありましたが、皆様のご支援により、一歩を踏み出すことができました。癌というテーマを扱って出版するのは医師もしくは癌を経験された方が多い中、鍼灸師が出版する

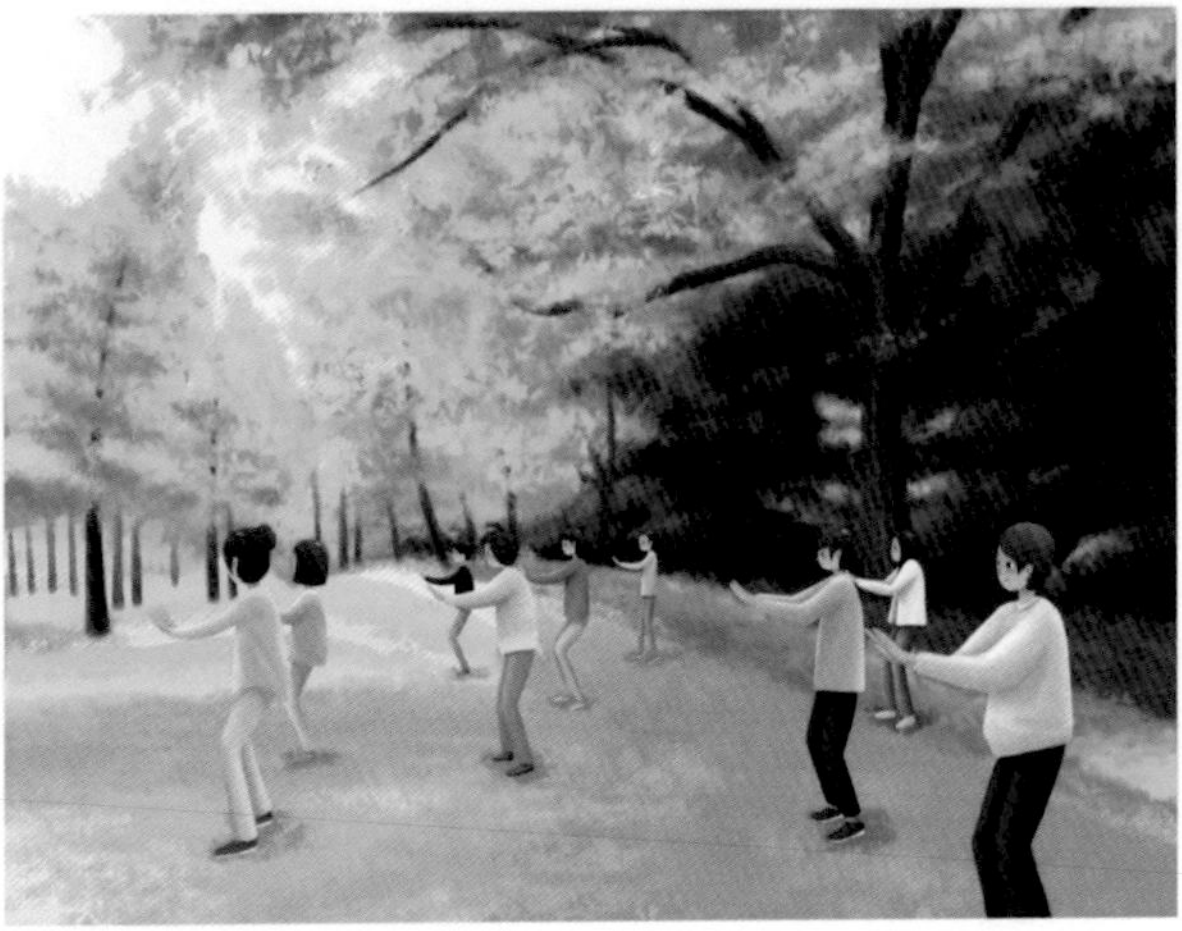

ということに意外と思われた方も多いと思いますが、私はそこに意義があると思っています。

なぜならこれから迎える超高齢化社会に対応するためには、私達鍼灸師が、五千年と言われる永い歴史からなる中医学を引っ下げて癌治療の表舞台に姿を現し、西洋医学とのタッグを組みながら西洋医学の不足部分を補っていくことが最善手と考えているからなのです。

往々にして、西洋医学に従事する方々は中医学を古臭い非科学的なものと批判しがちですし、逆に中医学に従事する者達は、西洋医学を科学技術に頼りすぎて人体をかえって傷つけているなどと批判しがちです。もうこれからの時代は、欠点のある者同士が、相手の欠点を見つけ出して石をぶつけ合う時代ではありません。病気で困っている方に、生まれてきた喜びを感じてもらい、なおかつ私達自身が洋の東西を問わない新しい医学を創造し、その世界に従事できる喜びも感じる。

そんな生き方って最高じゃないですか。是非実現していきたいと思います。

末筆になりましたが、本書の出版でお世話になった方々に、順不同でお礼を申し上げたいと思います。癌の闘病生活を通して感じた心の動きを包み隠さず本音で私に話してくださった方々、本書のイラストをわざわざ中国からお送りくださった北京在住の美術大学生・湯博艾様、彼女をご紹介してくださった木村様親子、拙著『拝啓、未来の鍼灸師へ～あなたの笑顔に会いたくて～』に続いて今回の出版に当たり大変お世話になったアートヴィレッジ社長、越智様。この場をお借りして、厚くお礼申し上げます。

二〇二一年十月十八日

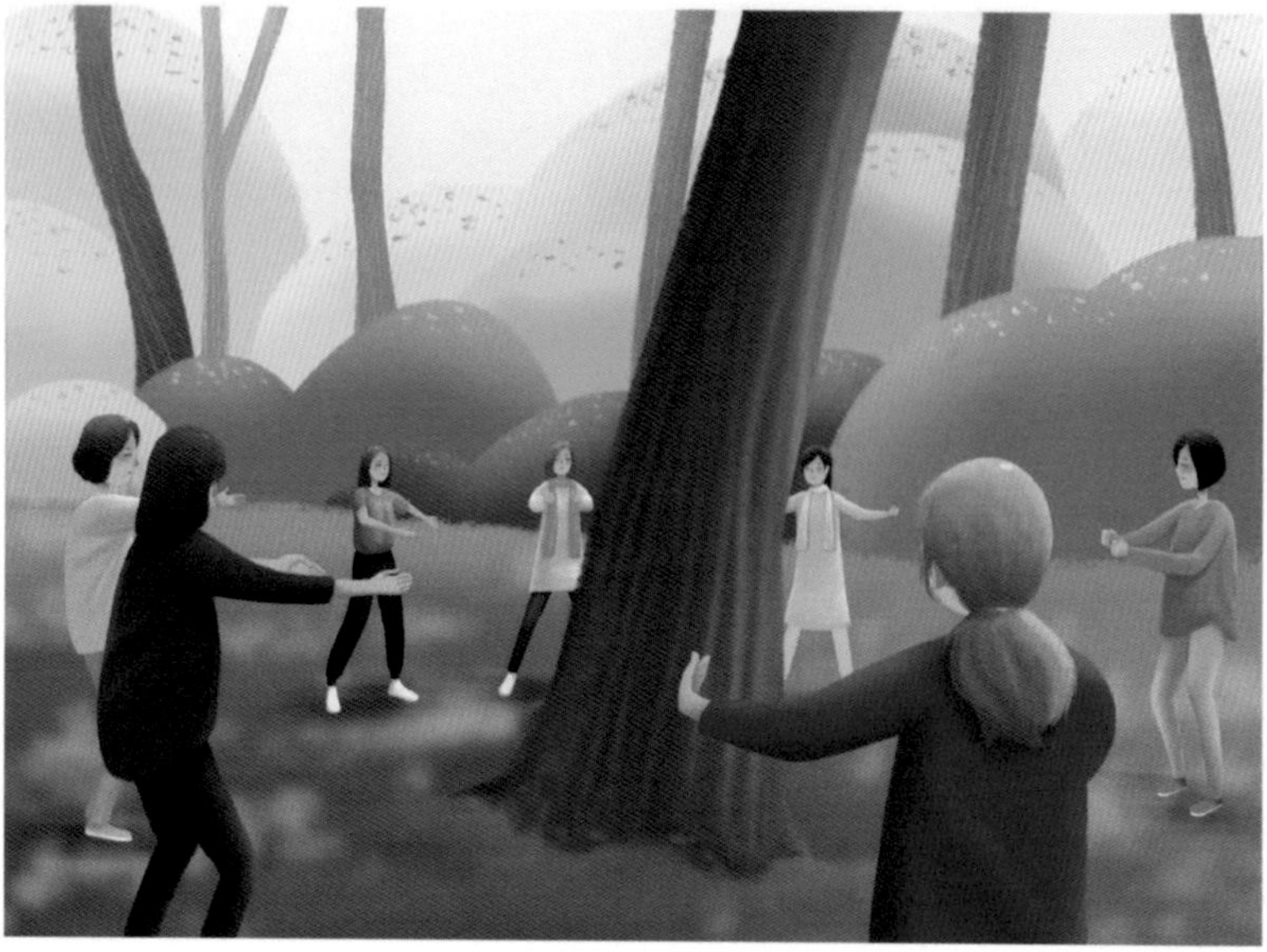

追伸

今回の出版において湯博艾様のご尽力を頂きました。彼女は北京の美術大学に通う芸術家の卵です。挿絵は全て彼女の作品です。そして日本でその活躍の場を求めていらっしゃいます。ご興味を抱かれました方は是非ご連絡を頂きますようにお願い申し上げます。

参考文献

国立がん研究センターHP

『キリスト教入門』株式会社岩波書店・山我哲雄

『仏教のすべて』株式会社日本文芸社・田代尚嗣

『般若心経を読みとく』株式会社KADOKAWA・竹村牧男

著書

『拝啓、未来の鍼灸師へ』（二〇一九年・アートヴィレッジ）

著者略歴

一九九二年　佛眼厚生学校（現・京都佛眼鍼灸理療専門学校）卒業
　　　　　　上海中医学院（現・上海中医薬大学）鍼灸研修修了
　　　　　　川井正久先生（元上海中医薬大学日本校校長）に師事
一九九六年　社団法人（現・公益社団法人）全日本鍼灸マッサージ師会登録
二〇一二年　上海中医薬大学日本校修了
二〇一四年　国際中医師免許取得
二〇一五年　北京中医薬大学国際学院名誉顧問・名誉主任拝命
　　　　　　北京僑仁中西医問診部特別顧問拝命
　　　　　　北京昕格来養生科技発展有限公司常務理事・医療技監拝命
　　　　　　潘瑞芹老師（元中日友好医院副院長・中国名医名術大辞典の一人）に師事
　　　　　　株式会社東洋めでぃかるらぼ設立
二〇一六年　世界中医薬学会連合会入会
　　　　　　世界中医薬学会連合会常任理事就任
二〇一七年　登録販売者免許取得
二〇一九年　中華人民共和国北京中日友好医院にて合同回診

Cancer's gift　～癌からの贈り物～

2021年11月11日　第1刷発行
著　者―――梅野弘樹
発　行―――アートヴィレッジ
〒660-0826　尼崎市北城内88-4・106
ＴＥＬ．06-4950-0603　ＦＡＸ．06-4950-0640
ＵＲＬ．http://art-v.jp